Thai Spa

Sanfte Wellness zur Selbstanwendung

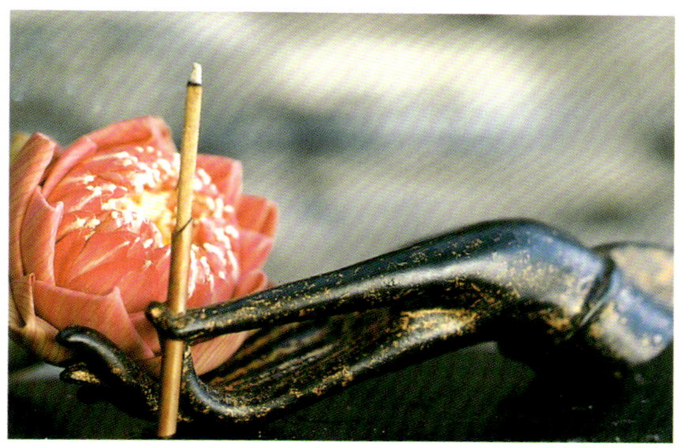

Chami Jotisalikorn
Fotos von Luca Invernizzi Tettoni

IRISIANA

Die Originalausgabe erschien 2002
bei Periplus Editions (HK) Ltd.

Bibliografische Information Der Deutschen Bibliothek
Die Deutsche Bibliothek verzeichnet diese Publikation in der Deutschen Nationalbibliografie; detaillierte bibliografische Daten sind im Internet unter http://dnb.ddb.de abrufbar.

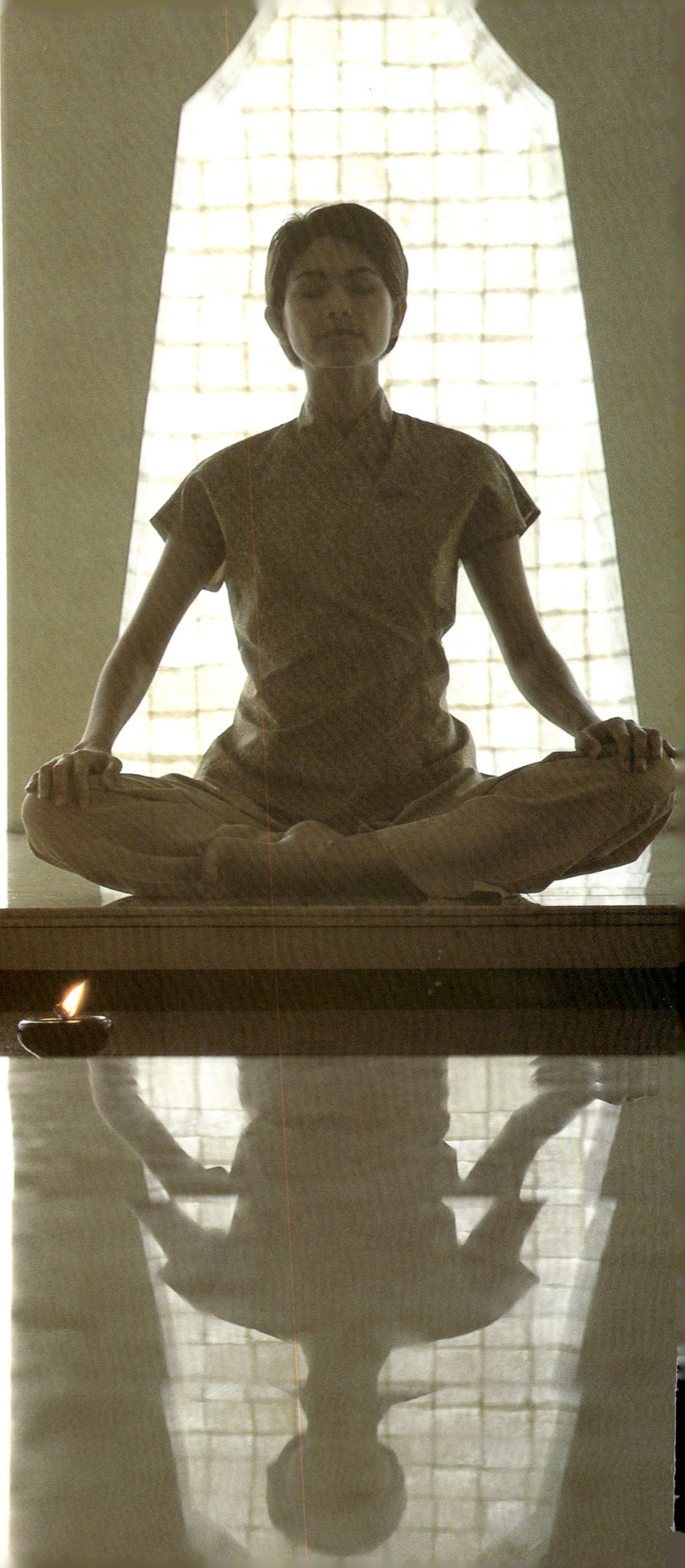

Produktion der deutschen Ausgabe:
Redaktionsbüro Kramer, Weißenfeld/München
Übersetzung: Gabi Lichtner, Berlin
Satz und dtp: Anja Kramer, Weißenfeld/München
Druck und Bindung: Craft Print Pte Ltd,
9 Joo Koon Circle, Singapore 629041
Printed in Singapore

ISBN 3-7205-2482-5

Inhalt

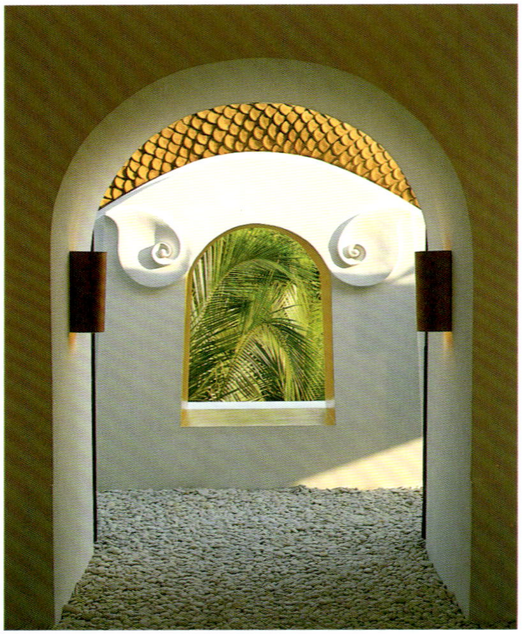

Elegante Formen im Lanna Spa, Regent Chiangmai Resort

Das Erlebnis des Thai Spa

Thailand mit seinen weißen Sandstränden und seiner köstlichen Küche ist eine der ersten Adressen, um vom Stress abzuschalten und sich verwöhnen zu lassen. Viele haben schon von Thailands berühmten Spas gehört, einige Glückliche haben deren verjüngende Behandlung am eigenen Leib erfahren, doch nur wenige wissen, dass die verlockenden Angebote der Spas auf uralte thailändische Pflanzenheiltraditionen zurückgehen. Die Thai-Massage z. B. brachten buddhistische Mönche und Brahmanen im 2. und 3. Jh. v. Chr. aus Indien nach Thailand, Kräuterkompressen und Kräuterdampfsaunen sind der Volksmedizin und alten Hebammenmethoden entliehen.

Wie wohltuend entspannend diese Behandlungen wirken, ist allgemein bekannt. Doch haben die thailändischen Massagen und Schönheitstherapien darüber hinaus auch wirklich heilende Kräfte?

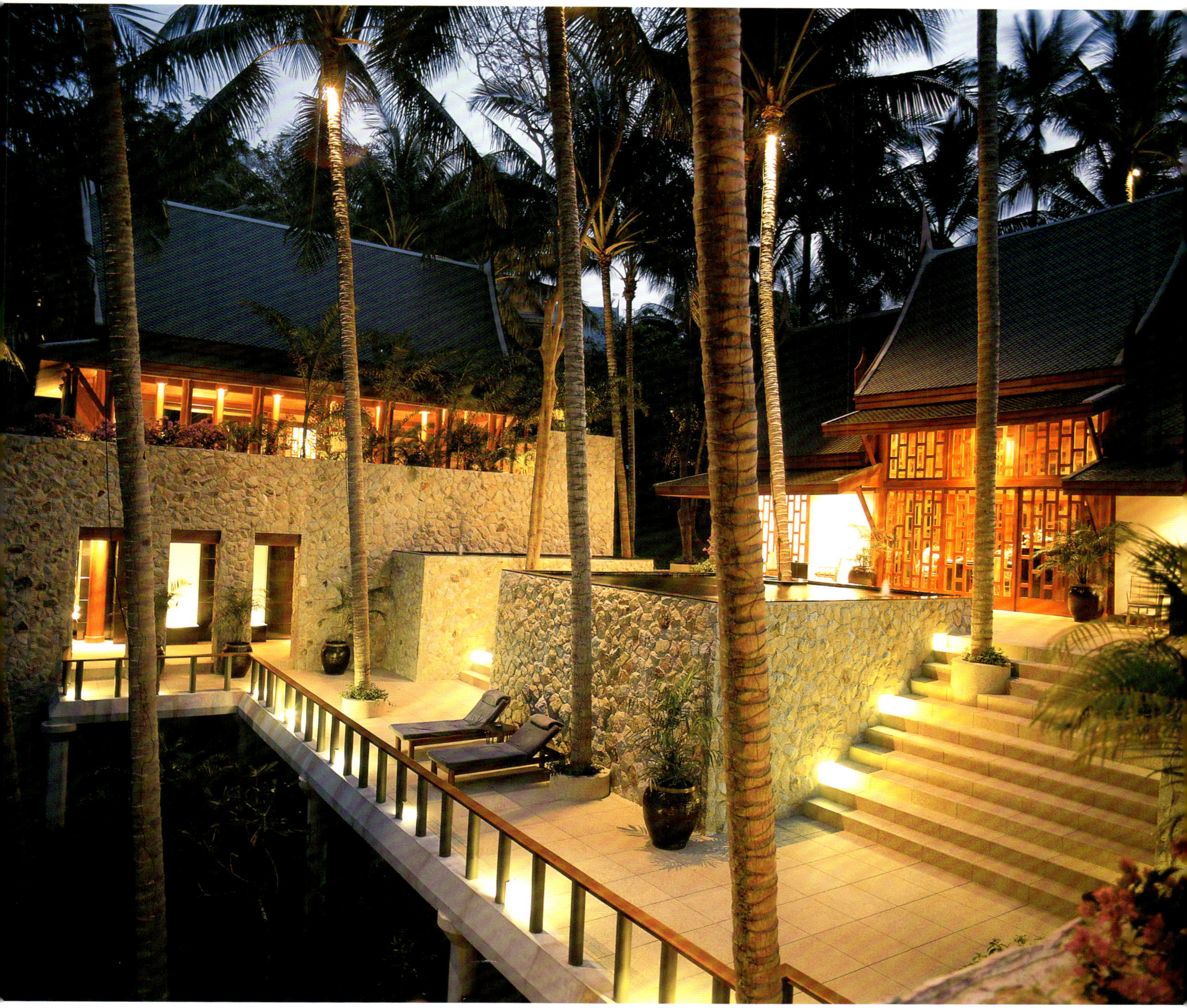

Die Teakholz-Pavillons im Aman Spa, Amanpuri Resort, Phuket, beginnen in der einsetzenden Dämmerung zu leuchten.

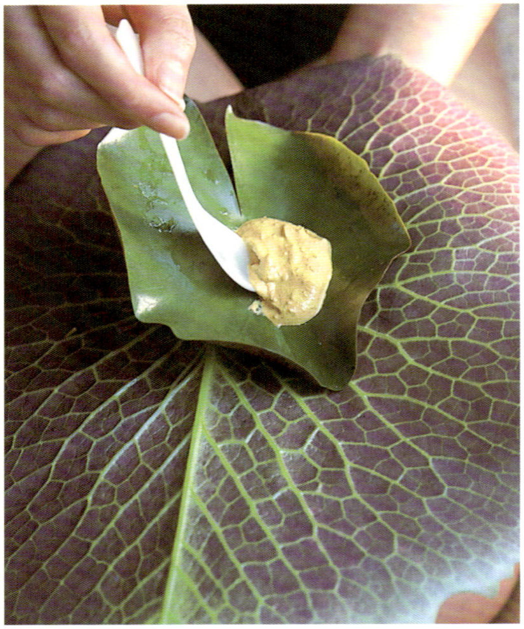

Kurkumapaste wird in Thailand wegen ihrer Heilwirkung für die Haut geschätzt (oben), eine Gurkenmaske (rechts) kühlt und belebt.

Die Antwort ist ein eindeutiges Ja! Die Tradition des Heilens mit Pflanzen reicht in Thailand Jahrhunderte zurück. Das damals praktizierte Medizinsystem umfasste sowohl indische ayurvedische als auch chinesische Methoden, vereint mit einem tief verwurzelten Volksglauben an das Übernatürliche, das Mystische und die Astrologie. Philosophische Grundlage der thailändischen Medizin ist das Prinzip des Gleichgewichts der vier Grundelemente – Erde, Wasser, Wind und Feuer –, die die Essenz des Lebens bilden und in vielen modernen Spas wieder auftauchen.

Massagen und Kräutermittel haben seit jeher die Beschwerden der Thailänder geheilt und werden daher noch heute angewandt. Khun Komon Chitprasert, Kräutertherapeut und Besitzer des Thai Herbal Spa, hält kritischen Wissenschaftlern entgegen: „Hat man die heilenden Kräfte erst einmal selbst erfahren, ändert sich die Meinung."

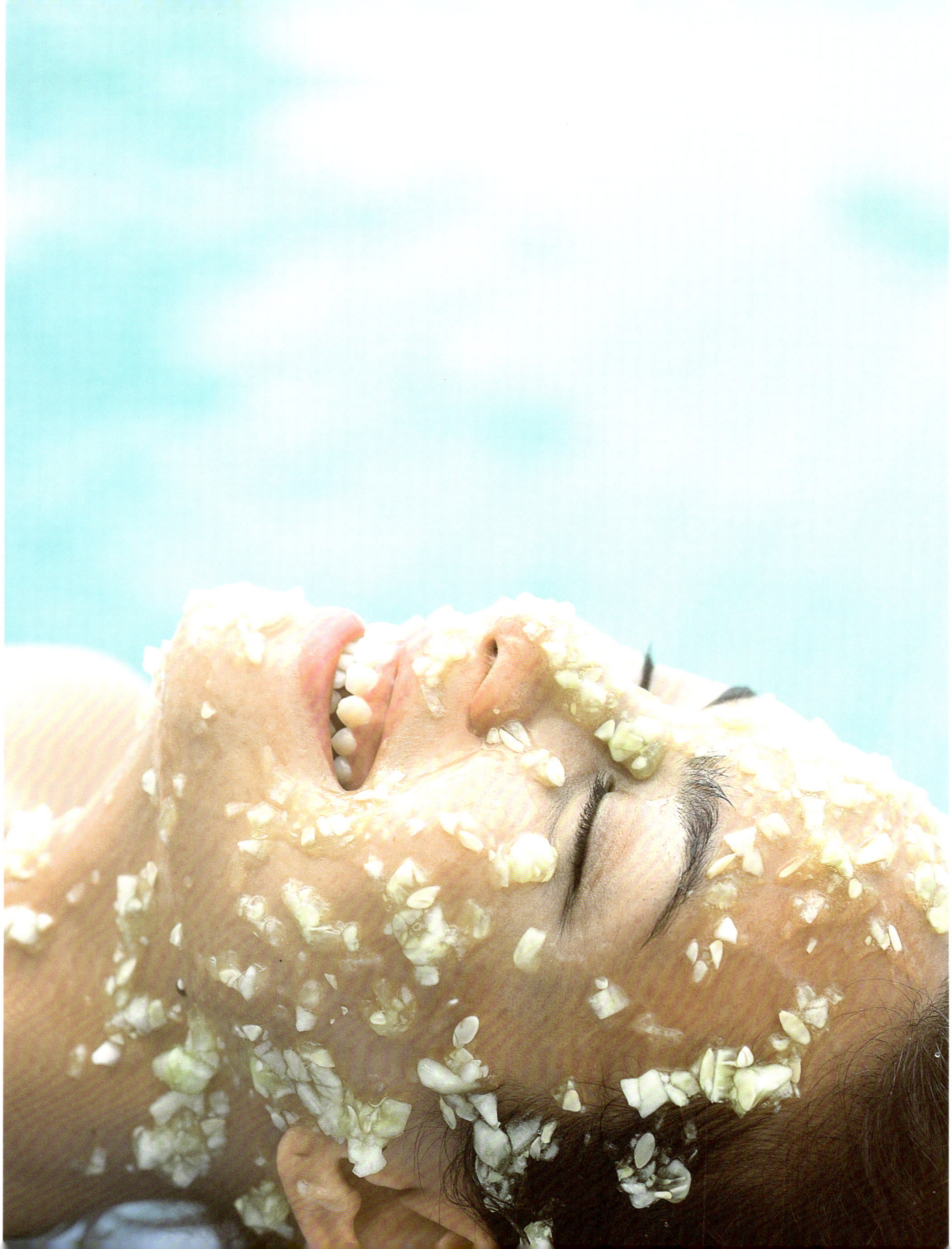

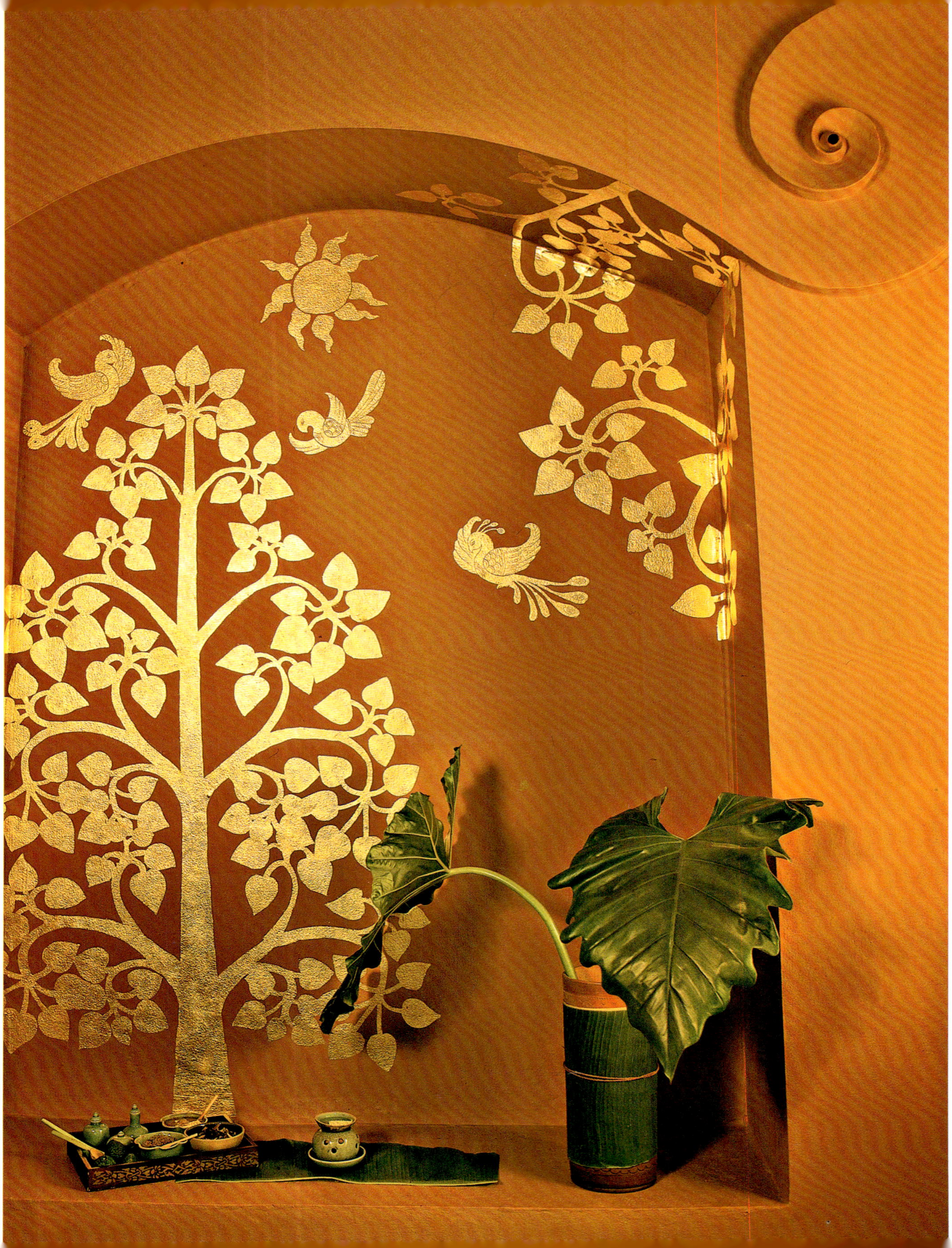

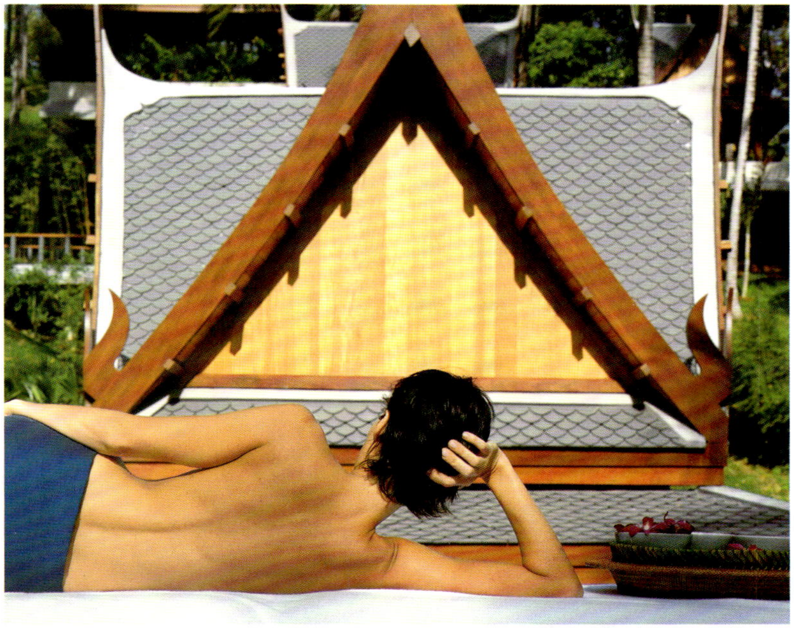

Eine Behandlung im Freien (oben) bei einer kühlenden Meeresbrise im Aman Spa.
Links: Der Bodhi-Baum ist ein spirituelles Schmuckmotiv im Lanna Spa.

Traditionelle thailändische Heilkunst erlebt seit einiger Zeit einen neuen Aufschwung, nicht zuletzt dank der Bemühungen Khun Pennapa Sapcharoens vom Institut für traditionelle Thai-Medizin. Neu entstehende Therapieformen basieren auf uralten Überlieferungen. Das Nakriya House of Health and Beauty in Bangkok bietet z. B. zur Fett- und Cellulitereduzierung ein Kräuterbad und eine Massage an, die die Besitzerin Khun Shelida Buranasiri alten Hebammenmethoden entlehnt hat. „Erwarten Sie keine Weihrauchstäbchen und Kerzen", warnt sie, „bei meiner Behandlung geht es nicht ums Verwöhnen, sondern ums Heilen."

Damit sind die Grundlagen des Thai Spa zusammengefasst. Kerzen, Blumen und Ambiente tragen zwar zum sinnlichen Genuss bei, aber im Zentrum steht die Heiltradition, die ein strahlendes Aussehen, neue Energie und ein Gefühl des Wohlbefindens erzeugt.

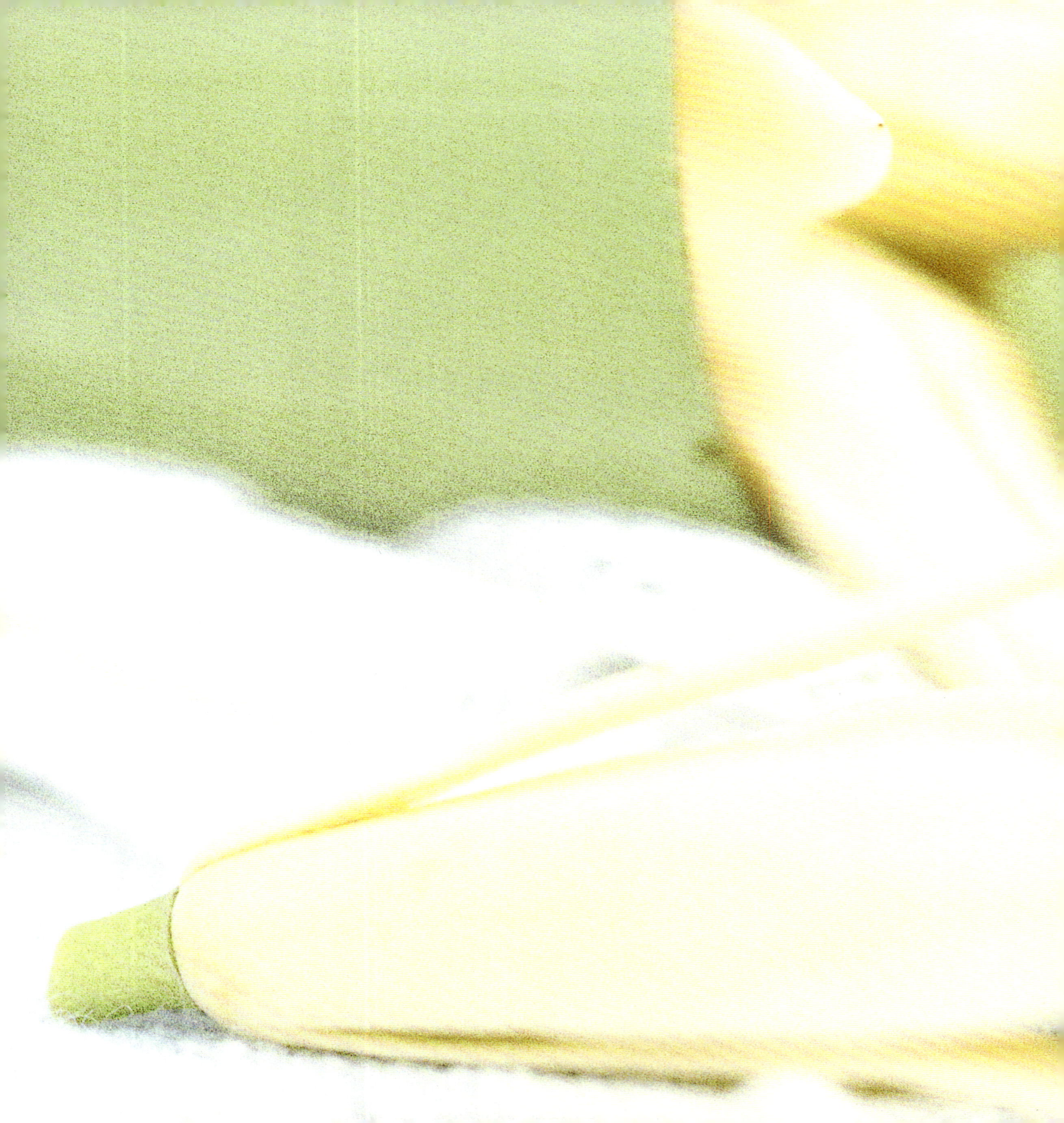

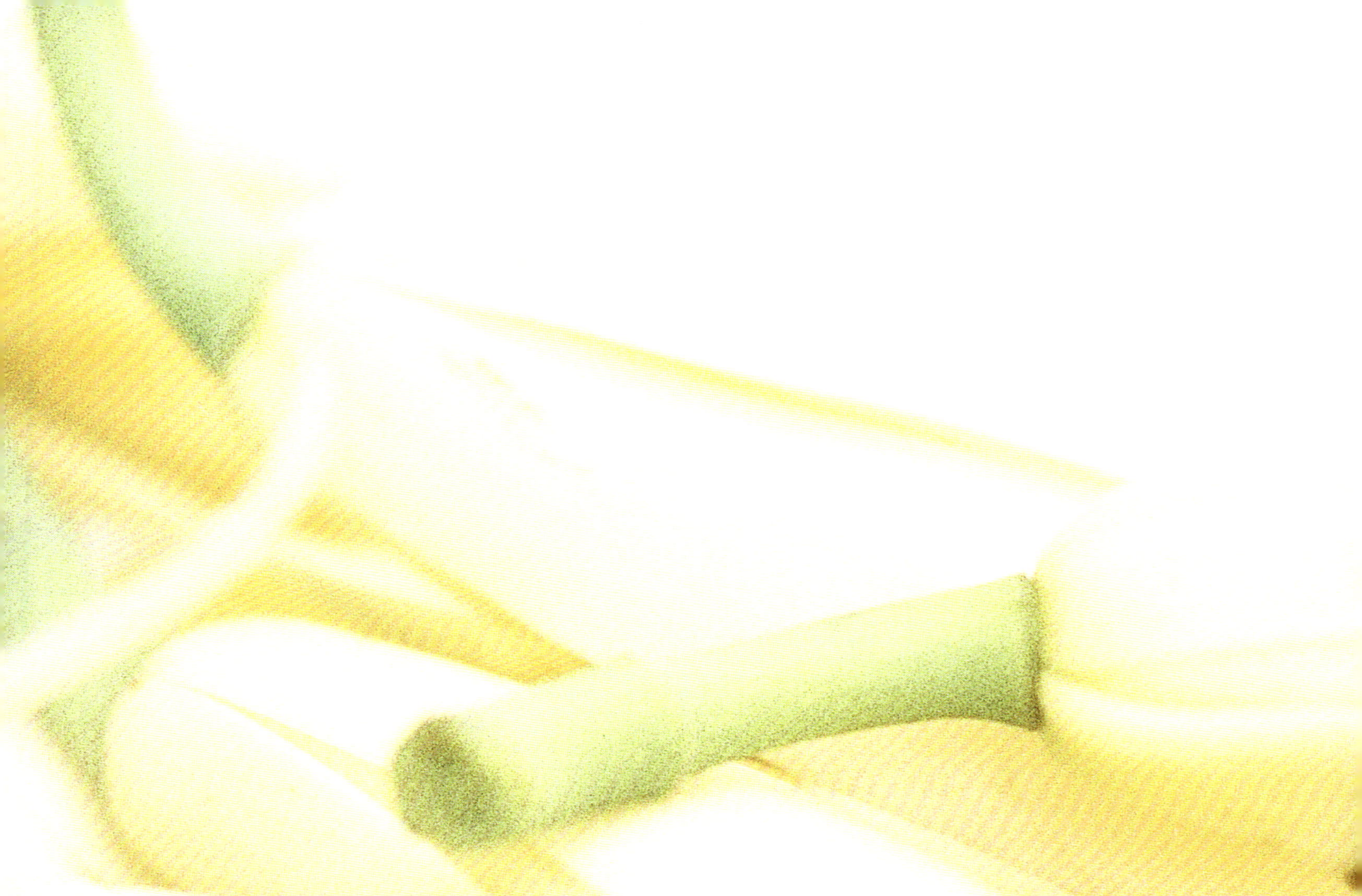

Heilen mit duftenden Pflanzen

„Man sollte die alten Heilmethoden nicht ignorieren. Die Heilkräfte von Kräutern und Pflanzen sind umfassender und gehen viel tiefer als das, was man auf der Oberfläche sieht."

— Khun Komon Chitprasert, traditioneller Pflanzentherapeut und Besitzer des Thai Herbal Spa

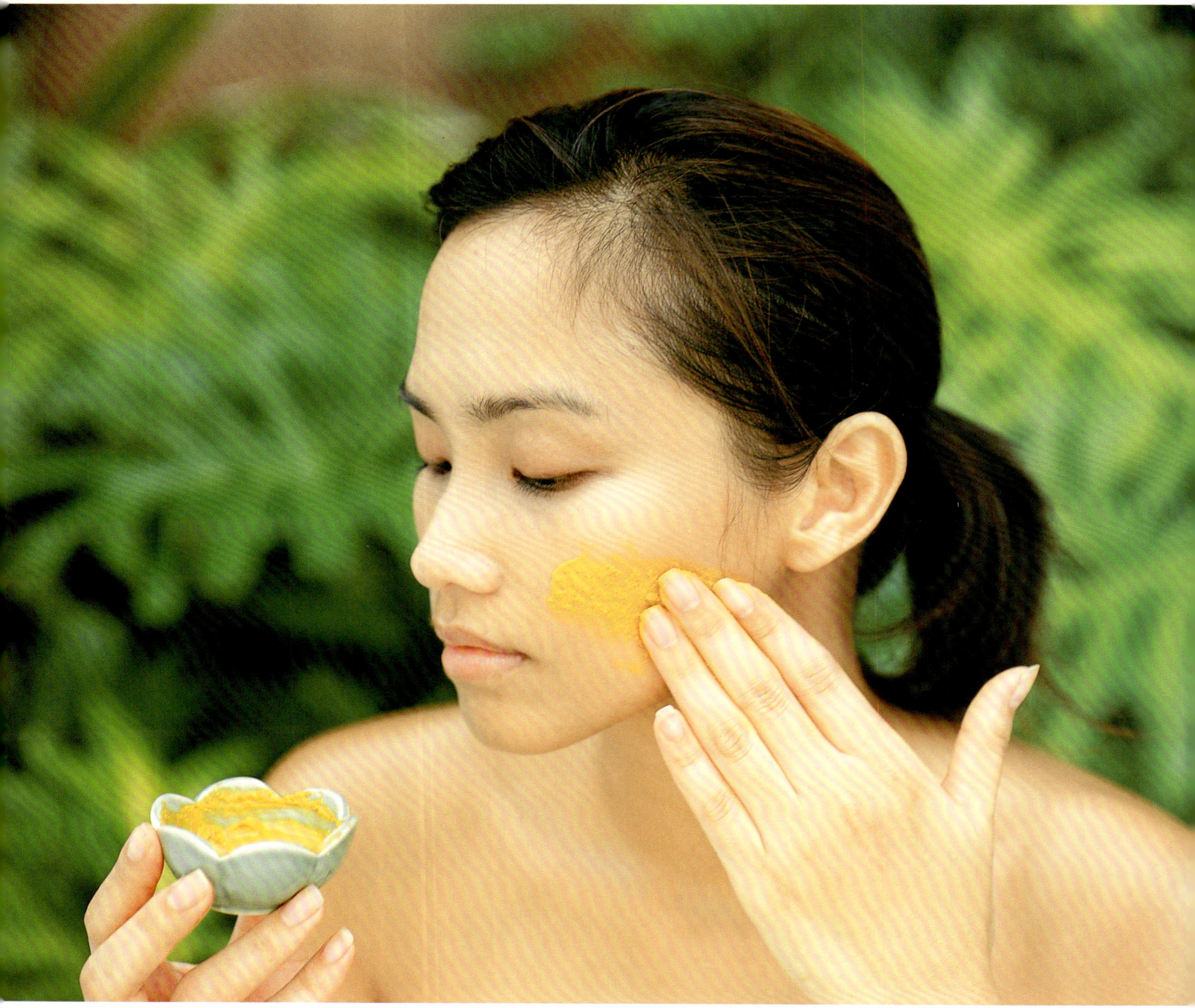

Thailändische Kräuterheilkunde

Die traditionelle Kräuterheilkunde war einst die Domäne von Mönchen, Kräuterheilern und Hebammen. Da es früher keine geregelte Erziehung und Ausbildung gab, wurde das Wissen um die Heilkunst von Generation zu Generation mündlich innerhalb der Familien weitergegeben. Es existieren nur sehr wenige Aufzeichnungen über das thailändische Heilwissen. Und die stehen in *Samut Khoi* genannten Manuskripten, die aus demselben Pergament bestehen wie die buddhistischen Überlieferungen.

Da ein Großteil des alten medizinischen Wissens mit buddhistischen Mönchen aus Indien nach Thailand kam, wurden die Tempel mit ihren Bibliotheken und religiösen Texten und Manuskripten zu Zentren des Lernens. So erwarben sich die Mönche einen Ruf als Heiler. Die gleichzeitig existierenden Traditionen der Volksmedizin und Kräuterkunde basierten auf Animismus, Spiritualität und Astrologie.

Da die Mönche ebenfalls aus dem Volk stammten, wurden die Praktiken der Volksmedizin mit in die Lehre der Tempel aufgenommen. Den Mönchen war jedoch durch ihr Gelübde der physische Kontakt mit Frauen untersagt und so wurden für den Bereich der Geburt Hebammen in der Kräutermedizin ausgebildet.

Animistische und schamanistische Elemente der Volksmedizin waren z. B. der Glauben an die energetische Kraft von Felsen und Steinen oder die Begleitung medizinischer Praktiken durch Gesänge und Segenssprüche. Auch die Geburtshilfe enthielt spirituelle Aspekte; zur Aufgabe der Hebamme gehörte es, den spirituellen Weg für das Neugeborene

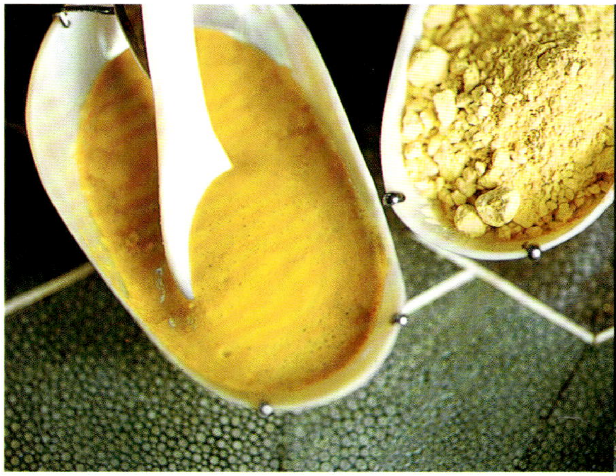

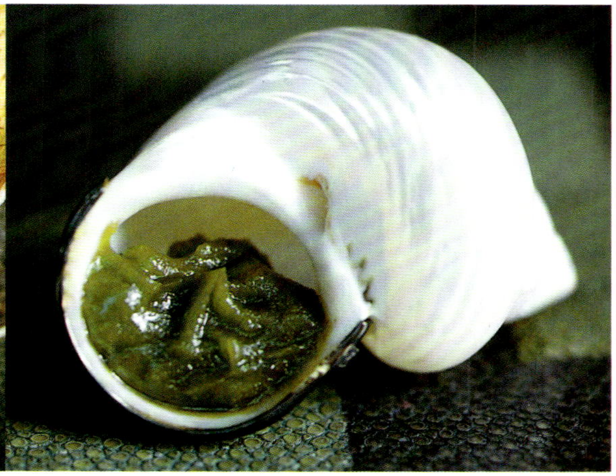

Gegenüber und links Kurkuma wird in Thailand seit langem als die Haut beruhigende Gesichtskosmetik verwendet. Frisches Kurkuma kann sensible Haut reizen, daher wird Kurkuma für Gesichtsbehandlungen nur in getrockneter und gemahlener Form benutzt.
Links: Yaa Mong oder Tigerbalsam ist ein beliebtes Allzweckmittel gegen Insektenstiche, juckende Ausschläge und Hautreizungen. Es kann wie hier Kräuterzubereitungen beigemischt werden.

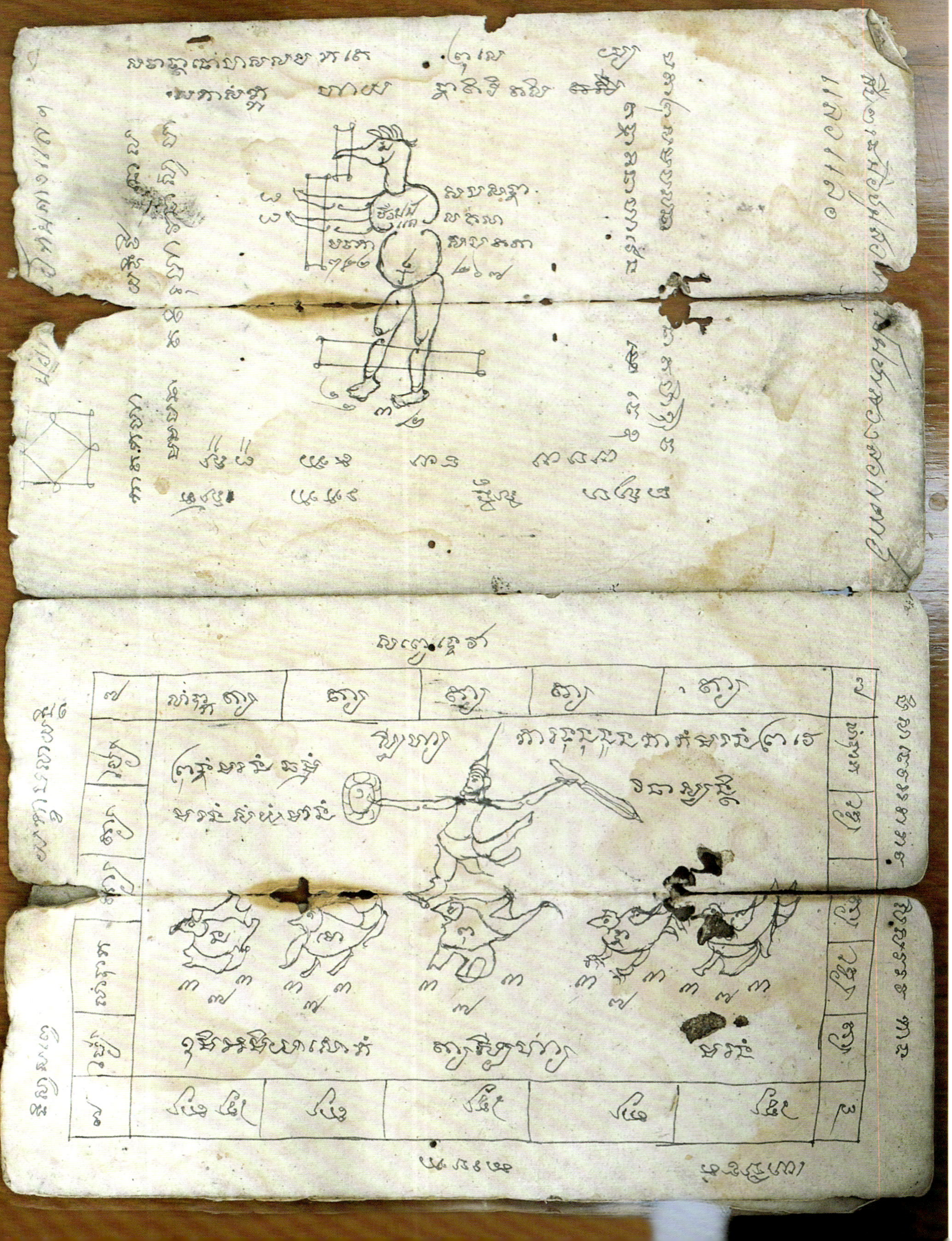

Links: Alte Geheimnisse der thailändischen Heilkunst sind auf Pergamenten überliefert, die *Samut Khoi* genannt werden. Dieses Manuskript in einem Stammesdialekt aus dem nördlichen Thailand beschreibt sowohl die Bestandteile und Heilwirkungen eines Kräutermittels als auch den mystischen Hintergrund und die Rituale, die bei der Heilung beachtet werden müssen.

mit vorzubereiten. Durch Kräuterreinigungsrituale und Massagen sollten Körper und Geist der Mutter in einen überirdischen Zustand versetzt werden.

In der traditionellen Kräutermedizin spielen viele Glaubensprinzipien eine große Rolle, z. B. sind Erntezeit und Anbauort der Kräuter sehr wichtig. Bestimmte Pflanzen wie Jasmin und Ylang-Ylang, die abends am schönsten blühen, sollen nachts geerntet werden, weil dann ihre Kräfte am besten und am stärksten wirken. Während der Ernte bitten die Heiler mit Gesängen die Mutter Erde oder Phra Mae Toranee um Vergebung, um von ihr die Erlaubnis zum Pflücken der Pflanzen zu erhalten. Gleichzeitig wird Weihrauch verbrannt.

„Durch die Gesänge erhalten die Pflanzen eine größere Heilkraft, als wenn man sie auf dem Markt kaufen würde", erklärt der aus einer alten Familie von Heilern in Phitsanulok im Norden Thailands stammende Khun Komon Chitprasert, Kräutertherapeut und Besitzer des Thai Herbal Spa in Bangkok.

Eine andere Regel besagt, dass bestimmte Pflanzen wegen der Art und Qualität des Bodens aus ganz speziellen Gegenden kommen müssen. Der beste Boden für die *Tong Pan Chang*-Pflanze, deren Blüten und Rinde gegen innere Verletzungen eingesetzt wird, liegt in Sukhothai, also kommen von dort auch die wirksamsten Zutaten. Auch die Zeit der Kräuterernte ist wichtig. Die beste Zeit ist bei Vollmond, weil die Energien von Erde, Mond und Sonne dann am stärksten sind.

Oft gibt es zu thailändischen Kräutern interessante Geschichten über ihre heilenden Eigenschaften. Ein verjüngendes Kräutermittel heißt *Luuk Blag Mae*, was Mutter und Tochter bedeutet. Der Legende nach bekam eine Mutter, die einst diese Blätter aß, sofort eine frischere, jüngere Haut. Das Rhizom der Pflanze *Dog Thong* galt als Liebestrank für Männer, da es angeblich Mädchen dazu brachte, sich auf der Stelle zu verlieben.

Traditionelle Therapeuten sagen, dass die Kraft der Kräuter und die Heilung im Glauben an die Kräfte der Natur und der Erde liegt. „Die Menschen sind von der modernen Technik abgelenkt, sie übersehen die Kraft alter Heilmittel", sagt Khun Komon. „Sie sollten zu den traditionellen Heilmitteln zurückkehren, denn deren Heilkräfte reichen weit über das hinaus, was man an der Oberfläche erkennen kann."

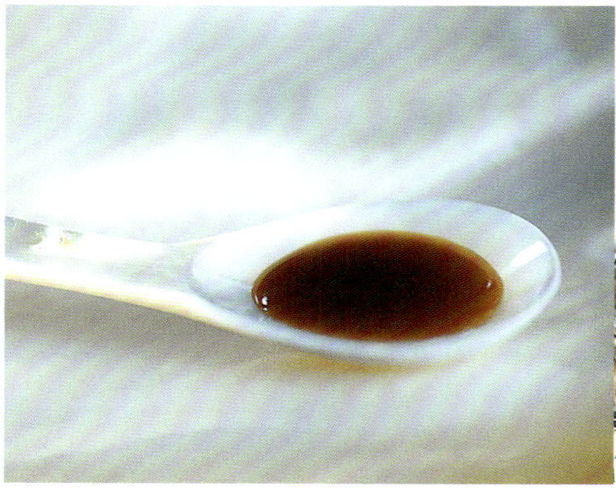

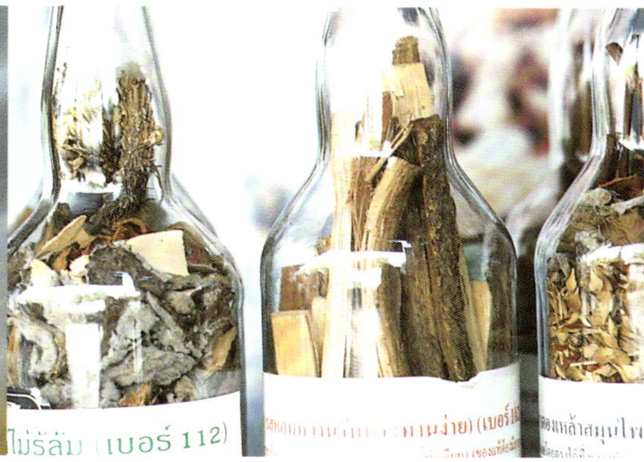

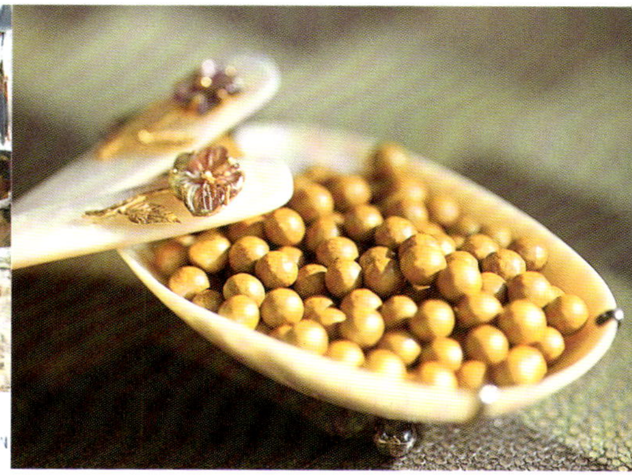

Unten links: Pflanzenhustensirup aus dem Chao Praya Abhaibhubejr Krankenhaus, Provinz Prachinburi.
Unten Mitte: In traditionellen Medizinläden in Bangkok werden getrocknete Kräuter verkauft.
Unten rechts: Einige alte Mittel sind bis heute beliebt, wie diese den Atem erfrischenden Kräuterpillen.

Im Uhrzeigersinn von links oben:
SEIFENNUSS *(Sapindus emarginatus)*
Der Name dieses Schönheitsmittels stammt von dem Schaum, der beim Auspressen der Frucht entsteht. Die Seifennuss wird seit Jahrhunderten zur Haarpflege benutzt und soll auch Haarausfall vorbeugen.

KAFFERNLIMETTENBLÄTTER
(Citrus hystrix)
Die Blätter werden verwendet, um Suppen und Salaten einen frischen Geschmack zu verleihen, den Saft benutzt man für Kräuterkompressen und das Öl in der Aromatherapie. Die Frucht ist auch ein Mittel für schönes Haar.

DEODORANTSTEIN
Das Mineral *Saan Som* wird in Thailand seit Jahrhunderten als natürliches Deodorant benutzt; man streicht sich mit dem befeuchteten „Stein" über die Achselhöhlen. Früher wurde das Mineral riesigen Regenwassertonnen beigegeben, um das Wasser zu klären. Es band die Ablagerungen am Boden der Tonne, sodass die oberen Schichten klar und frisch blieben.

GROSSE COCCINIE *(Coccinia grandis)*
Diese attraktive Kletterpflanze wird seit jeher gegen Hautreizungen eingesetzt und auch als Gewürz in klaren Suppen verwendet. Wegen ihrer feuchtigkeitsspendenden Eigenschaften eignet sie sich als Schönheitsmittel für Körperwickel und Gesichtsgels. Die reife Frucht enthält reichlich Vitamine, aber da sie winzig und schwer zu finden ist, wird sie kaum noch verwendet.

MEERSALZ
Das natürliche Meersalz, das man zu glitzernden Bergen aufgehäuft in den Salinen entlang der thailändischen Küstenstraßen sehen kann, wird heute in vielen Spas für die Schönheitsbehandlung eingesetzt. Mit Ölen vermischt, eignet es sich aufgrund seiner körnigen Struktur gut für Body Scrubs.

LUFFAH *(Luffa cylindrica)*
Die süßen jungen Früchte dieses Kürbisses werden in traditionellen Thai-Gerichten verwendet. Die getrocknete reife Frucht besteht aus dicken Fasern und wird beim Baden als Schwamm zum Peeling der Haut benutzt.

SCHMETTERLINGSERBSE
(Clitorea ternatea)
Seit Jahrhunderten benutzen Thailänderinnen die Säfte der blauvioletten Blume, um dunkles, glänzendes, dichtes Haar zu bekommen. Man rieb auch die Augenbrauen von Babys damit ein, damit sie dichter wurden. Die Pflanze enthält reichlich Bioflavinoid, eine Zutat heutiger Haarprodukte zur Anregung des Haarwuchses.

KOKOSNUSS *(Cocos nucifera)*
Die Kokosnuss hat in Thailand unzählige Anwendungsgebiete. Für Kokosnussmilch, einen wichtigen Bestandteil von Currys und Desserts, wird das harte weiße Fleisch der reifen Frucht geraspelt, in Wasser eingeweicht und ausgedrückt. Der Saft im Innern der reifen Frucht heißt ebenfalls Kokosnussmilch und ist ein erfrischendes Getränk. Das aus dem getrockneten Fruchtfleisch gewonnene Kokosnussöl wird in der Kosmetikindustrie verwendet.

REIS *(Oryza sativa)*
Reis ist die Grundlage thailändischen Lebens überhaupt. Als Hauptnahrungsmittel wird er in der traditionellen Kultur verehrt und sogar von einer Göttin namens Jao Mae Po Sob geschützt. Bei der alljährlichen Zeremonie am ersten Tag der Pflanzsaison ist auch der König anwesend. Früher wurde Reis zur Abwehr von Geistern benutzt – singende Mönche statteten ihn mit heiligen Eigenschaften aus, dann wurde er auf unwillkommene Geister geworfen, um sie zu verjagen. In vielen Spas wird Reis heute als wirksamer Bestandteil natürlicher Body Scrubs benutzt.

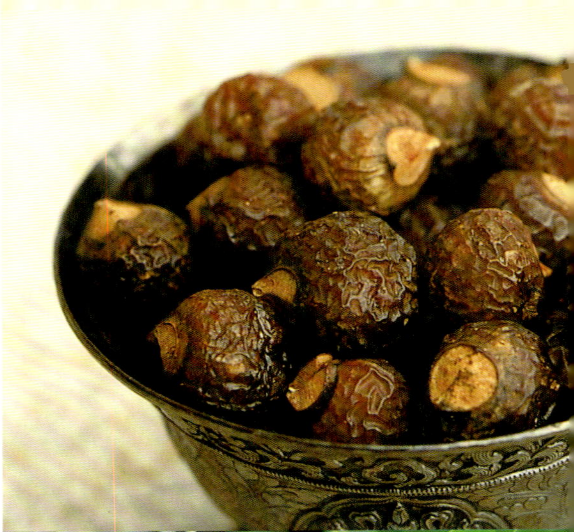

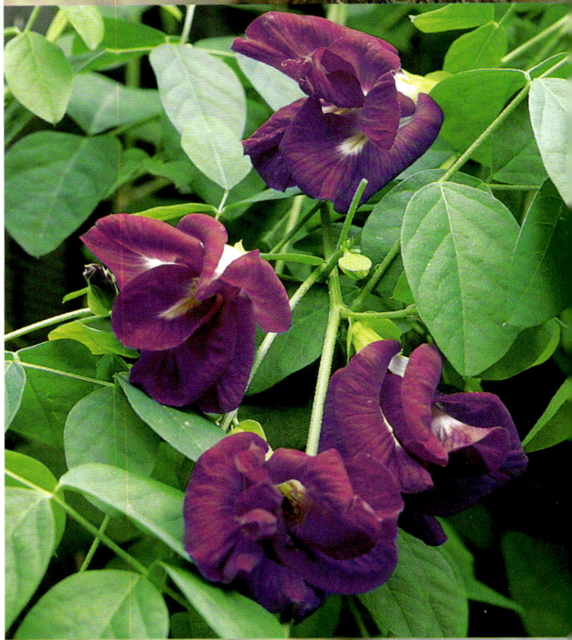

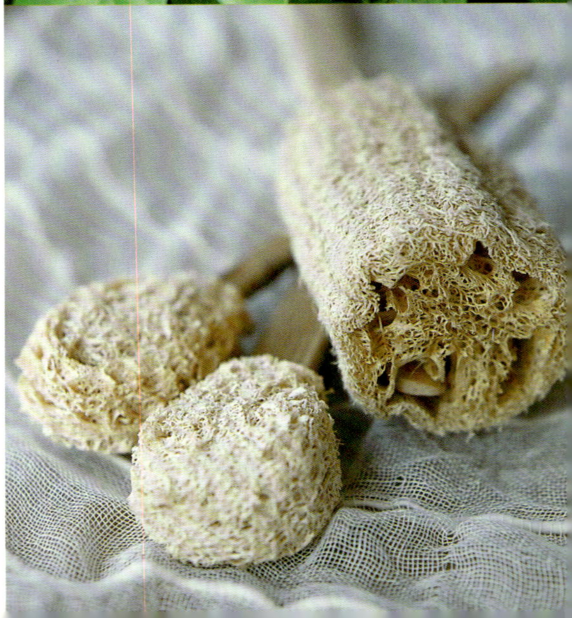

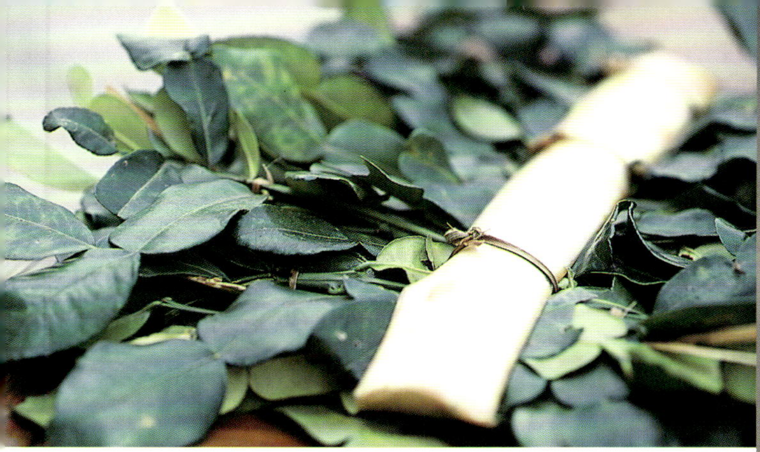

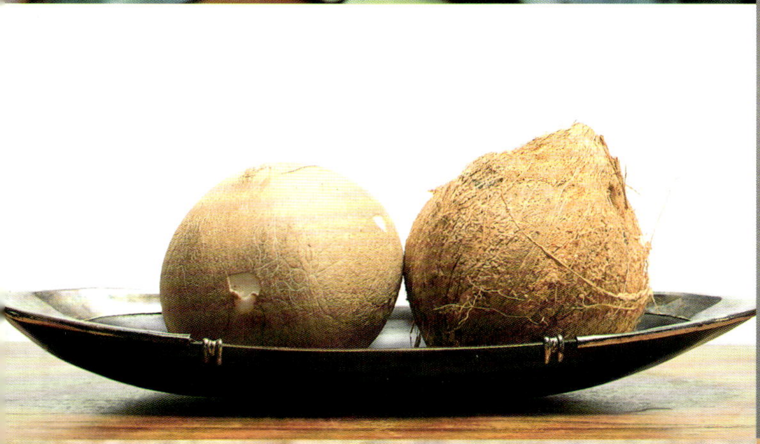

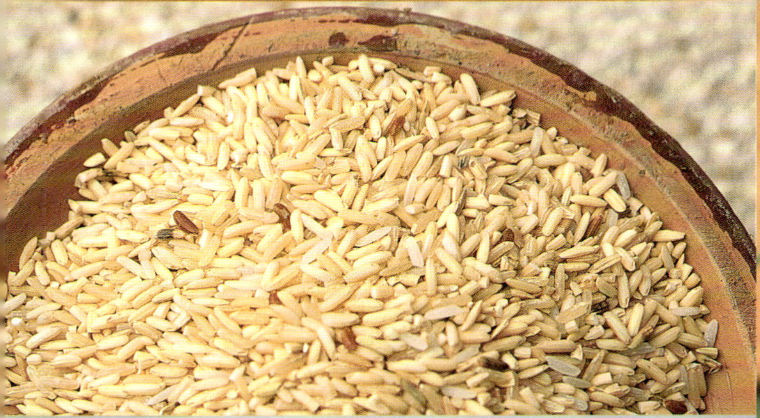

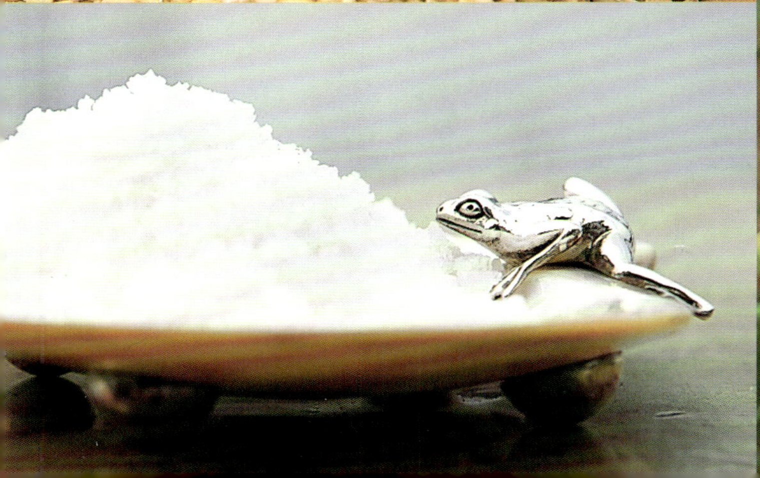

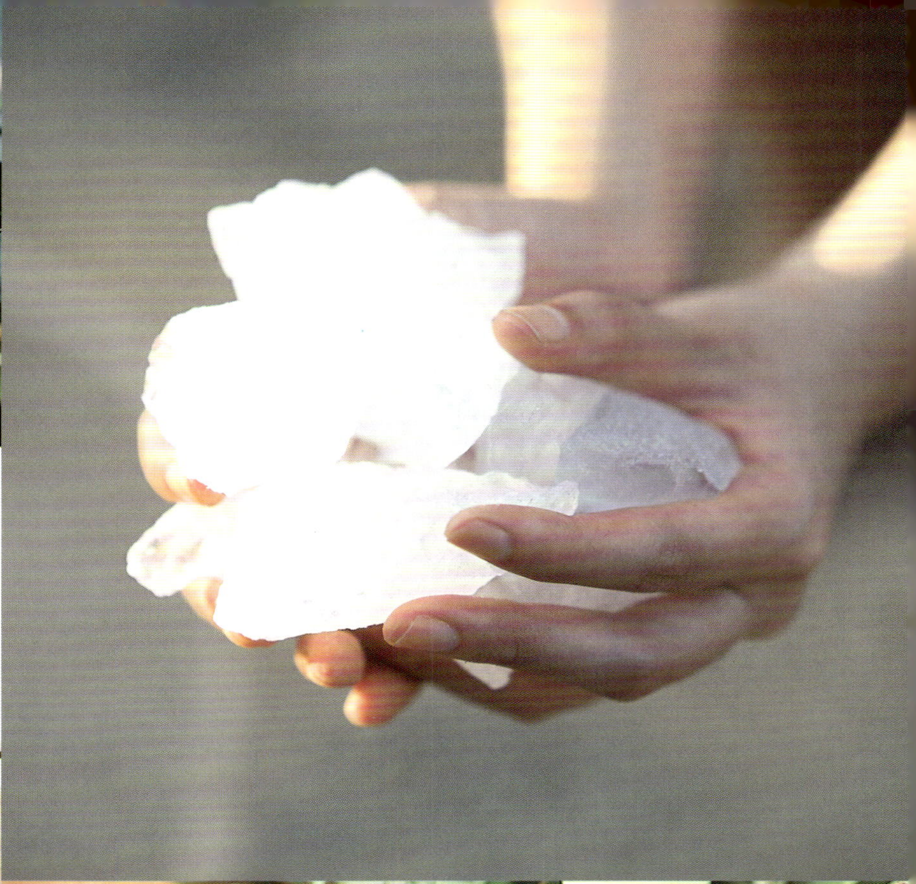

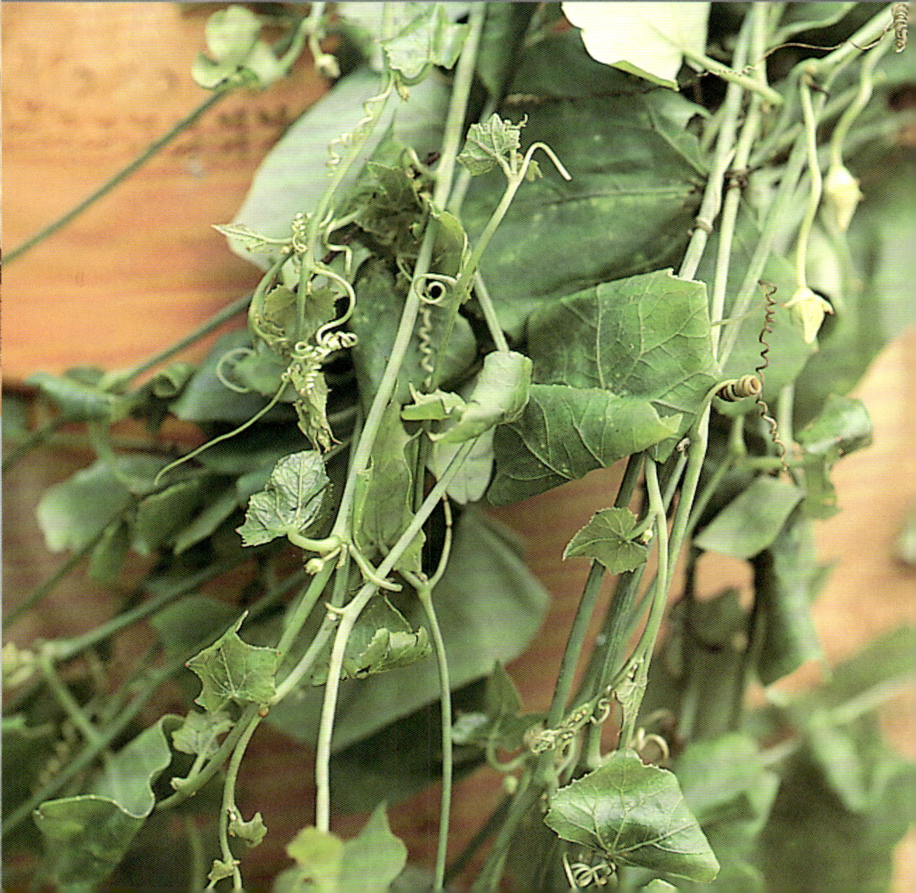

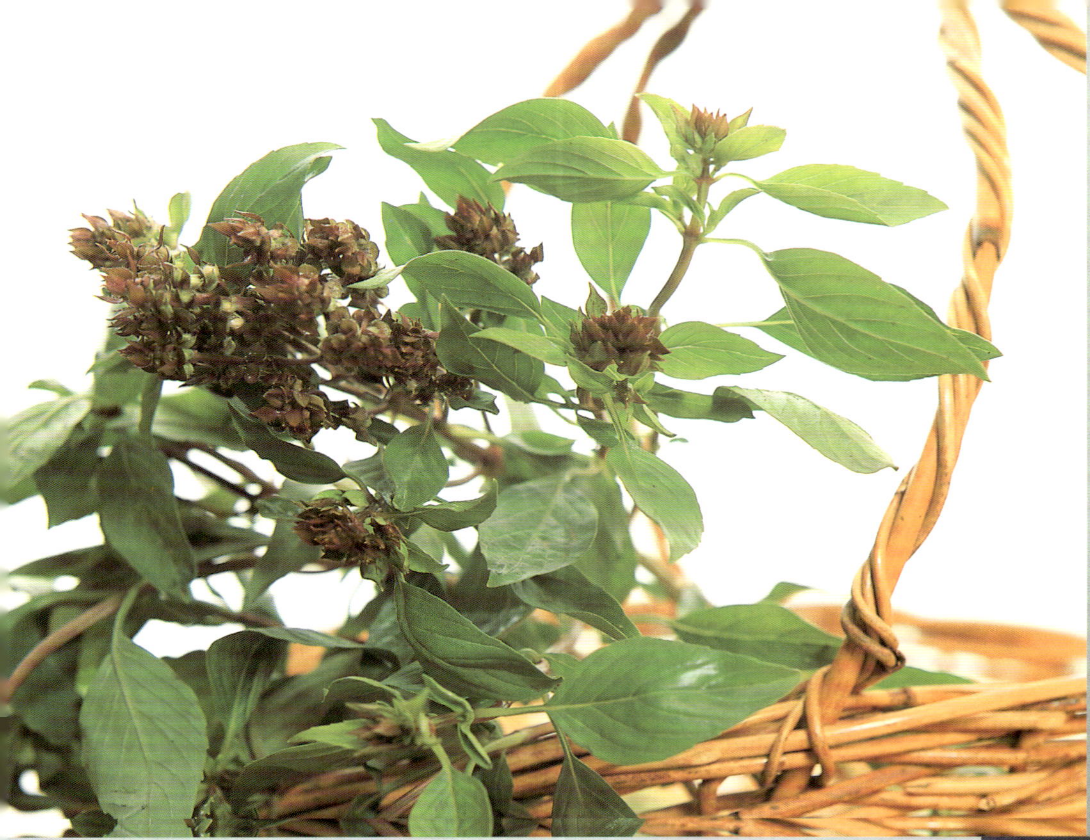
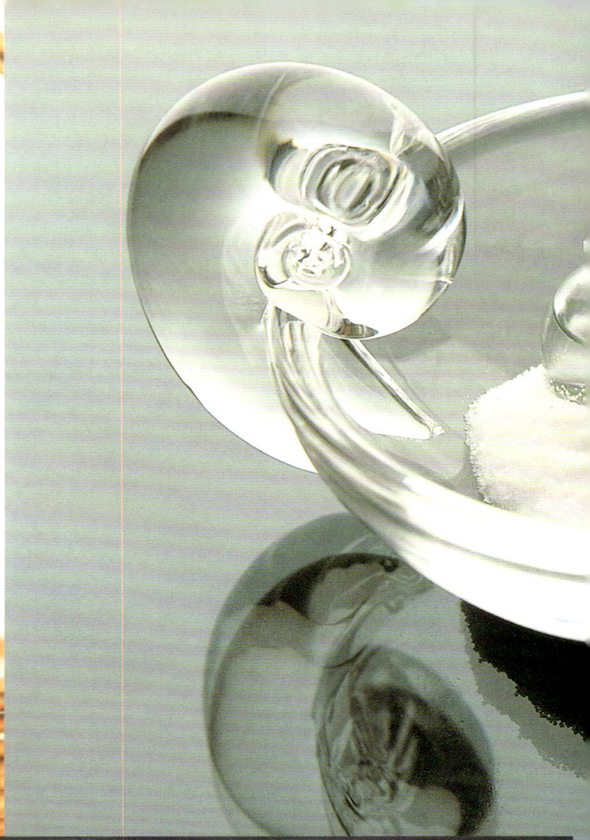
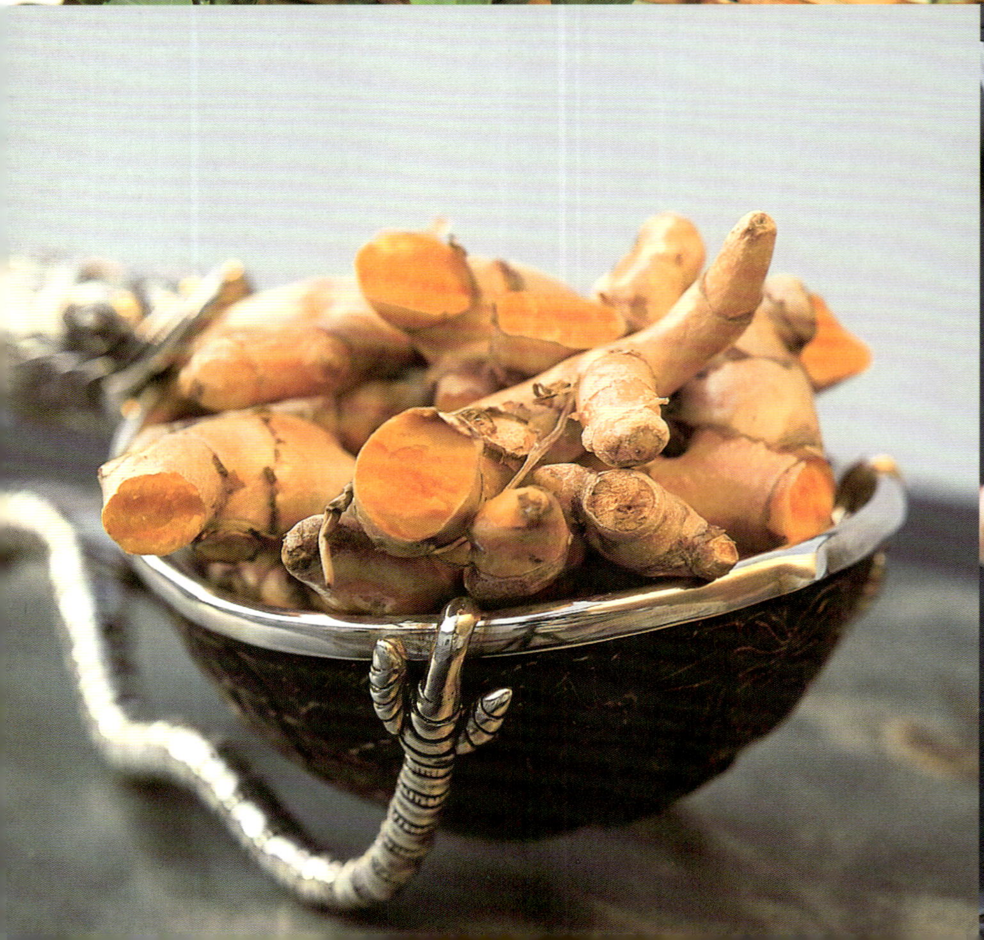
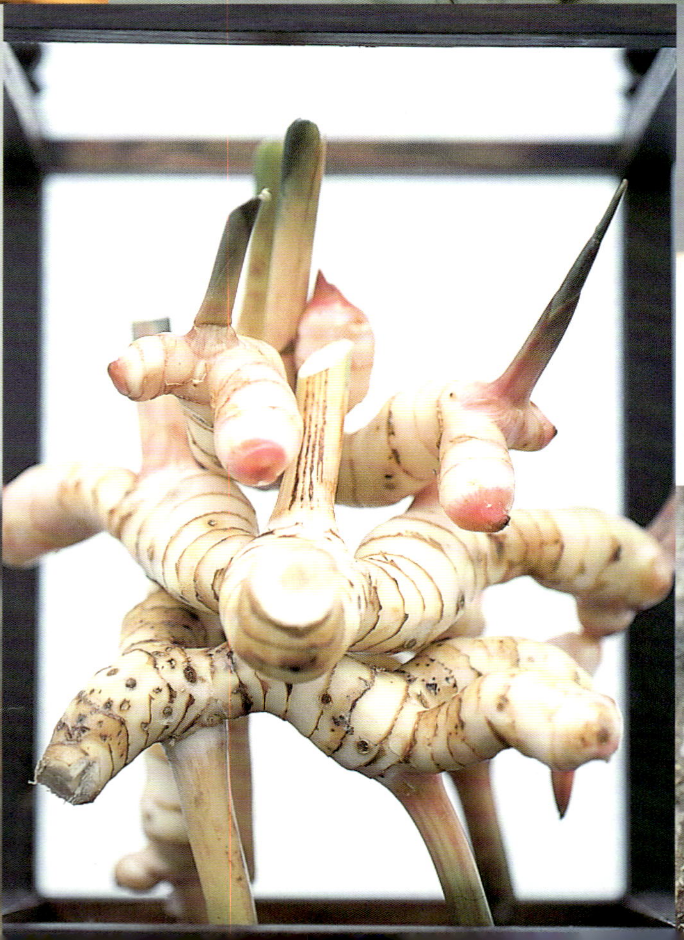

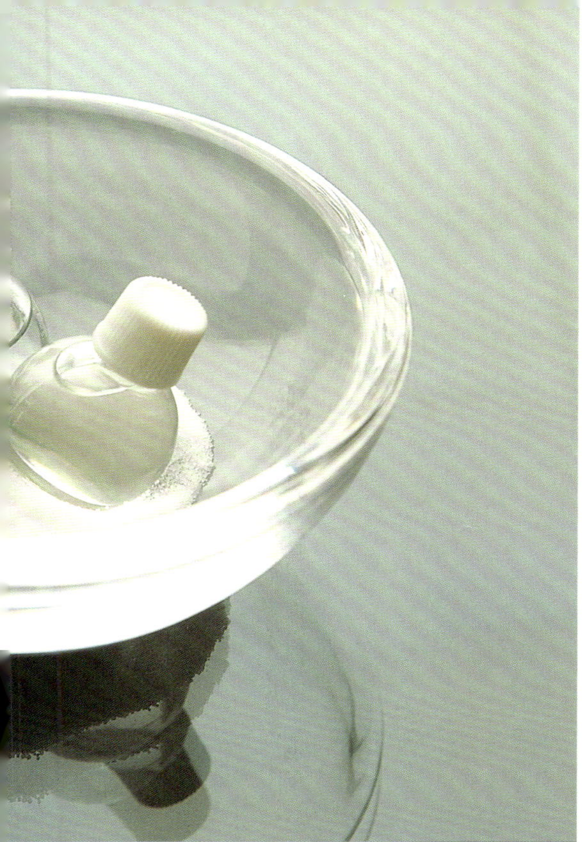

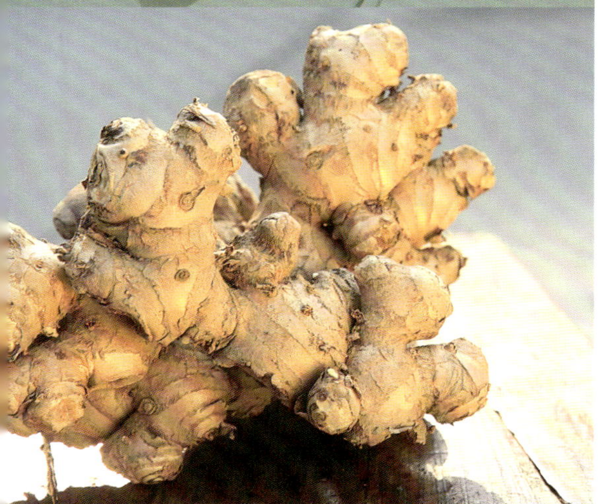

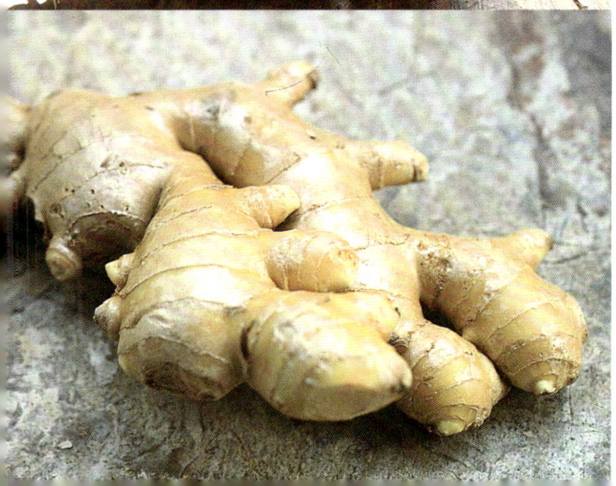

Im Uhrzeigersinn von links oben:

BASILIKUM *(Ocimum basilicum)*
Diese würzig duftende Pflanze heißt auf Thailändisch *Horapha*, wird roh gegessen und in vielen Gerichten verwendet. Sie hat ausgeprägte medizinische Eigenschaften und wird gegen Schleim bei Erkältungen, gegen Gase und als Verdauungshilfe verwendet. Ihr ätherisches Öl erfrischt die Sinne und vertreibt die Müdigkeit aus dem Körper.

MENTHOL
Das auf Thailändisch *Phimsen* genannte Mineral hat einen scharfen, pfefferminzartigen Geruch, der dem des uns bekannten Kampfer ähnelt und wie dieser bei Atemproblemen, Husten und blockierten Nebenhöhlen hilft. Phimsen ist ein wichtiger Bestandteil traditioneller Thai-Kräuterdämpfe.

PRAI *(Zingiber sp.)*
Prai ist ein Rhizom der Ingwerfamilie und wird seit Jahrhunderten benutzt, um als Bestandteil von Kompressen Muskelprobleme und Schmerzen zu lindern. Generationen von Thailänderinnen haben es außerdem als Schönheitsmittel für frische und zarte Haut verwendet. Prai wird auch sehr oft für eine gesunde Kopfhaut und in der Aromatherapie eingesetzt.

INGWER *(Zingiber sp.)*
In Thailand wird sowohl die junge als auch die reife Ingwerwurzel in vielen Gerichten und Getränken verwendet. Ingwer stimuliert und wärmt den Körper. Als Getränk hilft es bei Blähungen und fördert die Verdauung. Thailändische Mütter rieben ihren Babys bei Magenproblemen den Bauch mit einer Paste aus zerdrücktem Ingwer und Reisschnaps ein, die die Gase vertreiben sollte. Das ätherische Öl wird in der Aromatherapie zur Anregung des Kreislaufs und zur Entspannung steifer Muskeln eingesetzt.

GALGANT *(Languas galanga)*
Das Rhizom wird oft für Ingwer gehalten, von dem es sich jedoch durch seine weißliche Farbe mit einer Spur Rosa deutlich unterscheidet. Sein würziges, scharfes Aroma macht Galgant zu einer beliebten Zutat in Thai-Suppen und Currys, zum Rohessen ist Galgant allerdings zu scharf und beißend. In der traditionellen Medizin wird die frische Wurzel gegen Verdauungsprobleme und Hautleiden eingesetzt, in modernen Spas findet Galgant Verwendung als Bestandteil von Körperwickeln.

KURKUMA *(Curcuma domestica)*
Dieses orangefarbene Rhizom wird getrocknet und zu einem Pulver zermahlen, mit dem in Thailand viele Speisen gewürzt und gefärbt werden. Kurkuma heißt auf Thailändisch *Khamin* und ist ein Hauptbestandteil thailändischer Heilmittel. In der Pflanzenmedizin wird es gegen Magenbeschwerden eingesetzt und in der traditionellen Kosmetik zur Hautpflege. Das beim Zermahlen entstehende Öl wirkt feuchtigkeitsspendend und antiseptisch.

Nicht abgebildet:

PAPAYA *(Carica papaya)*
Die reife hellorangefarbene Frucht enthält das verdauungsfördernde Enzym Papain und große Mengen an Vitamin A und C. Unreif gegessen fördert die Papaya die Verdauung, als reife Frucht wirkt sie abführend. Ihr Gehalt an AHA-Säuren macht sie zu einem beliebten und wirkungsvollen Bestandteil bei Körperpeelings, um die Haut zu reinigen und zu glätten.

WEISSE TONERDE (siehe Seite 101)
Thailands berühmte weiße Tonerde oder *Dinsaw Pong* (der Name bedeutet 'aufgeblasener Bleistift', da der weiße Kalk sich im Wasser ausdehnt) wirkt kühlend, riecht angenehm und wurde traditionell wie Talcum-Puder nach dem Duschen eingesetzt. In der Kosmetik wird Weiße Tonerde für Gesichts- und Körpermasken verwendet.

Im Uhrzeigersinn von links oben:
MUSKATNUSS
(Myristica fragrans)
Dieses Gewürz kommt in thailändischen Kosmetika oder Gerichten nicht häufig vor, findet aber in Südthailand medizinische Anwendung. Hier wird das aus der gemahlenen Muskatnuss extrahierte Öl Massageölen beigemischt, um Muskelschmerzen zu lindern und die Muskeln zu stimulieren.

ZITRONENGRAS
(Cymbopogon citratus)
Das grasähnliche Kraut mit dem frischen, scharfen, zitronigen Aroma ist ein Charakteristikum der Thai-Küche. Es würzt Gerichte und Getränke und wird auch für Kosmetika verwendet. In der Medizin wurde es traditionell gegen Hautbeschwerden und Kopfschmerzen eingesetzt, aber auch verbrannt, um Krankheitserreger abzutöten und Insekten zu vertreiben. Wegen seiner beruhigenden, belebenden und antiseptischen Eigenschaften ist es ein wichtiger Bestandteil von Kräuterkompressen. Sein Aroma baut Stress ab, klärt als Dampfbad den Kopf und hilft bei Kater.

MINZE *(Mentha sp.)*
Frische Minze gilt als verdauungsfördernd und wird in Thailand oft Salaten zugegeben. In modernen Spas wird sie aufgrund ihres erfrischenden Duftes als Bestandteil von Body Wraps und zur Fußbehandlung eingesetzt. Ihr ätherisches Öl belebt die Sinne und befreit die Nase.

LIMETTE *(Citrus sp.)*
Die Limette ist ein weiterer typischer Bestandteil der thailändischen Küche. In Suppen und Salaten findet man sie oft zusammen mit Chili und Zwiebeln. Im Spa wird sie aufgrund ihrer Säure wie die Tamarinde (siehe Foto rechts) eingesetzt. Ihr ätherisches Öl stimuliert den Kreislauf. Die Limette ist ein wirksamer Insektenschutz.

TAMARINDE
(Tamarindus indica)
Die unglaublich saure Tamarindenfrucht wird in der Thai-Küche in verschiedenen Variationen gegessen und hat auch eine Reihe medizinischer Nutzen. Die Rinde wirkt adstringierend, die Blüten blutdrucksenkend und die Frucht abführend. Ein erfrischender Tamarinden-Drink kann bei Verstopfung helfen. Die Blätter werden Kräuterdampfbädern beigegeben, da die Haut aufgrund der darin enthaltenen Säure die anderen Kräuter besser aufnehmen kann. Wegen ihres hohen AHA-Säuren-Gehalts ist die Tamarinde ein wirkungsvolles Peelingmittel, das die Haut strahlend und zart macht.

KAMPFER
(Cinnamomum camphora)
Aus dem Kampferbaum wird eine weiße, puderartige Substanz namens *Kalaboon* gewonnen, deren kühler, erfrischender Geruch die Atmung erleichtert und beruhigt. Der Puder wird für Kräuterbäder verwendet und die Blätter des Kampferbaumes sind eine wichtige Zutat in vielen traditionellen Kräuterdampfbädern.

GURKE *(Cucumis sativus)*
Dieses knackige, erfrischende Gemüse ist schon seit Jahrhunderten feuchtigkeitsspendender Bestandteil von Gesichtsmasken. Durch den hohen Wassergehalt bringen gekühlte, auf das Gesicht gelegte Gurkenscheiben an einem heißen Tag sofortige Erleichterung.

ALOE VERA
(Aloe vera syn. Aloe barbadensis)
Wegen ihrer fleischigen, spitz zulaufenden Blätter wird diese Pflanze in Thailand Krokodilschwanzpflanze genannt. Die Blätter enthalten ein erfrischendes Gel, das Verbrennungen lindert und die Haut weich macht. Aloe Gel hilft auch bei Sonnenbrand und ist ein guter Feuchtigkeitsspender für trockene oder schuppige Haut.

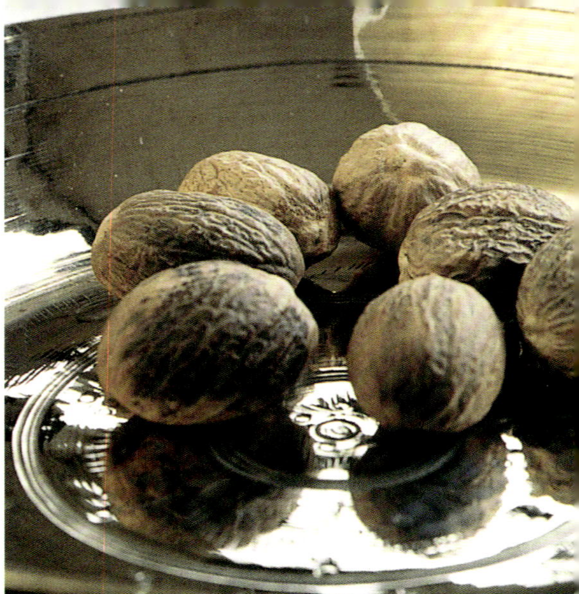

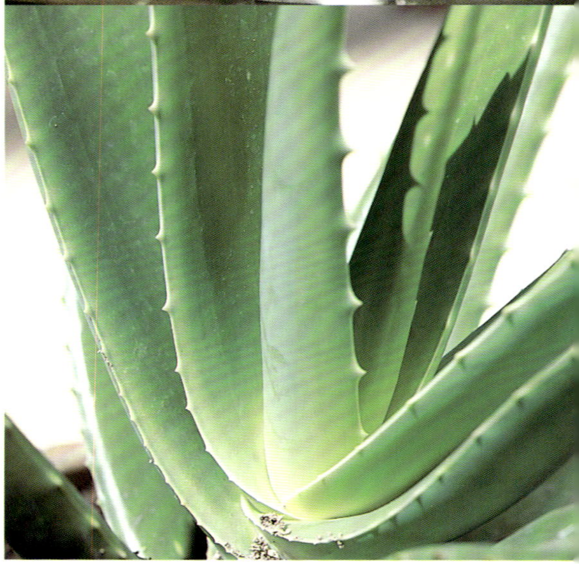

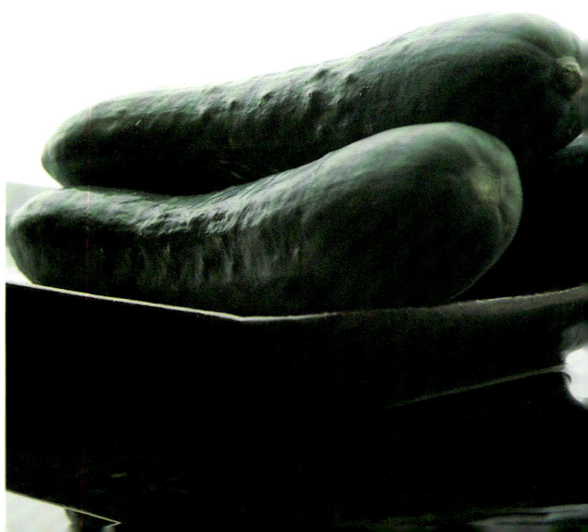

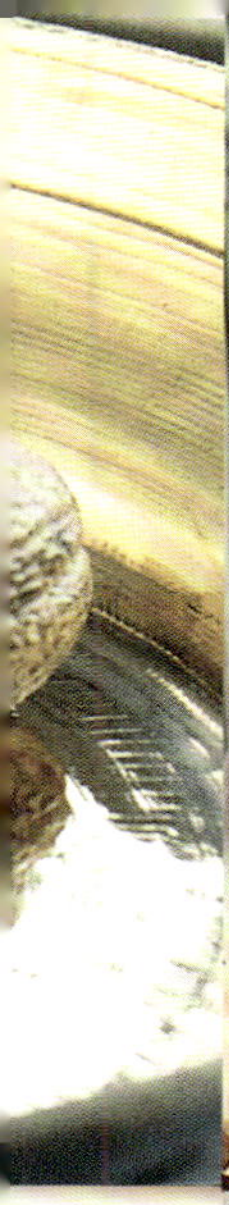
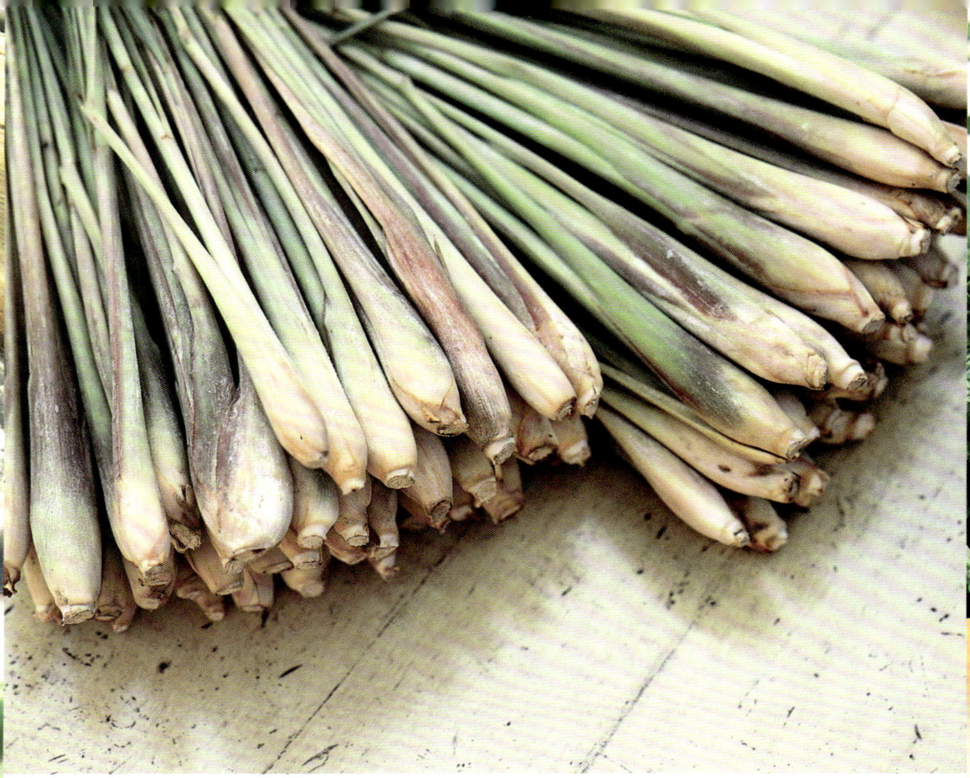
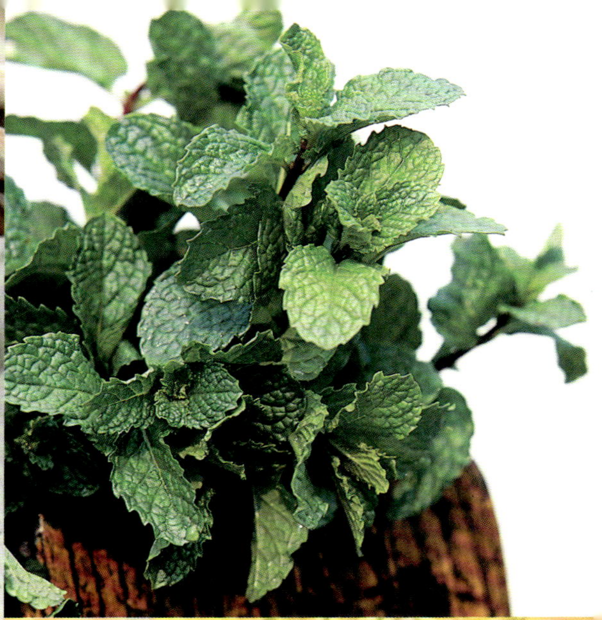
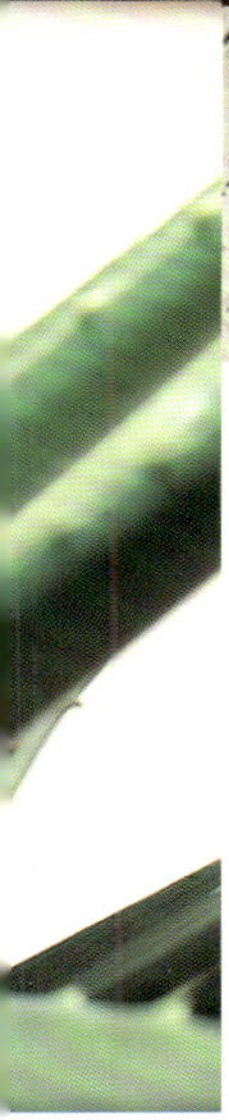
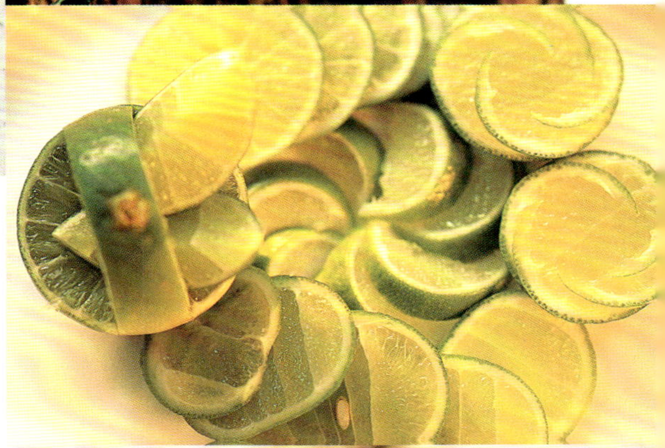
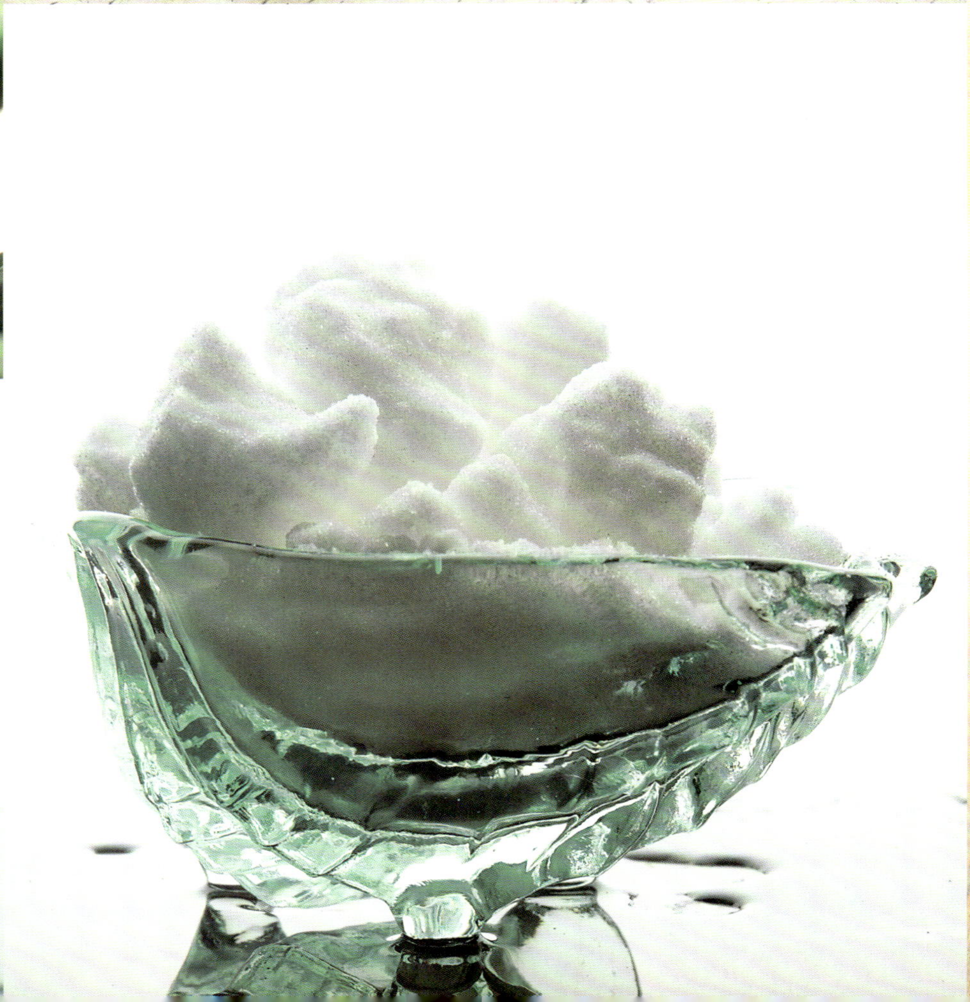
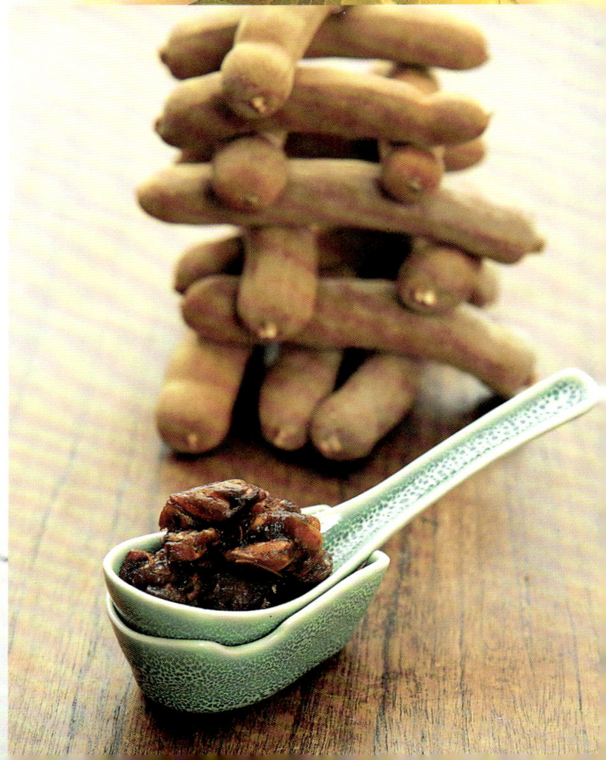
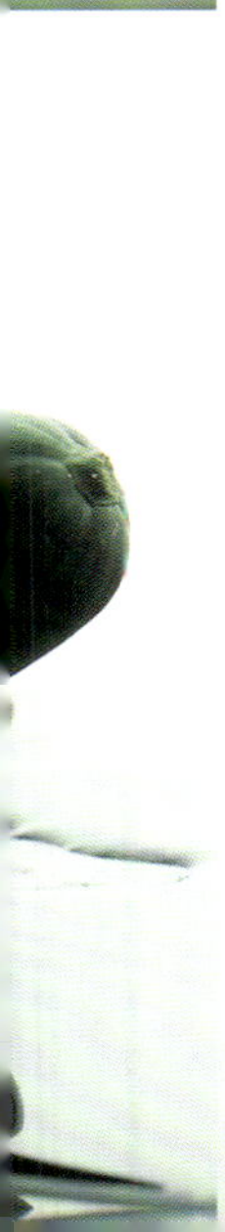

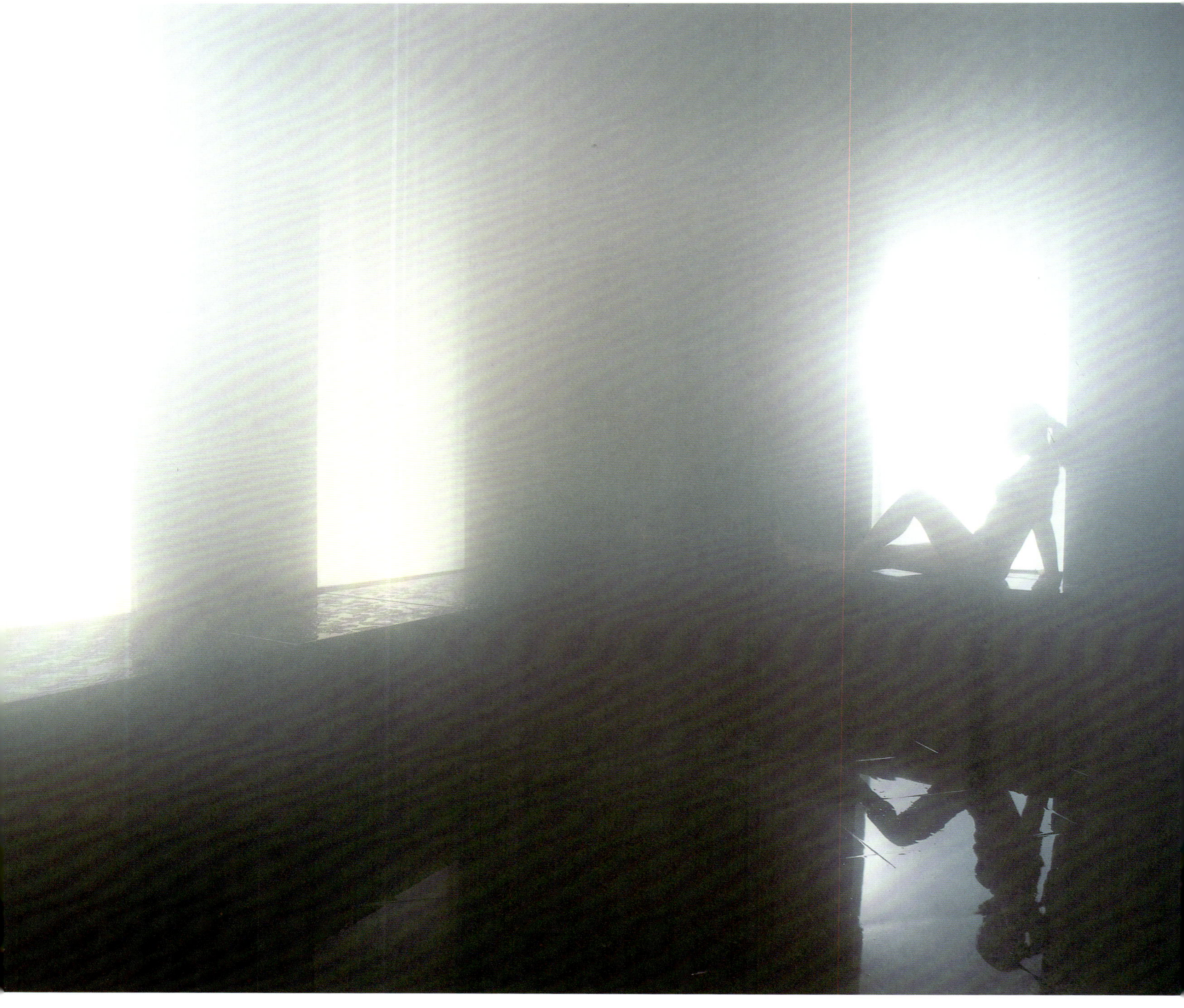

Heilender Kräuterdampf

Die thailändische Kräuterdampfsauna ist eine der bekanntesten traditionellen Therapiearten. Sie unterscheidet sich allerdings von Region zu Region, da jeder Heiler sein eigenes Rezept hat, das auf der Kenntnis der vor Ort vorhandenen Pflanzen und ihres Nutzens beruht. Außerdem hat jeder Heiler seine individuellen und speziellen Behandlungsmethoden für die unterschiedlichsten Gesundheitsprobleme entwickelt.

Allen Kräuterdampfsaunen gemeinsam ist jedoch ihre fantastische therapeutische Wirkung. Man braucht nichts weiter zu tun, als sich hinzulegen und die Dampfwolken ihre Arbeit tun zu lassen. Während sie die durch die Wärme geöffneten Poren der Haut durchdringen und sich in der Lunge ausbreiten, werden die Moleküle der Medizinpflanzen im Körper aufgenommen. Eine anschließende Massage ist eine besondere Wohltat, denn die durch den heißen Kräuterdampf entspannten Muskeln sind nun optimal auf eine gründliche Dehnung vorbereitet. Gönnt man sich noch einen Body Wrap, wirken die Zutaten der Packung besonders intensiv.

Kenner schwören auf die Dampfsauna des Tamarind Retreats auf der Insel Koh Samui. Der höhlenartige Dampfsaunaraum ist auf dem hügeligen Gelände des Spas in eine Spalte zwischen zwei Felsen eingebaut – ein verträumter Platz zur Entspannung des Körpers und Klärung des Geistes. Zwischendurch kann man sich in dem kalten Tauchbecken erfrischen.

Die zahlreichen Tamarindenbäume, die dem Spa ihren Namen gegeben haben, liefern mit ihren Blättern einen Hauptbestandteil des Kräuterdampfes. Andere Zutaten sind Zitronengras wegen seiner antiseptischen Eigenschaften, Prai als Feuchtigkeitsspender und um Verstauchungen und Muskelschmerzen zu lindern, Kurkuma gegen Jucken und Wunden, Kampferblätter zur Belebung des Atems, Kaffernlimettenblätter und -früchte gegen Schuppen und Prunkwinde gegen Hautreizungen und Allergien.

Die Gäste des Tamarind Retreats versichern, dass die Dampfanwendungen ihnen bei Atemproblemen helfen, Sinusitis und Bronchialasthma lindern und den Kreislauf anregen. Sie wirken gegen Schmerzen und reinigen die Poren, vor allem jedoch entspannen sie Körper und Geist.

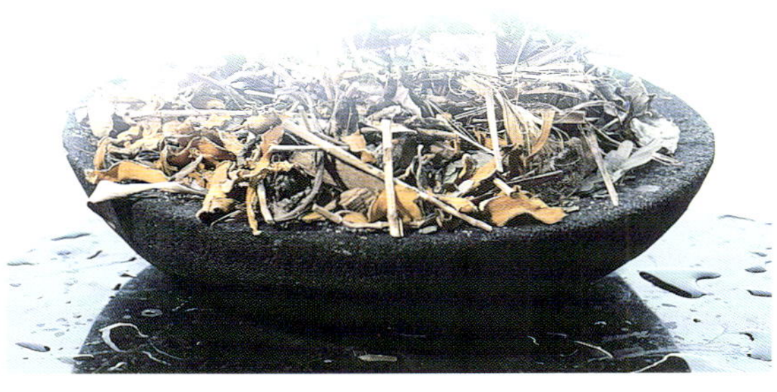

Gegenüber: Die eleganten Formen des schwarzen Marmordampfraums im Aman Spa, Amanpuri, Phuket, bieten ein besonders schönes Ambiente für Dampfbäder. Man sollte aber beachten, dass der heiße Dampf Personen mit Bluthochdruck und Herzproblemen schaden kann, außerdem sollte man vor, während und nach dem Dampfbad viel Wasser trinken. *Links:* Fertige Mischungen getrockneter Kräuter kann man überall in Thailand in Gesundheitsläden kaufen.

Erfrischendes Zitrusbad

Von der traditionellen Thai-Dampftherapie ist es nur ein kleiner Schritt zum Kräuterbad, da viele in Thailand angebauten Kräuter auch im Wasser sehr wirksam sind. Das Banyan Tree Spa hat sich von den sagenhaften Heilkräften der thailändischen Kräuter und ihrer wohltuenden Wirkung auf Körper und Geist inspirieren lassen und zur Entspannung und Reinigung des ganzen Körpers folgende Kräuterbadanwendung zusammengestellt.

Die Zutaten für dieses einfache Rezept findet man in jeder Thai-Küche. Man braucht dann nur noch ein Stück Musselinstoff, um daraus ein Bündel mit allen Zutaten zu schnüren.

1/4 Tasse	getrocknete Kaffernlimettenschale
1/4 Tasse	gemahlener Ingwer
1/4 Tasse	getrockneter Galgant
1 Tasse	frische Pandanusblätter

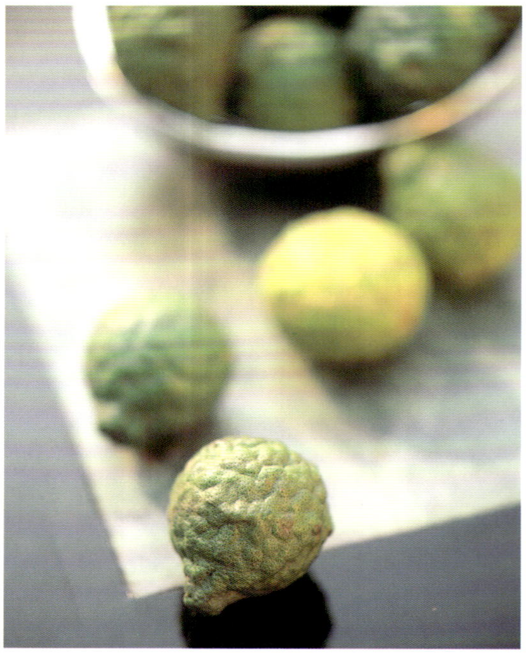

Gegenüber: Die beliebten Kräuterbad-Behandlungen, die die meisten Spas in Thailand anbieten, sind eine Variation der Kräuter-Dampfbäder und enthalten die gleichen Bestandteile wie Zitronengras und Kaffernlimetten. *Rechts:* Die thailändische Kaffernlimette ist ungenießbar, aber die duftenden Blätter und Früchte werden für medizinische Behandlungen von Körper und Haar benutzt. Die Schale enthält Öl, das im Kräuterbad die Haut weich und geschmeidig macht.

Zerdrücken Sie die Pandanusblätter in einem Mörser mit dem Stößel, bis sie feucht werden von ihrem eigenen Saft. Mischen Sie alle Zutaten zusammen und legen Sie sie auf ein Musselintuch. Binden Sie das Tuch mit einem Baumwollband fest zu.

Platzieren Sie das Kräuterbündel unter den Wasserstrahl, sodass die Kräuter gut einweichen, und füllen Sie die Badewanne bis zur gewünschten Höhe. Duschen Sie, bürsten Sie Ihre Haut und genießen Sie anschließend das duftende Bad 10–15 Minuten. Danach noch einmal duschen und sich mit einer wohlriechenden Feuchtigkeitslotion einreiben.

Alternativ können Sie das folgende traditionelle Thai-Dampfbad versuchen: 3 oder 4 Kaffernlimettenblätter, 2 Esslöffel Kaffernlimettensaft, 2 Scheiben Prai, 6–8 Stiele klein geschnittenes Zitronengras, 1 in Scheiben geschnittene Galgant-Wurzel, eine Hand voll Tamarindenblätter und 1 Esslöffel Kampferpulver. Alle Kräuter waschen und in einem Reiskocher zum Kochen bringen. Sobald sich Dampf bildet, das Kampferpulver hinzufügen. Wenn sich nach ein paar Minuten mehr Dampf bildet, sich vor den Kochtopf setzen und sich und den Topf mit einer Decke einhüllen. Etwa 10–15 Minuten tief einatmen. Bei wiederholter Anwendung klärt sich Ihre Haut und Ihre Nase wird freier.

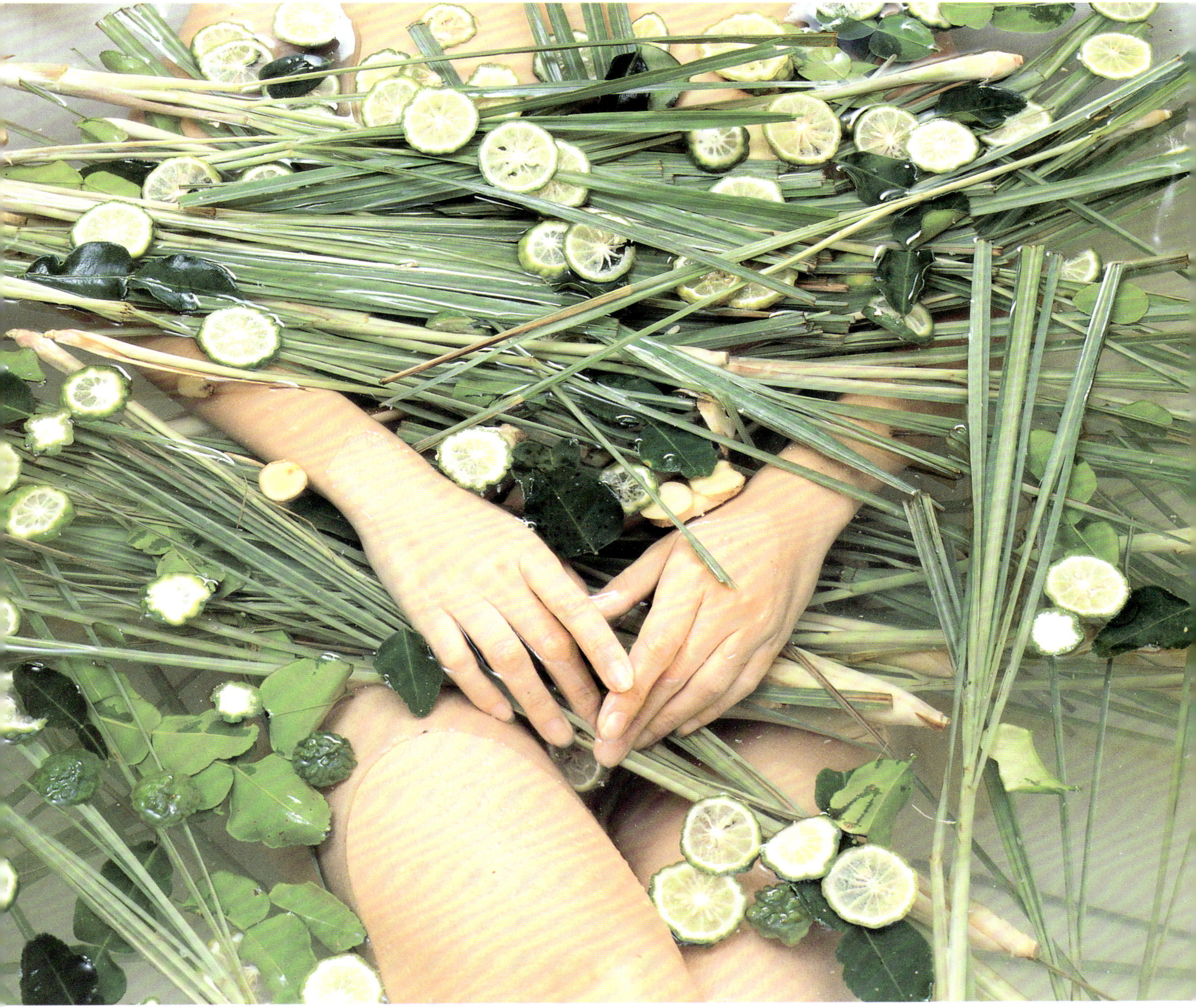

Heiße Thai-Kompressen

Die runden, mit Kräutermischungen gefüllten Baumwollbündel waren in Thailand einst die geheimen Werkzeuge alter Heiler und man erhielt sie noch bis vor kurzem nur bei traditionellen Heilern oder in der Thai Massageschule von Bangkoks Wat Po oder dem Tempel des Liegenden Buddha. Heute kann man Kompressen selbst mit unterschiedlichen Kräuterkombinationen herstellen, um Muskelbeschwerden und Schmerzen zu lindern.

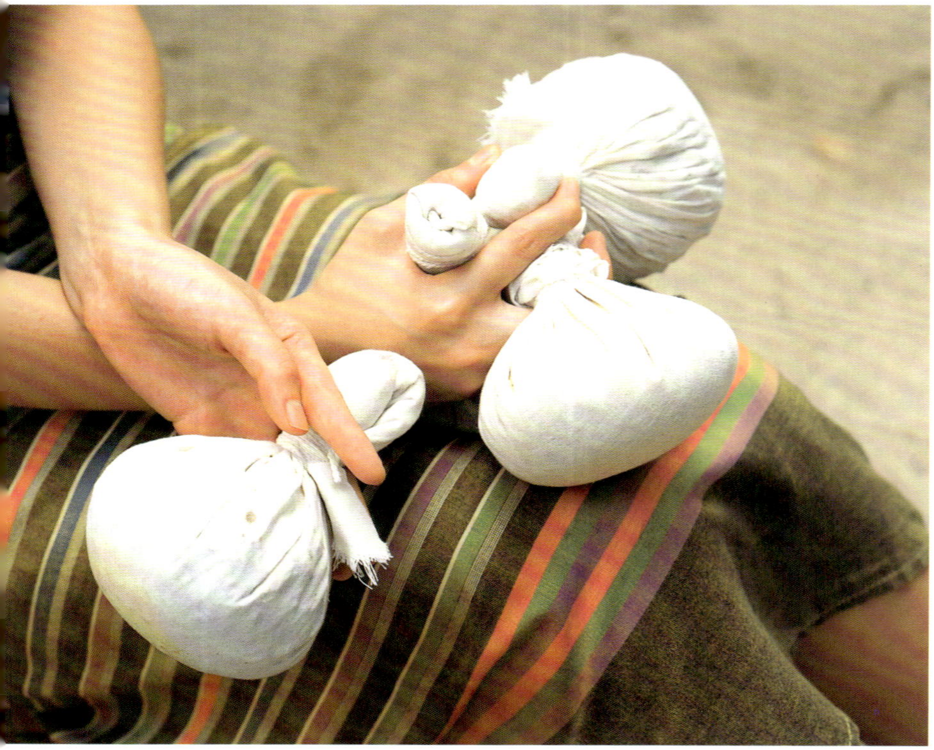

Der Ursprung der thailändischen heißen Kräuterkompressen liegt im Dunkeln, doch weiß man, dass solche Kompressen während der thailändisch-burmesischen Kämpfe der Ayutthaya-Periode vor mehr als 200 Jahren benutzt wurden, um den Muskelschmerz kriegsmüder Soldaten zu lindern. Auch im benachbarten Burma, Kambodscha und Laos waren solche Kompressen beliebt, deren Zusammenstellung von Region zu Region je nach den dort wachsenden Pflanzen unterschiedlich war.

Seitdem der Trend unter gestressten und gesundheitsbewussten Städtern zunimmt, sich wieder natürlicher Mittel zu bedienen, werden diese fertigen Kräuterkompressen in Bangkok in vielen Gesundheitsläden für die Selbstbehandlung zu Hause verkauft. Manche Thailänderinnen legen sich die fertig gekauften Kompressen nach einer Geburt auf den Bauch, um das müde und aufgeblasene Gefühl im Unterleib zu lindern. Auch in einigen modernen Spas werden die *Prakop* genannten Kräuterkompressen – oft zusammen mit Massagen – angeboten, z. B. im Oriental Spa und dem Banyan Tree Spa.

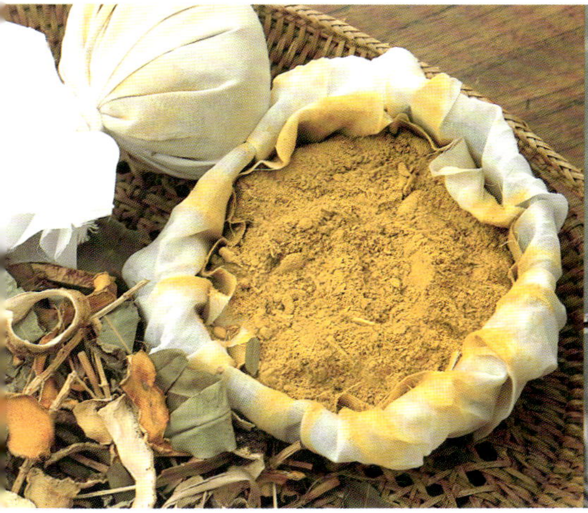
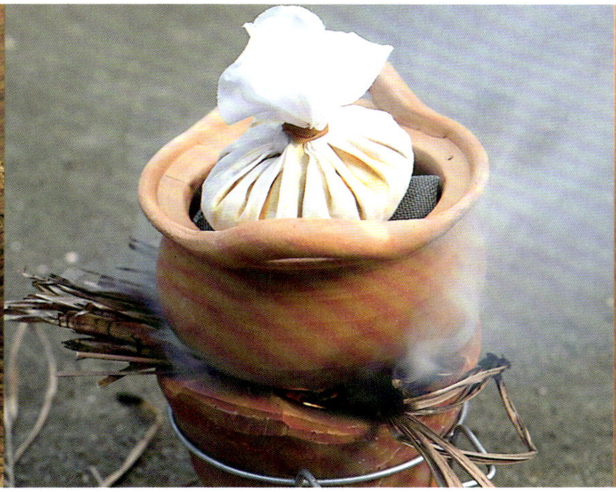
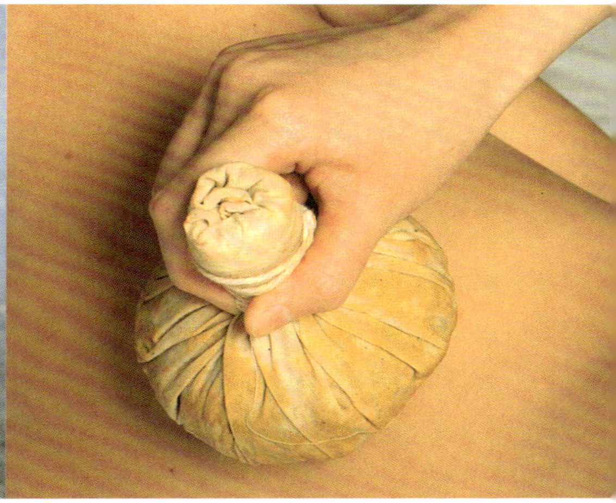

Wie auch bei anderen Kräutertherapien variieren die Zutaten je nach Beschwerden. Im Allgemeinen enthält eine Kompresse 10 bis 20 Inhaltsstoffe, aber es gibt einige Standardzutaten, die zur Grundlage fast aller Kompressen gehören.

Das Oriental Spa in Bangkok ist bekannt dafür, dass es traditionelle Heilmittel mit modernen High-Tech-Methoden kombiniert. Es war das erste Thai Spa, das diese alte Heilmethode in sein Behandlungsangebot aufnahm. Die Oriental Kräuterpackungsbehandlung kombiniert die Massageanwendungen mit dem Nutzen der Kräuterkompressen. Für die eigene Anwendung zu Hause empfiehlt das Spa einige der folgenden heilenden Substanzen:

Kampfer: Kühlt und erzeugt ein Prickeln, das die Haut belebt.

Zitronengras: Hat antiseptische Eigenschaften, die die Haut klären helfen.

Prai: Diese Ingwerart ist feuchtigkeitsspendend, lindert Muskelschmerzen und macht die Haut glatt und weich.

Kurkuma: Seine antiseptischen Eigenschaften beruhigen und reinigen gereizte Haut.

Kaffernlimette: Tonisiert die Haut.

Nehmen Sie von jeder Zutat eine Hand voll, legen Sie sie auf ein Stück Baumwollstoff und binden Sie den Stoff zu einem festen Bündel. Erhitzen Sie das Päckchen über heißem Dampf und legen Sie es sich dann auf den Körper. Traditionell wendete man Kräuterkompressen zusammen mit Massage an – zuerst wurden die schmerzenden Muskeln durchgearbeitet, dann wurde die Kompresse auf die Problemzonen gelegt. Die Hitze entspannt die schmerzenden Muskeln und hilft die Poren zu öffnen, sodass die Kräuter besser absorbiert werden können. Sie werden fühlen, wie Stress und Anspannung dahinschwinden.

Der Nutzen der Kompressen besteht außer der Wohltat für wunde und schmerzende Muskeln in einer Erleichterung des Atmens durch die Zutaten Kampfer und Menthol und das Nachlassen von Anspannung durch die Wärme und die aromatischen Eigenschaften der Kräuter.

Gegenüber: Diese Kräuterkompressen gegen Muskelbeschwerden sind in modernen Spas zum vertrauten Anblick geworden.
Oben links: Fertige Zubereitungen aus gemahlenen oder getrockneten Kräutern können in allen Gesundheitsläden Thailands gekauft werden.
Oben Mitte: Früher wurde das Bündel über einem Holzkohleofen erhitzt. Heute benutzen die meisten Spas dazu einen elektrischen Reiskocher.
Oben rechts: Nach dem Erhitzen wird die Kompresse auf die schmerzende Stelle gelegt.

Gut fürs Baby und die Mutter

Die speziellen Kräutertherapien der Hebammen haben lange Zeit in Thailand eine wichtige Rolle in der traditionellen Heilkunst gespielt. Früher fanden die meisten Geburten zu Hause statt und die Frauen profitierten von den medizinischen Geheimnissen, die die Hebammen von einer Generation zur nächsten weitergaben. Es gab Mittel für die Zeit vor, während und nach der Geburt.

Die in der Schwangerschaft häufig auftretenden Schmerzen im Rücken und in den Beinen lindern die meisten Thailänderinnen durch Thai-Massage. Und da sich früher in der Zeit vor der Geburt eine Hebamme um die Mütter kümmerte, stellte diese spezielle Kräuterzubereitungen gegen Schwangerschafts- und Geburtsbeschwerden her. Jede Mischung wurde individuell für eine Frau zusammengestellt, je nachdem ob sie zum Energietypus Feuer, Wasser, Erde oder Wind gehörte.

Andere spezielle Zutaten, hauptsächlich Kräuterrhizome, -wurzeln oder -knollen, wurden für die Behandlung nach der Schwangerschaft eingesetzt. Es gibt eine Reihe Rhizome, die gut für die Gebärmutter sein sollen. Oft tragen sie ihre speziellen Heileigenschaften im Namen, wie zum Beispiel *Waan Chak Mod Luuk*, was „Gebärmutter zusammenziehendes Rhizom" bedeutet.

Die meisten Frauen bekamen in der Schwangerschaft *Yaahorn* verschrieben – auf Deutsch „duftende Medizin". Sie bestand aus staubigen goldenen Kügelchen, einer Mischung aus Heilblumen und -kräutern, darunter Ylang-Ylang, Jasmin und Kampfer. Den Duft atmete man gegen ein Gefühl der Übelkeit oder gegen den Morgenbrechreiz ein. In Wasser aufgelöst und getrunken, sollten die Kügelchen Schwächegefühle oder Schwindel eindämmen.

Während der Geburt war stets eine Hebamme anwesend, die nach der Geburt die Nabelschnur mit einem geschärften Bambusstab durchtrennte. Da der Bambusstab für seine antibakteriellen Eigenschaften bekannt war, musste er nicht sterilisiert werden, sondern sterilisierte und reinigte seinerseits die Wunde.

Gleich nach der Geburt unterzog sich die Mutter drei Wochen lang der berühmten Behandlung *Yuu Fai* oder „Beim Feuer bleiben". Sie war in Thailand früher so verbreitet, dass noch heute jeder davon gehört hat, auch wenn sie kaum noch praktiziert wird. Dabei lag die Frau zu Hause in einem Zimmer, in dem permanent ein Feuer brannte, das eine saunaartige Hitze verbreitete. Die Frau schwitzte auf diese Weise alle Gifte aus, die sich im Körper während der Schwangerschaft angesammelt hatten. Während dieser drei Wochen durfte die Mutter nicht baden, wurde der Körper stattdessen mit einem feuchten Tuch abgerieben.

Die Saunaluft selbst wurde nicht mit Kräutern angereichert, aber Yuu Fai wurde von Kräuterbehandlungen begleitet, die das Zurückgehen der Schwellung förderten und die Zurückbildung der Gebärmutter und die Festigung der Muskeln unterstützte. Bauch und Gesäß wurden täglich mit Kurkumapackungen behandelt, um die Haut zu reinigen und zu kräftigen.

Man glaubte, dass die *Yuu-Fai*-Behandlung außer für die vollkommene Regeneration der Gebärmutter auch für das spätere Leben von Vorteil war. Den Frauen, die sich der dreiwöchigen Sauna nicht unterzogen, wurde nachgesagt, dass sie launisch wurden und in den Wechseljahren stärkeren Stimmungsschwankungen unterworfen waren. Außerdem hielt man sie für schmerzanfälliger während der Kalt- oder Feuchtwetterperioden.

Die Mutter unterzog sich nach der Geburt ihres Kindes auch einer täglichen Dampfbehandlung mit speziell für diese Zeit zusammengestellten Kräutermixturen. Die Frau saß in einem kleinen Zelt, in dem mittels eines Kohleofens Kräuterdämpfe erzeugt wurden. Die Behandlung dauerte 10 bis 20 Minuten und man glaubte, je stärker die Frau dabei schwitzte, desto besser würde der Körper entgiftet.

Auch hier unterschieden sich die Therapieverfahren von Region zu Region. Khun Rungratree Kongwanyuen, Managerin im Lanna Spa, erinnert sich an die Methode einer Hebamme, die bei ihrer älteren Schwester nach der Geburt angewandt wurde. Diese Therapie gab es nur in ihrer Heimatstadt Hua Hin, am Meer in Thailands zentraler Provinz Petchburi gelegen. Sie wurde *Mod Luuk Khao Ou* genannt, was so viel bedeutet wie „die Gebärmutter kehrt an ihren Platz zurück".

Für dieses Heilverfahren wurde eine Reihe von etwa zigarrengroßen Kräuterduftstäben hergestellt. Jeder Stab bestand aus einer speziellen Zusammensetzung getrockneter und zerdrückter Kräuter mit einem Docht in der Mitte. Die Stäbchen wurden entzündet und in flache Metallschachteln namens *Glong Fai* gelegt. Diese wiederum kamen nun in die Taschen eines speziell angefertigten Stoffgürtels, den die Mutter um ihre Taille band und 15 Tage und Nächte trug. Wenn ein Kräuterstäbchen abgebrannt war, wurde es durch ein neues ersetzt. Während dieser Behandlung konnte die Mutter ihren alltäglichen Verrichtungen nachgehen und musste sich nicht wie bei der *Yuu-Fai*-Methode immer im selben heißen Zimmer aufhalten.

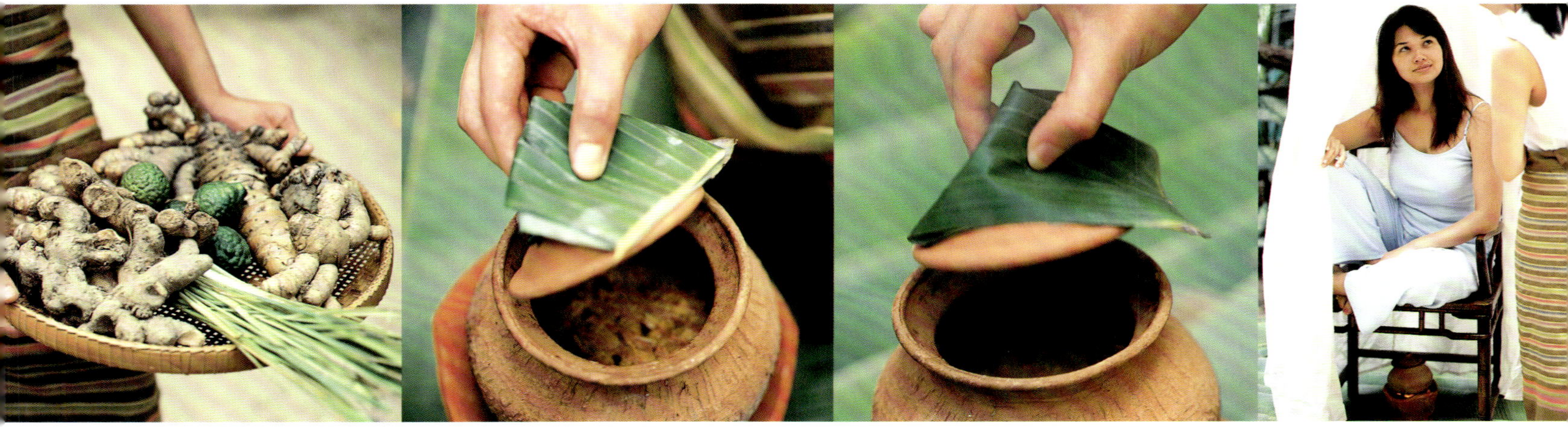

Unten, von links nach rechts: Zur traditionellen Hebammentherapie gehören bestimmte Rhizome, die spezielle Heilwirkungen auf die Gebärmutter ausüben. Beim *Yuu Fai*, einer Kräutersaunabehandlung über drei Wochen nach der Geburt, sitzt die Mutter zusätzlich täglich in einem Zelt, um den Körper von Giften zu reinigen, die sich während der Schwangerschaft angesammelt haben.

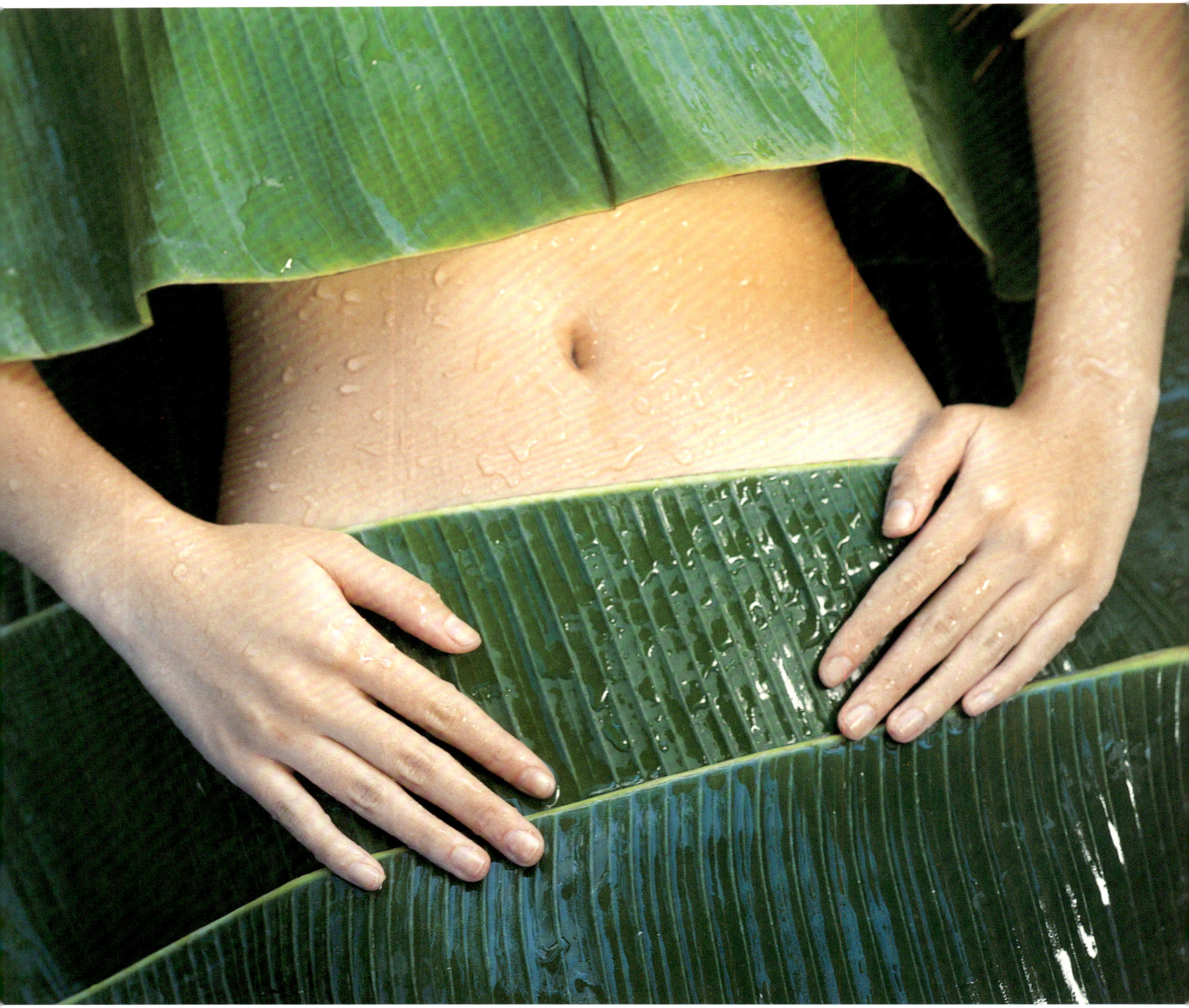

Körperpackungen

Thailands Kräutermediziner wissen seit altersher, dass die Anwendung von Wärme die heilende Wirkung von Kräutern verstärkt. Daher werden in Thailand traditionell Kräuterdampfbäder, -saunen und warme Kräuterkompressen zu therapeutischem Nutzen eingesetzt. Von diesen uralten Wärmebehandlungen haben sich moderne Spas inspirieren lassen und die Kräuterpackung erfunden.

Zunächst wärmt man sich im Kräuterdampf auf, dann bekommt man ein erfrischendes Body-Peeling, um abgestorbene Hautpartikel zu entfernen, und schließlich wird eine Kräutermischung in den ganzen Körper einmassiert. Danach wird man wie eine Mumie in Plastik und eine Decke eingewickelt. In einigen Spas werden die Decken erwärmt, um die Muskeln zu entspannen und den Körper zum Schwitzen zu bringen. Während der Körper in dem Kräuterwickel liegt, wirkt die Kombination von Wärme und Kräutersubstanzen. Die Wärme hilft die Poren öffnen und fördert so die Aufnahme der Bestandteile in die Haut, während die Kräuterwickel je nach Beimischungen entgiften, Feuchtigkeit spenden und die Haut glätten.

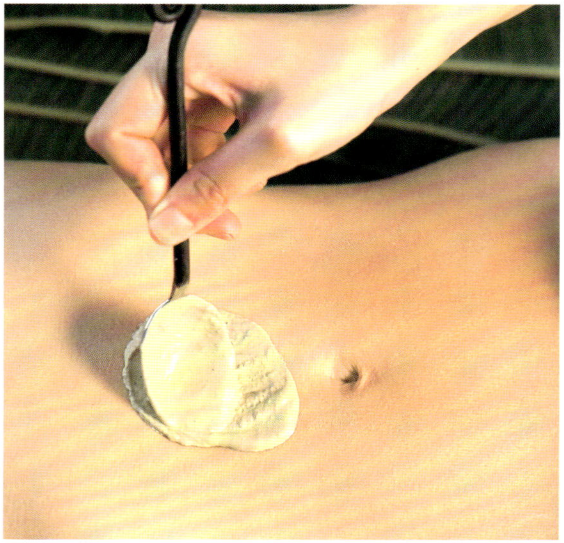

So wie sich bei traditionellen Heilern die Rezepte der Kräuterheilmittel unterschieden, haben die heutigen Spas ihre jeweiligen Anwendungen, mit denen verschiedene therapeutische Zwecke angestrebt werden. Bangkoks Oriental Spa macht sich bei seiner Oriental-Kräuterbehandlung die folgenden natürlichen Mittel zunutze, die seit Jahrhunderten in der Kräuterheilkunde eine Rolle spielen.

Weiße Tonerde *(Dinsaw Pong)* – hilft gegen Hautunreinheiten, heilt Wunden und Ausschlag
Kurkuma – ist antibakteriell und erfrischend
Kampfer – säubert kleinere Infektionen
Minze – wirkt antiseptisch und antibakteriell
Tamarinde – enthält Vitamin C und Kalzium
Honig – heilt und spendet Feuchtigkeit
Milch – spendet Feuchtigkeit und macht sanfte Haut

All diese Zutaten werden auf den Körper aufgetragen, der dann in ein Plastiktuch gehüllt wird. Nach 20 Minuten wird alles abgewaschen, die Haut ist glatter, zarter und hat einen gesunden Schimmer.

Gegenüber: Das vielseitige Bananenblatt findet in der thailändischen Kultur unzählige Anwendungen, vom Einhüllen der Speisen bis zum Tellerersatz. Einige Spas, wie z. B. das Lanna Spa im Regent, Chiangmai, verwenden Bananenblätter als Teil exotischer Körperpackungen.
Links: Die heilende Kurkumawurzel verleiht der Mixtur der Oriental-Kräuterpackung ihre charakteristische gelbe Farbe.

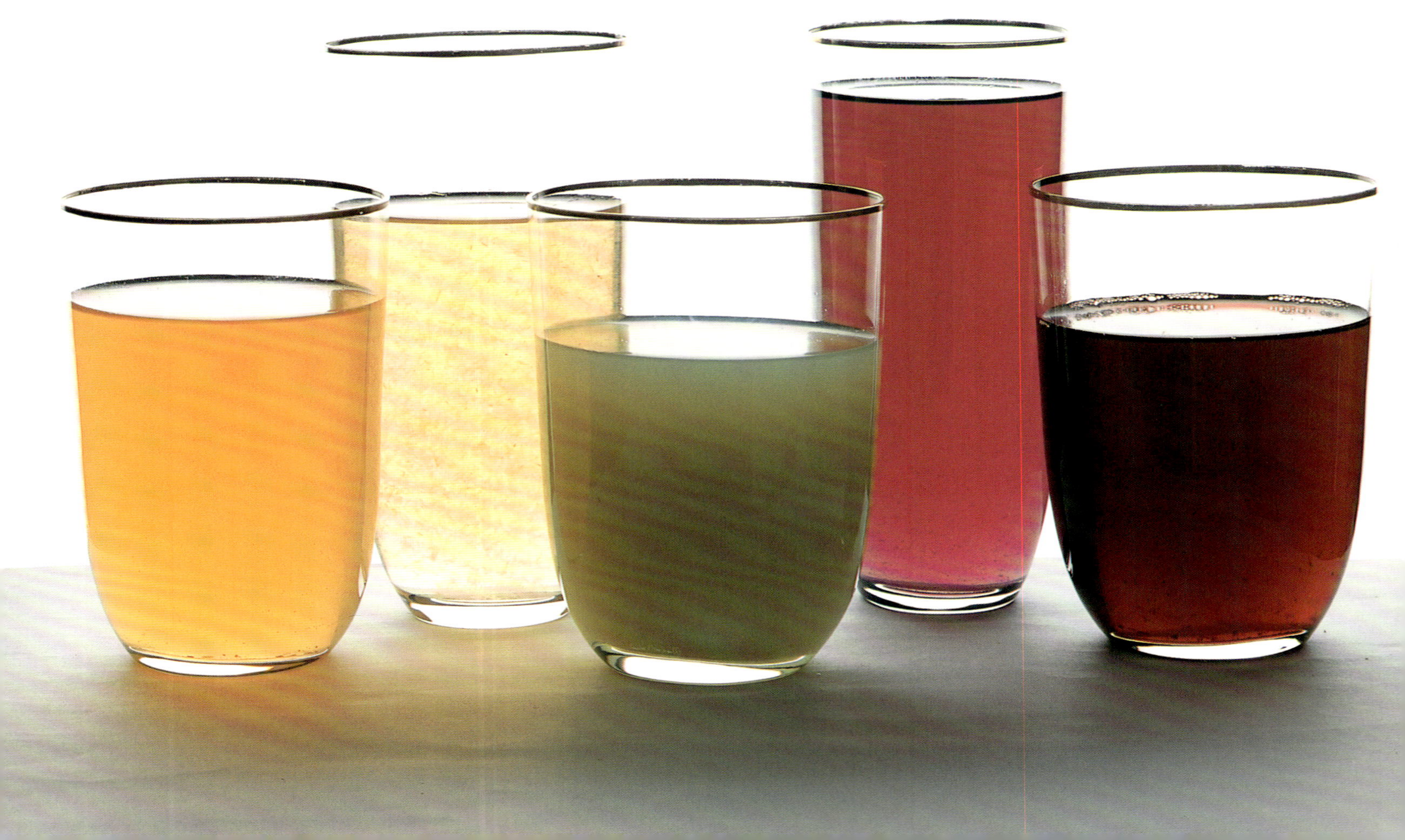

Belebende Thai-Getränke

Gutes Aussehen erreicht man nicht nur, indem man sich um das Äußere seines Körpers kümmert; gutes Aussehen kommt auch von innen. Ein strahlender Teint, gesundes Haar und gesunde Haut sind nicht auf ein paar Schönheitsprodukte zurückzuführen. Während eine radikale Umstellung der Essgewohnheiten große Willensstärke erfordert, beginnt eine einfache Veränderung bei dem, was man trinkt.

Der Schlüssel zu einem schönen Teint ist Wasser – viel Wasser. Man fühlt sich nicht nur wohler, wenn man im Laufe des Tages viel Mineralwasser trinkt, sondern man führt damit auch der Haut Feuchtigkeit zu. Zudem reduziert eine hohe Wasseraufnahme das Hungergefühl – falls Sie auf Ihr Gewicht achten möchten. Versuchen Sie auch folgenden Trick: Mischen Sie ein wenig Fruchtsaft mit Mineralwasser und trinken Sie es eine halbe Stunde vor einer Mahlzeit. Der Körper braucht 20 Minuten, um sich satt zu fühlen, Sie haben dann weniger Appetit.

Trinken Sie viele frische Fruchtsäfte, die reich an Vitaminen und Mineralien sind, und vermeiden Sie chemisch zusammengesetzte Getränke mit künstlichen Geschmacksstoffen. In einem Land, das überreich mit köstlichen tropischen Früchten gesegnet ist, gehören rohe Früchte und Fruchtsäfte seit Jahrhunderten zur täglichen Ernährung. Dazu kommt der uralte Brauch, frische Kräutergetränke und Kräutertees zu sich zu nehmen.

Auch der frische grüne Saft eines Krauts namens *Bua Bok (Centella asiatica)* wird in Thailand schon seit uralten Zeiten getrunken. Früher sah man die Verkäufer des *Bua-Bok*-Safts überall in den Straßen um Bangkok. Von einem hoch mit dem grünen Kraut beladenen Karren reichten sie Gläser voll mit dem frisch gepressten Saft. Das vitaminreiche Getränk hilft bei Sodbrennen und der Heilung innerer Wunden. Die Pflanze wirkt adstringierend und wird in der traditionellen Pflanzenheilkunde lokal gegen Wunden und Verbrennungen angewandt. Thailänder trinken den Presssaft noch immer als allgemeinen Gesundheitstrank, obwohl es die Straßenverkäufer kaum noch gibt.

Auch Kräutertees gehören in Thailand seit Jahrhunderten zur üblichen Ernährung. Die Vielfalt der Frucht-, Kraut- und Gemüsegetränke ist riesengroß und die leckeren Drinks haben äußerst positive Auswirkungen auf Gesundheit und Hautfarbe. Getränke mit Hibiskus, Bengalischer Quitte, Ingwer und Zitronengras sind beliebt und erfrischen an heißen Tagen. Sojamilch und Chrysanthemen-Tee wurden von chinesischen Einwanderern nach Thailand mitgebracht und sind heute ebenfalls alltägliche thailändische Getränke.

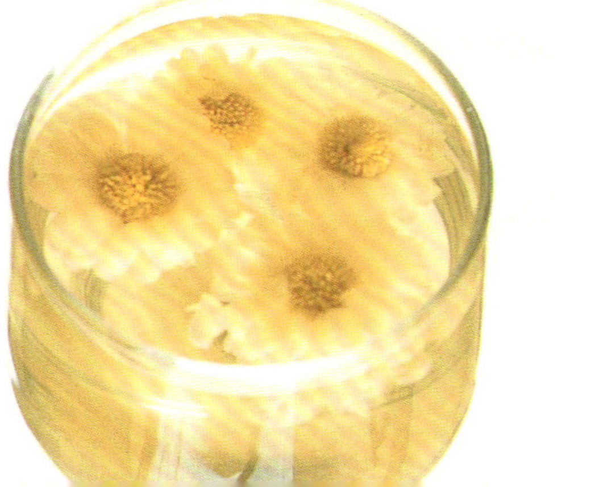

Gegenüber: Ursprünglich von Straßenverkäufern angeboten, gibt es diese typischen Thai-Gesundheitsdrinks heute in Supermärkten, Gesundheitsläden und Restaurants im ganzen Land. *(Von links nach rechts)* Saft der Bengalischen Quitte, Sternfruchtsaft, Aloe-Vera-Saft, Schmetterlingserbsengetränk und Hibiskussaft. *Links:* Chrysanthemen-Tee

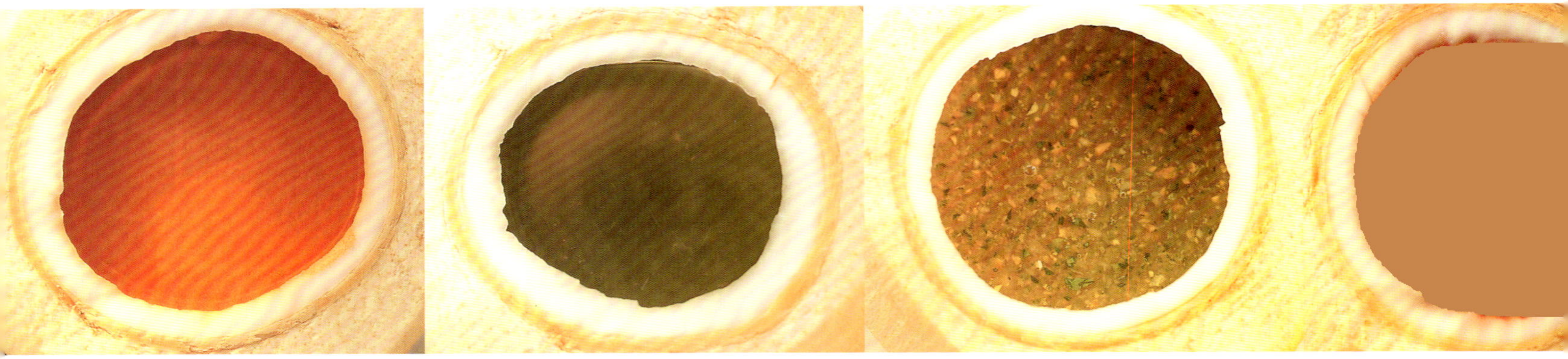

Gesunde Mischungen

Bereiten Sie sich Ihren eigenen Fitness-Drink: einfach Ihre Lieblingsfrüchte, zerkleinern und in einen Mixer geben. Wir sagen Ihnen, was sie bewirken.

Frische Fruchtdrinks

Banane — reich an Kalium, Vitamin B_3, Folsäure, Kalzium.

Kokosnusssaft — spült Nieren und Blase durch, schwemmt Gifte aus.

Guave — reich an Vitamin C.

Limette — viel Vitamin C.

Mango — viel Kalzium, Magnesium, Kalium.

Orange — viel Vitamin C.

Papaya — viel Vitamin A und C, abführend.

Ananas — reich an Kalzium, Magnesium, Vitamin B und C, gut für die Verdauung.

Pomelo — viel Kalium und Vitamin C.

Sternfrucht oder Karambole — harntreibend, lindert Husten.

Rohrzucker — hoher Fructosegehalt, kurbelt Energie an, harntreibend, lindert Husten.

Tamarinde — verdauungsfördernd.

Wassermelone — harntreibend, hoher Wassergehalt, stillt Durst, Vitaminnachschub.

Frische Planzen- und Gemüsedrinks

Aloe Vera — verdauungsfördernd, hilft bei Magengeschwüren.

Centella — reich an Vitamin A, hilft bei Sodbrennen, auch bei Schwellungen.

Pandanus — harntreibend, gibt den Drinks Duft.

Sojamilch — hoher Proteingehalt.

Kräutertees

Bengalische Quitte *(Matoom)* — verdauungsfördernd.

Getrocknete Chrysanthemen — lindert Sodbrennen.

Ingwer — lindert Magenbeschwerden, Übelkeit.

Zitronengras — harntreibend, hilft bei Blähungen.

Hibiskus *(Grajiab)* — harntreibend.

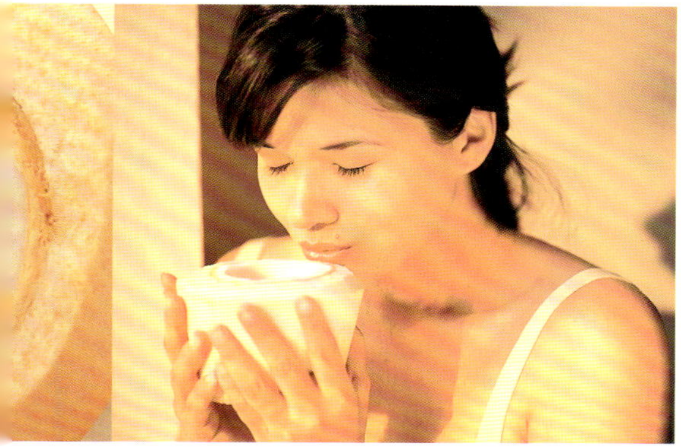

HIBISKUS *(Hibiscus sabdariffa)*

Der kleine Strauch wächst in ganz Thailand. Aus seiner tiefroten Blüte, die einen hohen Kalziumgehalt hat, wird ein harntreibender Gesundheitsdrink bereitet, der die Blutfettwerte verringern, innere Magenwunden heilen und den Kreislauf verbessern soll. Die jungen Blätter und Früchte werden in vielen Thai-Gerichten verwendet.

STERNFRUCHT *(Averrhoa carambola)*

Horizontal aufgeschnitten, hat eine Scheibe dieser saftigen, festen, gelblichen Frucht die Form eines Sterns. Nach ihrem lateinischen Namen wird sie auch Karambole genannt. Sie schmeckt leicht säuerlich und ergibt als Saft einen erfrischenden Durstlöscher bei heißem Wetter. Die Frucht senkt den Blutzucker.

GETROCKNETE CHRYSANTHEMENBLÜTEN (*Chrysanthemum sp.)*

Der Kräutertee aus den Blüten der Chrysantheme ist ein Beispiel für die Übernahme chinesischer Ernährungstraditionen in die thailändische Kultur, seit Generationen chinesischer Einwanderer sich in Thailand niedergelassen haben. Er wird sowohl heiß als auch eisgekühlt und gesüßt getrunken und soll kühlend wirken und Sodbrennen lindern.

SOJABOHNE *(Glycine max)*

Sojabohnen enthalten mehr Protein als jedes andere Gemüse und sind eine gute Eiweißquelle für Vegetarier. Die Bohnen können gekocht gegessen oder zum Beispiel zu Sojamilch und Tofu weiterverarbeitet werden. Auch sie stammen aus China und sind heute ein fester Bestandteil der Thai-Küche.

MANGO *(Mangifera indica)*

In Thailand gibt es viele Arten Mangos, sie werden grün, reif, frisch, eingelegt, getrocknet und als Snacks, Vorspeisen und Desserts verzehrt. In der traditionellen Medizin setzt man Rinde und getrocknete Blätter gegen Durchfall ein. Mangos enthalten Enzyme, die bei der Verdauung von Proteinen helfen und sind daher ein schmackhafter und süßer Bestandteil vieler Gesundheitsdrinks.

PANDANUS *(Pandanus amaryllifolius)*

Die langen Blätter dieser duftenden Pflanze sind ein beliebtes Gewürz in Desserts und gedämpftem Reis. Ihr Saft ergibt ein belebendes Getränk bei heißem Wetter. Die ganze Pflanze wirkt harntreibend. In der thailändischen Kräutermedizin werden die Wurzeln wegen ihrer anti-diabetischen Eigenschaften geschätzt und die Blätter gegen Hautkrankheiten eingesetzt.

BENGALISCHE QUITTE *(Aegle marmelos)*

Obwohl die rohe Frucht einem runden Ball ähnelt, erkennen die meisten Thailänder *Matoom*, wie sie auf Thailändisch heißt, erst in ihrer kandierten oder getrockneten Form (siehe rechts), denn die Frucht wird selten frisch gegessen. Unreif wirkt sie adstringierend und tonisierend und reif mild abführend. In Scheiben und kandiert oder getrocknet erinnert die *Matoom* an Tomatenschnitten mit ihrer roten Farbe und den sternförmigen Sektionen. Die Frucht wird auch zu einem gesunden Drink verarbeitet.

CENTELLA *(Centella asiatica)*

Die kleine kriechende Pflanze heißt auf Thailändisch *Bua Bok* und hat hübsche, aber bitter schmeckende Blätter, die reich an Vitamin A sind. Der Saft wird in Thailand seit Jahrhunderten für das allgemeine Wohlbefinden getrunken und dient als Heilmittel für Wunden und innere Verletzungen. Äußerlich angewandt, heilt Centella Verbrennungen und Hautbeschwerden und verhindert Narbenbildung.

BANANE *(Musa sp.)*

Bananenbäume findet man in ganz Thailand, man verwendet die gesamte Pflanze in vielen Bereichen des Lebens. Stamm und Frucht sind übliche Nahrungsmittel und andere Teile des Baums haben medizinische Eigenschaften.
Die Wurzel wirkt harntreibend, der Saft des Stammes adstringierend und das Blatt blutstillend. Die unreife Frucht ist auch ein Adstringens und die reife Banane wirkt abführend. Die Blätter werden in Thailand für viele praktische Zwecke benutzt, vom Einwickeln des täglichen Essens bis zu kunstvoll gefalteten dekorativen Behältern für festliche Tafeln.

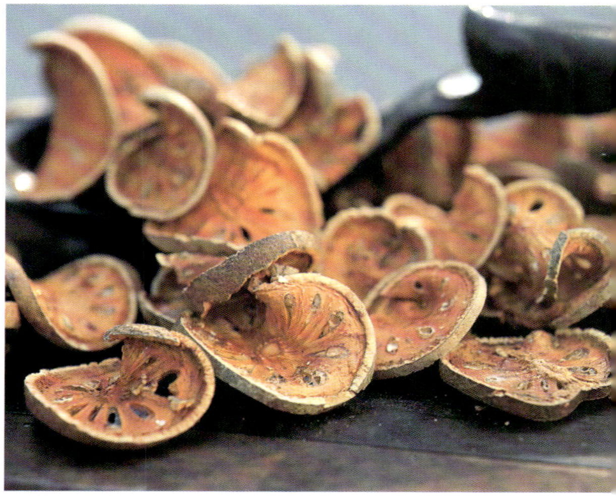

Appetit auf Gesundheit

Belebende Getränke sind in Thailand Tradition und dementsprechend bieten viele thailändische Spas gesundheitsfördernde Drinks an. Hier sind einige der appetitanregenden Rezepte – perfekt für heiße tropische Tage. Trinken Sie Gesundheit!

Orangen-, Chili- und Alfalfasaft (Ein Familiengetränk)

Dieser Drink liefert Vitamin C, Betacarotin, Kalium und Chlorophyll, alles wichtige Nährstoffe fürs Kreislaufsystem, die das Herz gesund halten.

Zutaten (für ein Glas)

1	große Orange, geschält und in Stücken
1	mittelgroße rote Chilischote *(Capsicum)*, gehackt
50 g	Alfalfasprossen
4	Zweige frischer Koriander mit Stiel

Zubereitung
Alle Zutaten in einen Entsafter geben, gut mischen und servieren.

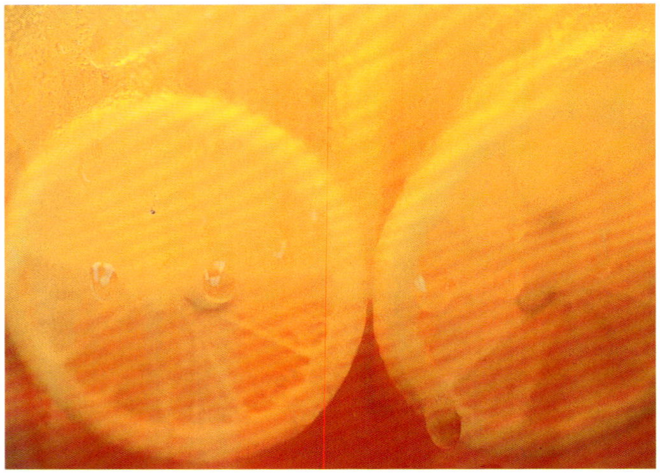

Guave-, Apfel- und Chilisaft (Gut gegen Rückenschmerzen)

Guave ist eine Vitamin-C-Quelle und Chili reduziert die Substanz P in den Nervenzellen. Kurkuma wirkt entzündungshemmend und Haferflocken liefern Polysaccharide, die die Bildung der Gelenkflüssigkeit anregen.

Zutaten (für ein Glas)

½ Tasse	Haferflocken
¼ Tasse (60 ml)	Wasser
1	große Guave, geschält und in Stücken
1	Apfel, klein geschnitten
1	Serrano Chili, gehackt
2,5 cm	frische Kurkumawurzel

Zubereitung
Haferflocken 15 Minuten in Wasser einweichen. Flocken ausdrücken, Flocken entfernen und Flüssigkeit zur Seite stellen. Die anderen Zutaten in einen Entsafter geben und den Saft zu der Haferflüssigkeit hinzufügen. Gut mischen und servieren.

Salat im Glas (Steigert den Blutdruck)

Der Genuss dieses mineralreichen Drinks ist so gesund, als würde man einen Salat essen. Er ist voller Kalium, das bei der Blutdruckregulierung hilft und extrem niedrigen Blutdruck verbessern kann.

Zutaten (für ein Glas)

1	kleine Gurke, in Stücken
1	Apfel, klein geschnitten
1 ½	Selleriestangen mit Blättern, klein geschnitten
1	reife Tomate
¼ Bund	Petersilie

Alle Zutaten entsaften, gut mischen und servieren.

Wir danken dem Le Royal Spa, Le Meridien Phuket Yacht Club, für die Rezepte auf dieser Seite.

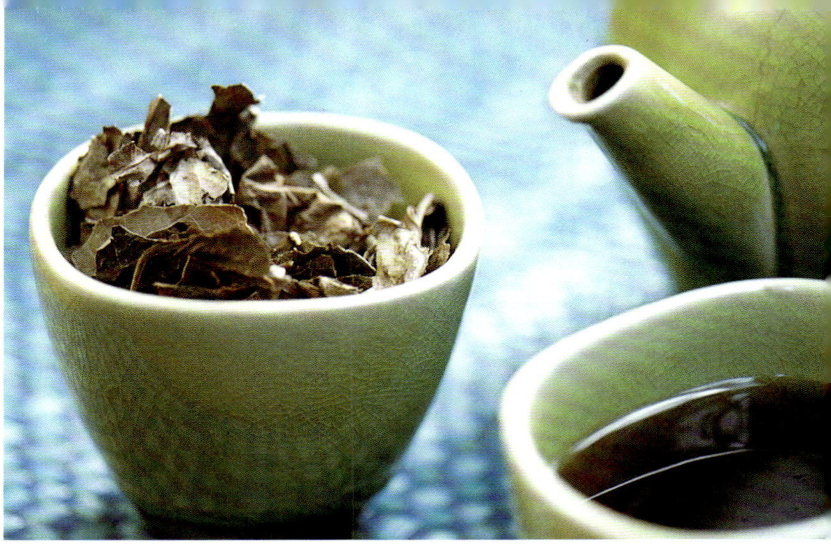

Die Kräutertees, die aus China nach Thailand kamen, sind heute ein fester Bestandteil des alltäglichen Lebens.

Aman Elixier

Im Aman Spa werden die Gäste mit einem beruhigenden Kräuterelixier (unten) begrüßt, das nach einem geheimen Rezept bereitet wird. Die Hauptzutat ist weißer Ginseng, der dem Körper hilft, Verdauungsprobleme oder Müdigkeit zu überwinden. Duftender Zimt reinigt das Blut und beschleunigt die Aufnahme weiterer Ingredienzien. Eine Tasse Aman Elixier beruhigt und bringt Yin und Yang im Körper ins Gleichgewicht.

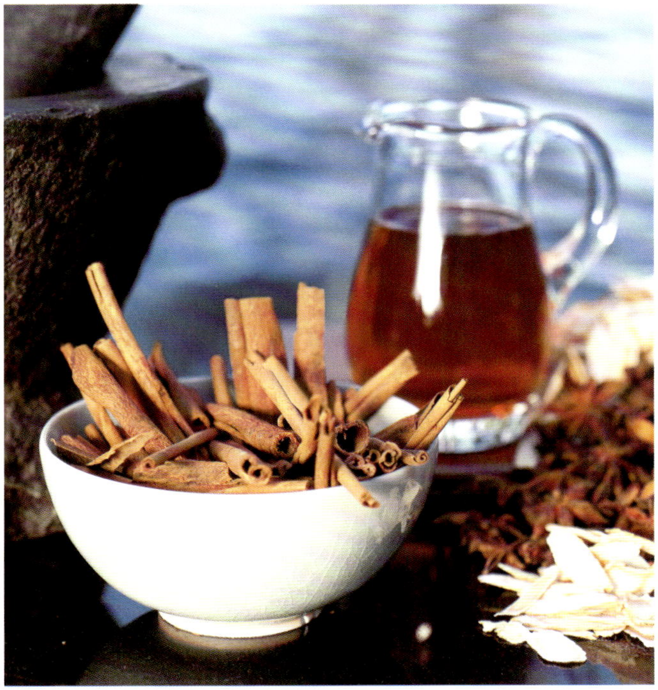

Stärkende Fruchtcocktails

Pomelo-, Ananas- und Mangosaft

— ausgezeichnet für das Verdauungssystem und beruhigend für einen nervösen Magen

Pomelo- und Mangosaft

— eine Kombination mit viel Kalzium und Magnesium

Entgiftungs-Schorle

— Pomelo, Mango und perlendes Mineralwasser reinigt das Harnsystem und entgiftet den Körper.

Anti-Stress-Cocktail

— Banane, Kokosnussmilch und Zimt werden zu einem Cocktail gemischt, der die Nerven beruhigt.

Wir danken dem Aman Spa, Amanpuri Resort, Phuket, für die Rezepte auf dieser Seite.

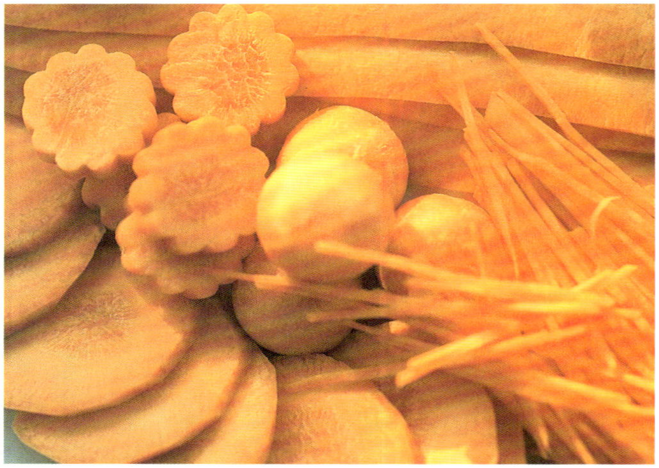

Möhren- und Ananassaft

Dieser leuchtend orangefarbene Drink ist gut für die Verdauung. Möhren enthalten viel Betacarotin, eine wichtige Quelle von Antioxydanzien, und der süße Ananassaft steckt voller Enzyme, die die Eiweißverdauung fördern.

Zutaten (für einen großen Krug)

2 1/2 kg	frische Möhren, geschält und in Scheiben
2 1/2 kg	frische Ananas, geschält und in Scheiben

Zubereitung

Möhren und Ananas zusammen in einen Entsafter geben. Ergibt ca. 2 1/2 Liter Saft. Gekühlt servieren.

Drink aus 14 Früchten und Gemüsen

Diese umfassende Mischung aus Früchten und Gemüsen steckt voller Vitamine und Mineralien. Gibt Kraft und Energie für den ganzen Tag!

Zutaten (ergibt einen Krug)

2 Stangen	Sellerie
6 Blätter	Kopfsalat
Saft	von 4 frischen Limetten
1	Banane
1	Kiwi
1 1/2	grüne Äpfel
7 Tassen	kaltes Wasser
2	Tomaten
1/4	Zwiebel
7 Esslöffel	Passionsfruchtsaft
20	rote kernlose Weintrauben
1/2	Möhre
3 Esslöffel	Honig

Zubereitung

Alle Zutaten entsaften und gekühlt servieren.

Für die Rezepte auf dieser Seite danken wir dem Bangkok's Oriental Spa, in dem die Gäste aus einer reichen Palette an Kräuter-, Frucht- und Gemüsesäften wählen können.

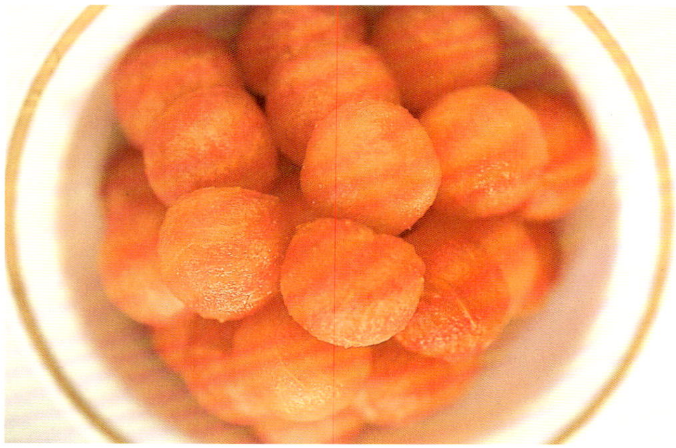

Hibiskussaft

Dieser schöne rote Saft (siehe unten) wird aus dem Tee getrockneter Hibiskusblüten zubereitet. Das auf Thailändisch *Nam Grajiab* genannte Getränk ist beliebt, um die Körpertemperatur zu verringern und das Fett im Blut abzubauen. Seinen etwas sauren Geschmack versüßt man mit Zuckersirup. Ein sehr erfrischendes, gesundes Getränk an einem heißen Sommertag.

Zutaten (für einen Krug)

40 g	getrocknete rote Hibiskusblüten
1 Liter	Mineralwasser
200 g	Zuckersirup

Zubereitung

Die Blüten mit Wasser bedecken und kochen, bis der Saft intensiv rot ist. Den Zuckersirup hinzufügen und den Saft kalt stellen. Zum Servieren 80 g des Saftes mit 20 g Mineralwasser mischen und gut umrühren. Gekühlt trinken.

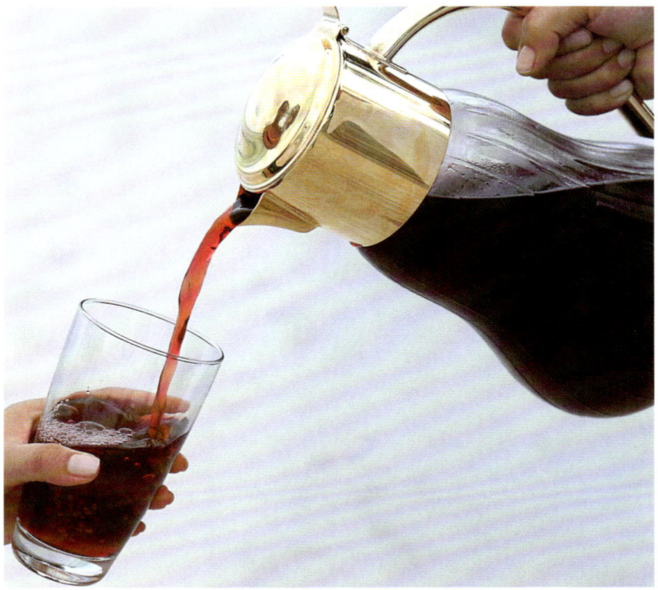

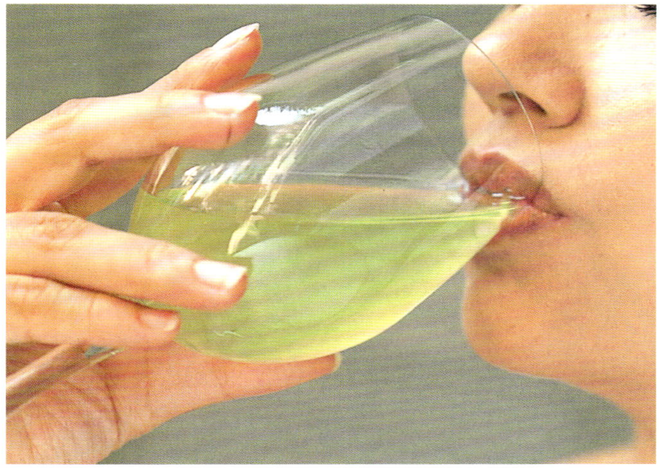

Saft aus Aloe Vera und Pandanus

Diese beiden Zutaten ergeben einen leuchtend grünen Saft, der so gesund ist, wie er aussieht. Aloe-Vera-Saft gilt in Thailand als Getränk, das das allgemeine Wohlbefinden fördert, und der Pandanus-Saft, ein beliebtes thailändisches Färbemittel für Gerichte, liefert die erfrischende Farbe und den belebenden Duft.

Zutaten (für einen Krug)

500 g	Aloe-Vera-Fleisch
1 Liter	Wasser
60 g	Saft von Pandanusblättern
200 g	Zuckersirup

Zubereitung

Aloe Vera mit Wasser bedecken. Mischung zum Kochen bringen und Zuckersirup hinzufügen. Kühl stellen, Pandanussaft für die frische grüne Farbe beigeben.

Wir danken dem Bangkok's Oriental Spa für die Rezepte auf dieser Seite.

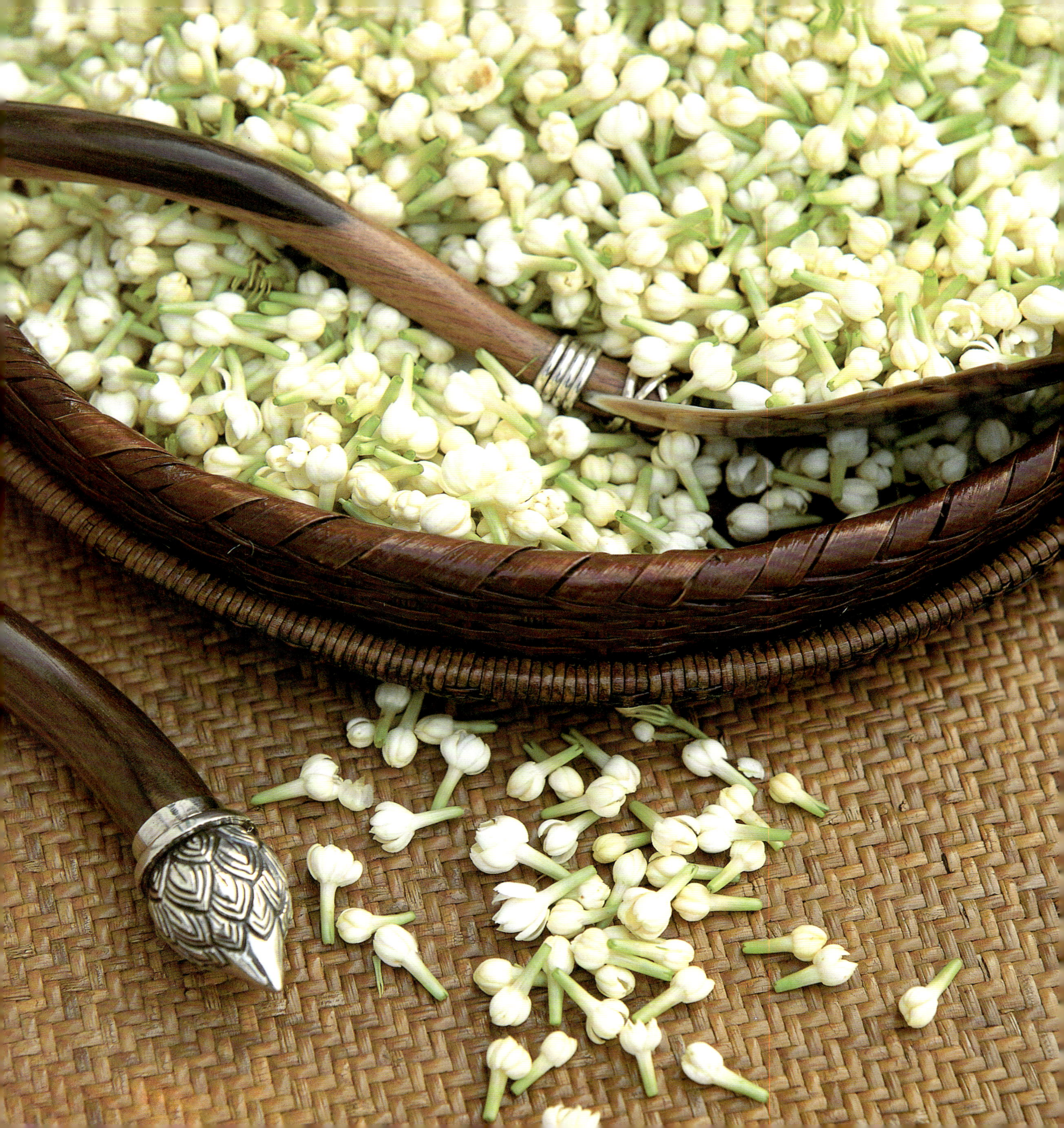

Thailands Düfte

Einer der in Thailand häufigsten Düfte und Gerüche ist das süße Aroma tropischer Blumen. Jasmin, Champak, Frangipani und Orchideen werden in den alltäglichen Ritualen in Thailand zu dekorativen Girlanden geflochten und als religiöse Opfergaben dargebracht. Mit ihren exotischen, luxuriösen Düften liefern sie wunderbar entspannende ätherische Öle, die auch in Aromatherapie-Massagen Verwendung finden.

Blumengirlanden sind eine uralte thailändische Tradition und das Binden von Girlanden war eine edle Kunst, die seit Jahrhunderten von Mutter zu Tochter weitergegeben wurde. Es gehörte zur Erziehung jedes jungen Mädchens, sich in Geduld zu üben, ruhig dazusitzen, sorgfältig Blütenblätter von frischen Blumen abzustreifen und zu lernen, wie man daraus die schönsten Girlanden band. Die für Girlanden am meisten verwendete Blume ist Jasmin, außerdem werden zur optischen Abrundung Champak, rote Rosen und violette Orchideen hinzugefügt, die das kunstvolle Blumengewebe mit weiteren feinen Düften versehen.

Die Girlanden unterscheiden sich in Größe und Raffinesse der Muster und reichen von kleinen Bändern fürs Handgelenk oder Haar bis zu kunstvollsten Zusammenstellungen für königliche Anlässe. Siebenfarbige Girlanden sind am begehrtesten.

Zu besonderen Gelegenheiten wie Hochzeiten oder Abschiedspartys schenkt man traditionell Girlanden als Zeichen der guten Wünsche für zukünftiges Glück oder für das Gelingen der Reise. Die Girlanden werden später einem Tempel überlassen, damit auch überirdischer Segen die Wünsche unterstützt. Hier finden Sie einige von Thailands beliebtesten Blumen und deren Anwendungen.

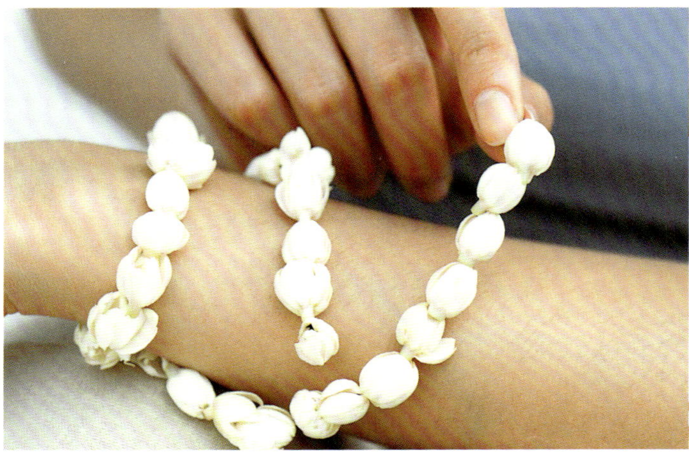

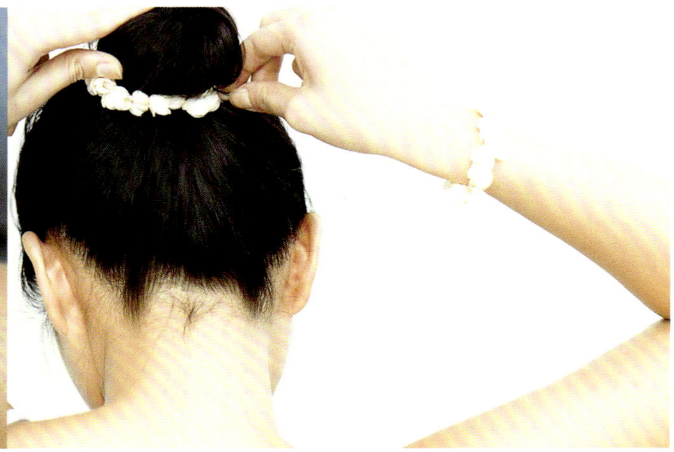

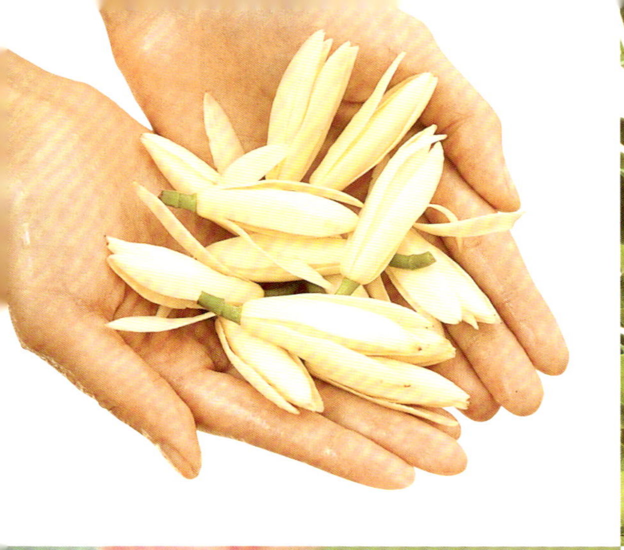
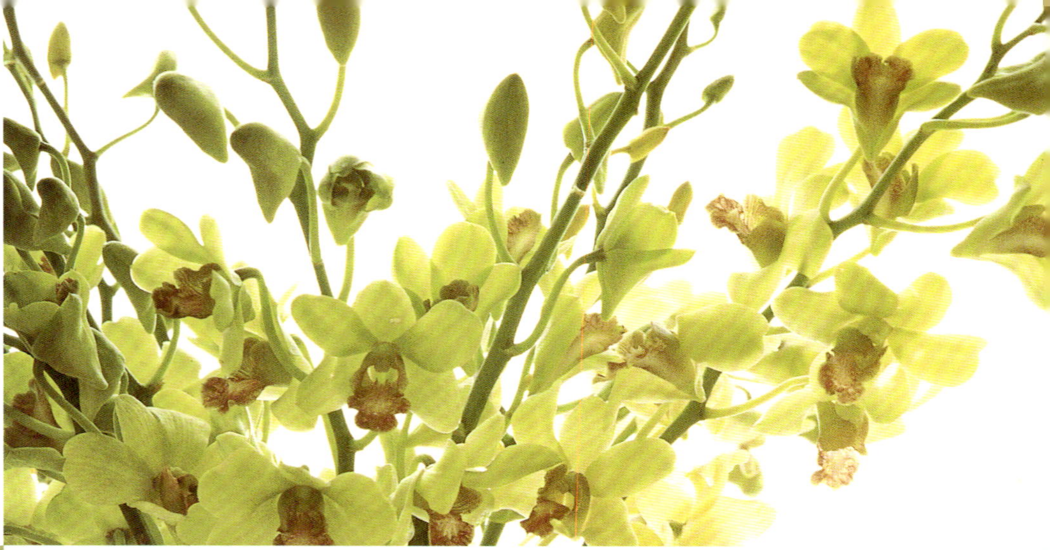
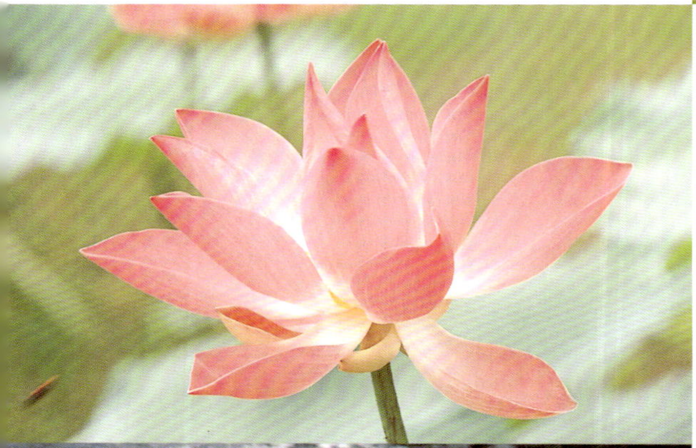
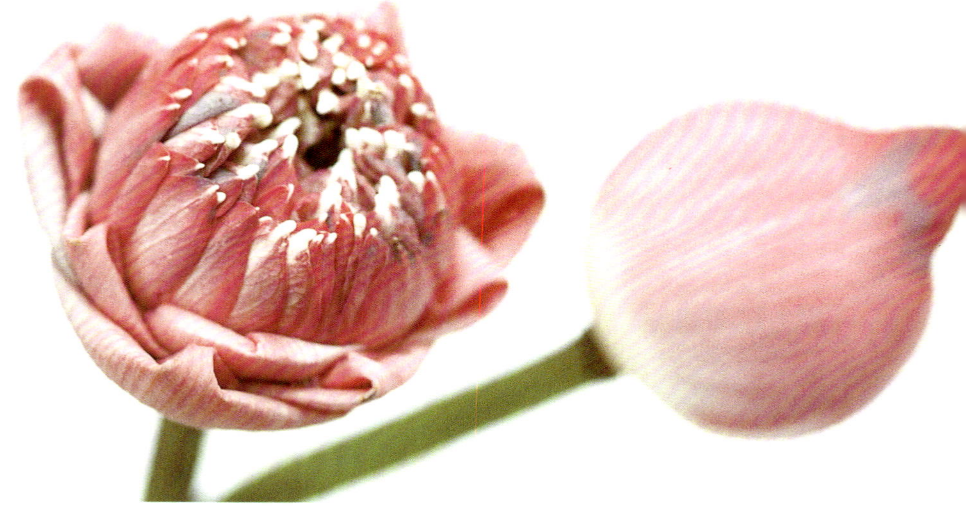
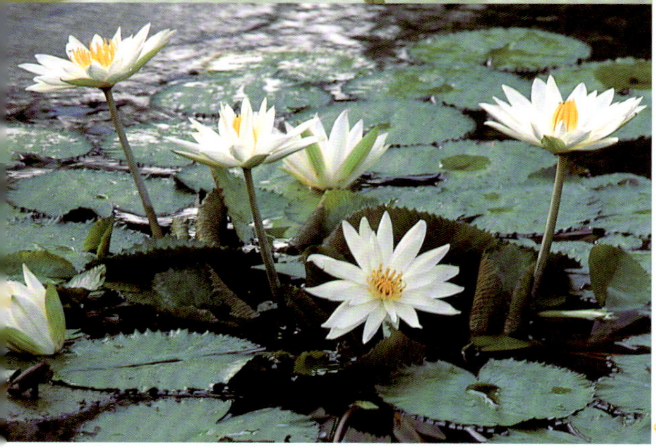
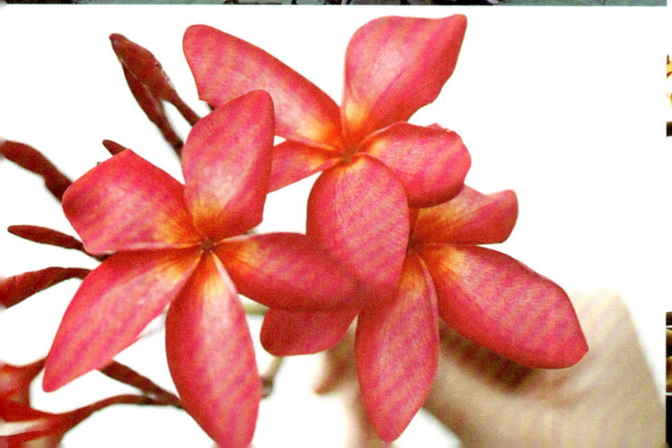
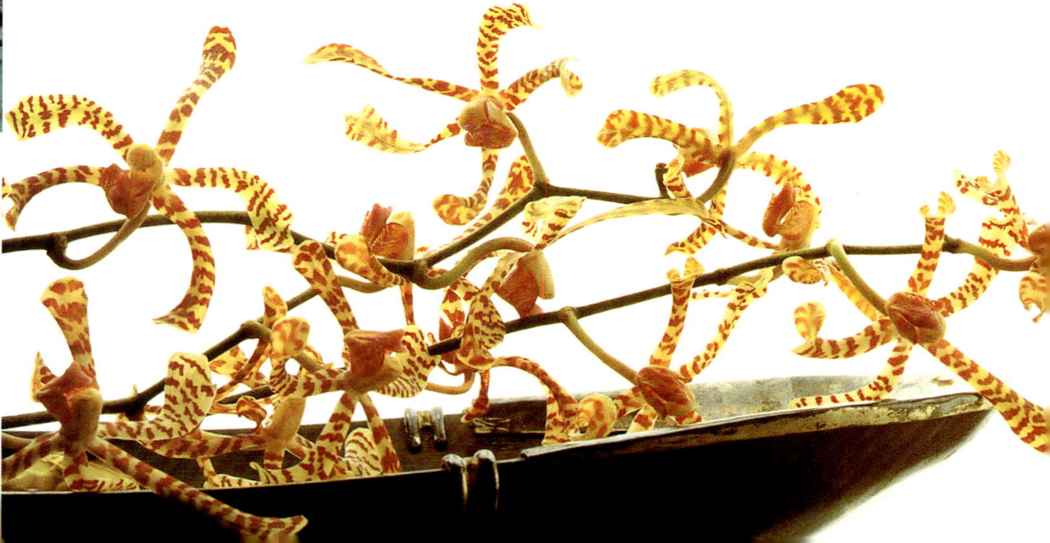

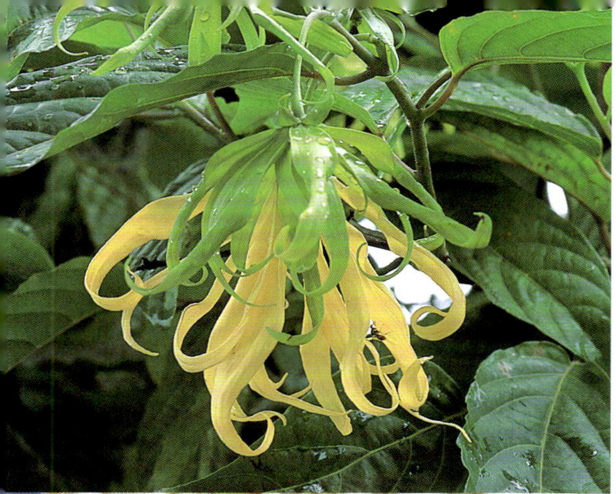
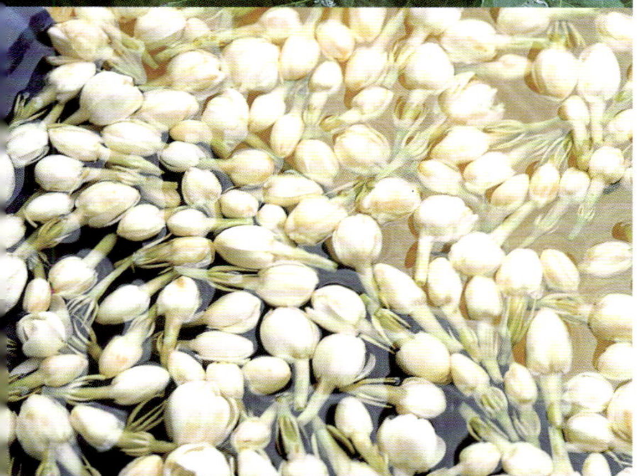
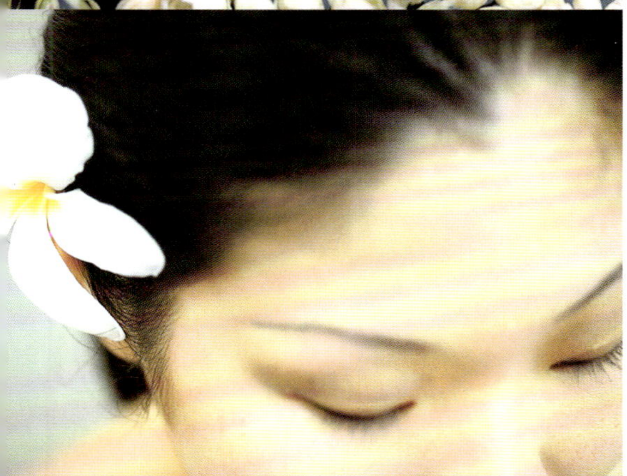
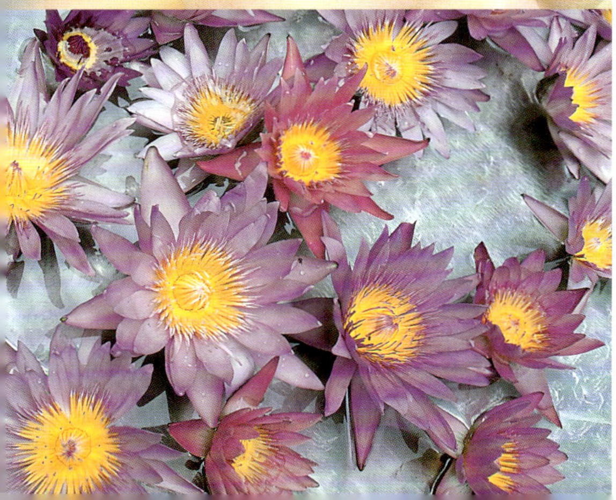

ORCHIDEE *(Orchidaceae)*
Diese exotischen Blumen sind ein Symbol Thailands und wachsen in verschwenderischer Fülle im ganzen Land in Millionen verschiedenen Farben und Formen. Orchideen werden für Blumengirlanden und Sträuße verwendet und oft als Dekoration in Wassergefäße gegeben. Kleine Zweige gibt man religiösen Opfergaben bei.

LOTOS *(Nelumbo nucifera)*
Die Lotosblume hat in der thailändischen Kultur eine große religiöse Bedeutung. Die ganze Pflanze wird sowohl in Gerichten als auch für medizinische Zwecke benutzt und die Blüte ist außerdem ein beherrschendes Schmuckmotiv im thailändischen Alltag. Lotos wächst in ganz Thailand an Bächen und Teichen, überall, wo sich Kultur und Zivilisation in der Nähe des Wassers entwickelt haben. Die Wurzeln, junge Blätter, Blütenblätter und Samen sind Zutaten traditioneller Gerichte. Blätter und Blütenblätter dienen als Zigarettenpapier und sogar zum Einwickeln von Nahrungsmitteln. Die Blüten werden gern zur Dekoration und als religiöse Opfergaben verwendet. Sogar die Samenhülsen werden genutzt – als Unterlage für Pilzkulturen.

FRANGIPANI *(Plumeria sp.)*
Den Frangipani-Baum findet man in ganz Thailand, vor allem bei Tempeln und buddhistischen Klöstern. Früher war er in der Nähe von Häusern unerwünscht, denn sein thailändischer Name *Lantom* klingt wie *Ratom*, was Kummer bedeutet. Daher glaubte man, der Baum bringe Unglück. Die schönen, süß duftenden Blüten werden Buddha entweder in Form von Girlanden oder auf einem Teller dargeboten und von Teilnehmern traditioneller Feste getragen, etwa beim Songkran oder beim thailändischen Neujahrsfest.

SEEROSE *(Nymphaea sp.)*
Die hübsche Wasserblume wächst in Bächen und Teichen im ganzen Land und ist eine beliebte Schmuckpflanze in vielen Gärten. Sie blüht weiß und gelb und in allen Schattierungen von Rosa, Rot und Blau. Thailänder essen die Stängel roh und gekocht. Die ganze Pflanze wird gern als Dekoration verwendet.

YLANG-YLANG *(Cananga odorata)*
Diese exotische asiatische Blume verströmt einen süßen Duft. Ihr ätherisches Öl wird in der Aromatherapie verwendet. Sie hat einen kräftigen sinnlichen Duft, der beruhigt und entspannt und stimmungsaufhellend wirkt. Traditionell wurde die Blüte in der Heilkunde zur Behandlung von Insektenstichen und entzündeter Haut eingesetzt. Sie soll gut für das Haar sein und Fieber und Infektionen abwehren.

CHAMPAK *(Michelia champaca)*
Die Champak ist eine von Thailands vielen Blumen, deren kräftig süßer Duft nach Sonnenuntergang am stärksten ist. Die Blüten werden als religiöse Opfergaben oder für Girlanden benutzt. Ihr angenehmer Geruch macht sie zu einer geeigneten Beigabe, um Zimmer zu parfümieren. Die Blüten der Champak werden medizinisch genutzt, sie senken die Körpertemperatur und stimulieren das Herz.

JASMIN *(Jasminum sp.)*
Aus Jasminblüten werden Girlanden gewunden, und sie dienen bei religiösen Zeremonien als Opfergaben. Ihre reinweiße Farbe und das angenehme Aroma lässt sie ideal erscheinen, Buddha oder den Mönchen Respekt zu zollen. In der Küche werden die Blüten in Wasser eingeweicht, das dann zur Aromatisierung von Desserts verwendet wird. In der traditionellen Pflanzenheilkunde wurde Jasmin bei Kindern gegen Windpocken eingesetzt. Die zerstoßenen Blüten wurden mit Reiswasser gemischt und zur Linderung des Juckreizes dem Badewasser zugesetzt. Auch als Getränk sollte Jasmin gegen Windpocken helfen.

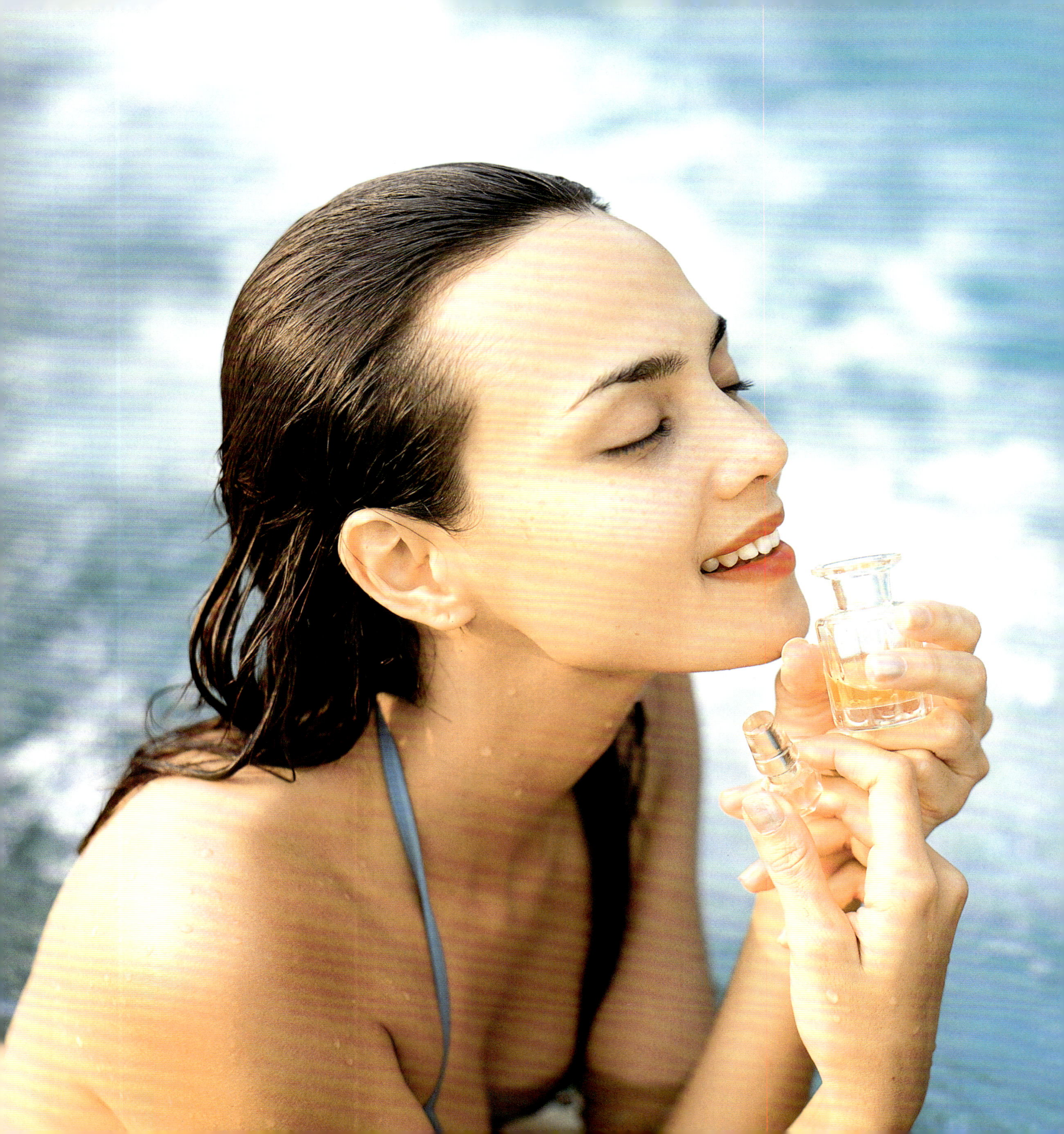

Die Geheimnisse des sinnlichen Heilens

Mittels Düften zu heilen ist in Thailand eine uralte Tradition, denn dort glaubt man seit alters her an die Kraft von Düften, Gerüchen und Parfüms. So macht man sich auch noch heute auf verschiedene Art die Duftkraft thailändischer Blumen zunutze.

Das traditionelle *Yaa-Hom* ist eine Mischung aus Kräutern und Blumen, dessen Hauptbestandteile das erfrischende Menthol, das sinnliche Ylang-Ylang, süßer Jasmin und Champak-Blüten sind. Das Einatmen dieser Kräuterdüfte soll gut sein gegen Schwächezustände, Schwindel, Kopfschmerzen, Übelkeit und Blähungen. Heute gibt es davon eine moderne, kommerziell vermarktete Version namens *Yaa-Dom* – „riechende Medizin". Ein etwa lippenstiftgroßes Gefäß enthält entweder Kampferöl oder eine Mischung aus Kampfer und Menthol. Der eingeatmete Duft hilft gegen Schwindel und Schwächezustände und ist natürlich praktisch, wenn man plötzlich unliebsamen Gerüchen ausgesetzt ist. Unter jungen Thais sehr beliebt, setzt *Yaa-Dom* den uralten Brauch fort, Kräuter als Medizin zu nutzen.

Doch wie kommt es, dass der Geruch von Pflanzen unsere angegriffenen Nerven beruhigt? Die Aromatherapie, eine uralte Heilmethode, nutzt die ätherischen Öle der Pflanzen, die auf unsere Sinne und unsere emotionale und physische Verfassung einwirken. Der Duft einer Pflanze stammt von ihrem ätherischen Öl und dieses enthält Dutzende komplexer Chemikalien, die Reaktionen unseres Nervensystems hervorrufen und so unsere Stimmung beeinflussen. Die Ölmoleküle verdunsten schnell und sind so winzig, dass sie durch die menschliche Haut in das Blut und die Organe übergehen. Da nur sehr wenige Substanzen die Haut durchdringen können, macht diese Eigenschaft die ätherischen Öle zu einem einzigartigen Therapeutikum.

Hier möchten wir einige der in Thailand am häufigsten angewandten ätherischen Öle und ihre Anwendung vorstellen. Wir geben Ihnen Tipps, wie Sie sie mischen und wie Sie sie zu Ihrem Wohlbefinden einsetzen und nutzen können. Sie werden sich danach ruhig, entspannt und erfrischt fühlen – und alles allein durch die Kraft der sinnlichen Düfte.

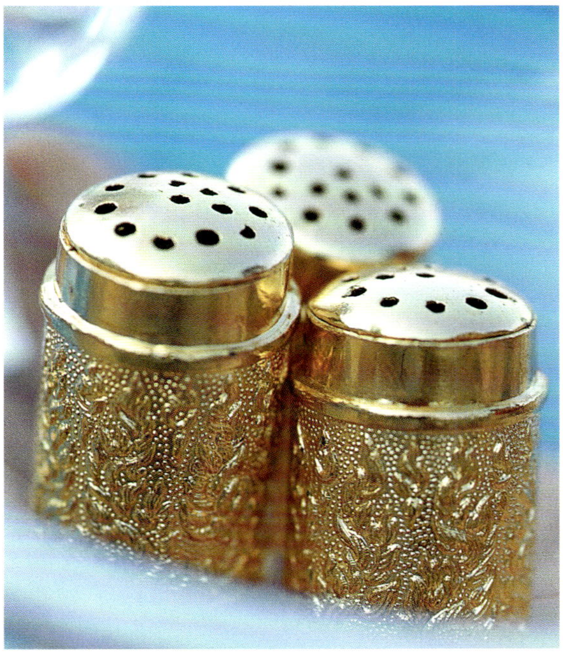

Links: Jeder Thai hat im Medizinschrank ein Fläschchen *Yaa-Dom* oder „riechende Medizin", an dem er bei einer Reihe alltäglicher Beschwerden schnell einmal riecht.

Duftende Pflanzentherapie: die ätherischen Öle

Die ätherischen Öle werden aus den unterschiedlichsten Pflanzenteilen gewonnen – aus Blütenblättern, Wurzeln, Rinden, Stielen, Samen, Blättern oder dem Saft. Ätherisches Jasminöl etwa stammt aus den Blütenblättern, und da diese ihren intensivsten Geruch nachts entwickeln, wenn die Blüte erst einen Tag alt ist, muss man sie kurz vor dem Morgengrauen mit der Hand pflücken, um das beste Öl zu erhalten. Es gibt auch Pflanzen, aus denen man sogar mehrere Öle gewinnen kann – z. B. beim Orangenbaum das Neroli-Öl aus den Blüten, Petitgrain aus den Blättern und Orangenöl aus dem Saft der Früchte. Jedes dieser Öle hat seine eigenen Eigenschaften.

Der Duft ätherischen Öls kann Kopfschmerzen lindern, das Einschlafen fördern, die Heilung beschleunigen und nervöse Spannungen beseitigen. Ob man es merkt oder nicht, man atmet täglich ätherisches Öl ein – z. B. beim Aufschneiden einer Limette, wenn deren ätherisches Öl verdunstet und einen würzigen, erfrischenden Zitrusgeruch verbreitet.

Die hier beschriebenen Öle stammen von thailändischen traditionellen Kräutern und Blumen, ihr Aroma ist ein vertrauter Duft in der Thai-Küche und bei Heiltherapien. Probieren Sie sie aus und genießen Sie es, wenn ihre süßen, würzigen, sinnlichen, scharfen und belebenden Düfte die heilsame Wirkung eines tropischen Thai Spas entfalten.

Gegenüber und rechts: Mit Aromaölen kann man sich zu Hause auf einfache Art selbst verwöhnen. Bewahrt man sie in so schönen Behältern wie diesen Flaschen von Lotus Arts de Vivre auf, zaubert man einen Hauch von Luxus in jedes Badezimmer und auf jeden Ankleidetisch.

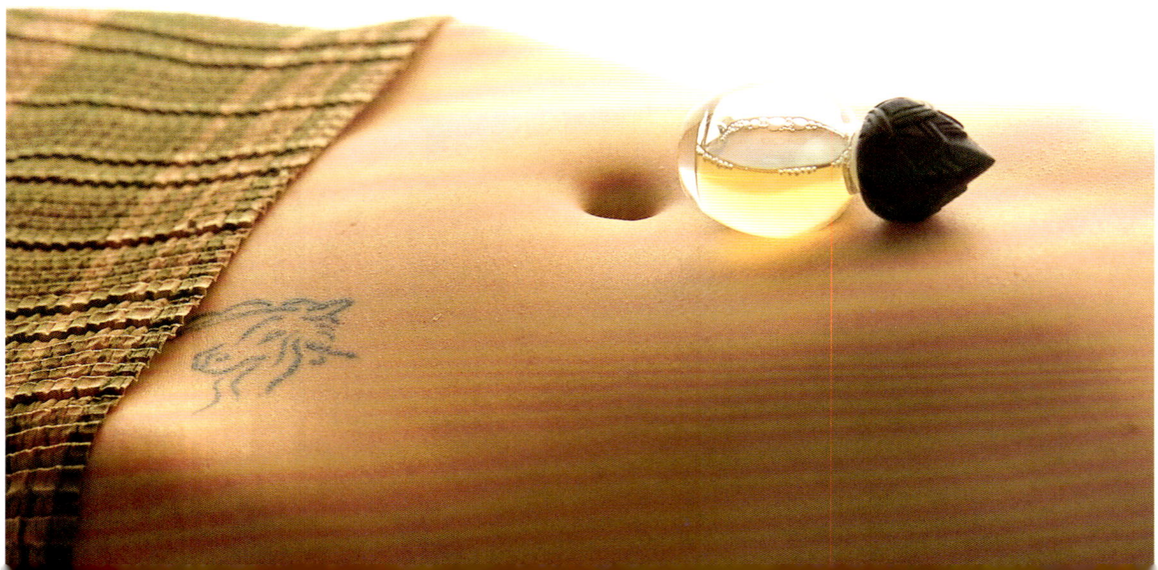

BASILIKUM

• Das ätherische Öl wird aus dem blühenden Basilikum *(Ocimum basilicum)* extrahiert und hat einen warmen, würzig-süßen Geruch mit hoher Kampferkonzentration, der erfrischend und belebend ist.
• Anzuwenden ist Basilikumöl bei Schlaflosigkeit, Angstzuständen, Müdigkeit, Insektenstichen, Kopfschmerzen, schwachem Kreislauf und Muskelschmerzen oder Verstauchungen. Kann gegen Insektenstiche oder Schmerzen mit Massageöl verdünnt einmassiert werden.
• Basilikum sollte nicht während der Schwangerschaft angewendet werden und kann bei einigen Hauttypen Reizungen erzeugen.

KAMPFER

• Das Öl wird aus Holz, Baumstumpf und jungen Zweigen des Kampferbaums *(Cinnamomum camphora)* gewonnen und riecht scharf und pfefferminzähnlich erfrischend.
• Kampferöl hilft bei Muskelschmerzen und Verstauchungen. Zum Massieren sollte es stark verdünnt werden. Ein paar Tropfen auf einem Wattebausch oder dem Gardinensaum vertreiben Insekten.

ZITRONELLGRAS

• Das Öl wird aus frisch getrocknetem Zitronellgras *(Cymbopogon nardus)* gewonnen und riecht stark und zitronenähnlich.
• Zitronellgrasblätter wurden früher in Auflagen gegen Fieber und Schmerzen und zur Heilungsbeschleunigung benutzt. Das Öl wirkt antiseptisch und ist ein guter Luftdeodorant. In ganz Asien wird es zur Insektenabwehr verwendet.
• Trägt man das verdünnte Öl direkt auf Mücken- oder andere Stiche auf, wirkt es gegen den Juckreiz und als Antiseptikum.
• Schwangere sollten Zitronellgras nicht anwenden.

NELKE

• Das Öl wird aus Blättern und getrockneten Nelkenknospen gewonnen und hat einen kräftigen, hölzern-süßlichen Geruch.
• Die Chinesen erfrischten damit ihren Atem, in anderen Kulturen trug man es im Halsschmuck, um Krankheiten abzuwehren. Außerdem ist es ein uraltes Mittel gegen Halsschmerzen. Es wirkt antibakteriell, erwärmt die Haut und vermindert Schwellungen.
• In die Haut einmassiert, wärmt es und lindert den Schmerz von Arthritis, Rheuma, Verstauchungen und Quetschungen. Massiert man es auf den Bauch, hilft es gegen Gastritis und einen nervösen Magen. Um den Atem zu erfrischen und gegen Halsschmerzen fügt man einem halben Glas Wasser einen Tropfen Nelkenöl hinzu und gurgelt damit.
• Der warme, würzige Duft wird in der Aromatherapie eingesetzt, um den Geist zu entspannen und Müdigkeit zu vertreiben.

EUKALYPTUS

• Das Öl wird aus den Zweigen und Blättern des Eukalyptusbaumes *(Eucalyptus sp.)* gewonnen und hat einen stimulierenden Geruch, der den Kopf klärt und auf die Haut kühlend wirkt.
• Bei Erkältungen und Grippe wirkt es abschwellend. Es lindert Muskelschmerzen und hilft beim Abheilen von Abschürfungen. Ein paar Tropfen in einer Duftlampe desinfizieren einen Raum und erleichtern nachts das Atmen. Es kann auch zur Brustmassage verwendet werden.
• Um Muskelschmerzen zu lindern, verdünnt man es mit einem Körperöl und massiert es in die betroffenen Stellen.

INGWER

• Ingwer *(Zingiber officinale)* wird seit alters her für Speisen und Heilmittel verwendet. Traditionell wurde er gegen Magenbeschwerden und zur Fiebersenkung empfohlen.
• Das Öl wird aus dem getrockneten Rhizom der Ingwerpflanze gewonnen und hat einen scharfen, würzigen Duft mit wärmenden, stimulierenden, adstringierenden und antiseptischen Eigenschaften.
• Ingweröl bringt den Kreislauf in Schwung und ist gut gegen Husten und Magenschmerzen, Muskelsteifheit und Erschöpfung. Sein Geruch klärt den Kopf und energetisiert den Körper. Dem Badewasser zugegeben oder bei einer Massage wirkt es wärmend und beruhigend.

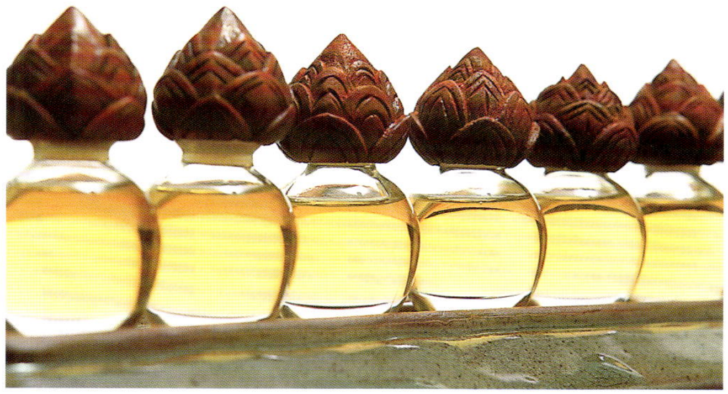

JASMIN

• Das Öl wird aus den einen Tag alten Blüten gewonnen, die vor der Morgendämmerung mit der Hand gepflückt werden müssen. Es wird wegen seines romantischen, sinnlichen, süßen Geruchs geschätzt und für Parfums und in der Kosmetik verwendet.
• Der Geruch wirkt beruhigend und stimmungshebend und ist gut gegen Depressionen, Stress, Müdigkeit, Gereiztheit und das prämenstruelle Syndrom. Ein paar Tropfen in einer Duftlampe entspannen.

ZITRONENGRAS

• Zitronengras war ein traditionelles Mittel gegen Hautprobleme und wurde verbrannt, um Keime zu töten. Heute veredelt sein Aroma hauptsächlich Speisen und Getränke sowie Kosmetika.
• Das Öl wird aus der frischen oder getrockneten *Cymbopogon citratus* gewonnen und hat einen stark zitronigen Geruch, der beruhigend, heilend, belebend, antiseptisch und desodorierend wirkt.
• Es hilft gegen Kopfschmerz, regt den Kreislauf an und wehrt Insekten ab. Stark verdünnt in gereizte Haut einmassiert, beschleunigt es den Heilprozess. In einer Dampfsauna klärt es den Kopf und hilft gegen Kater.

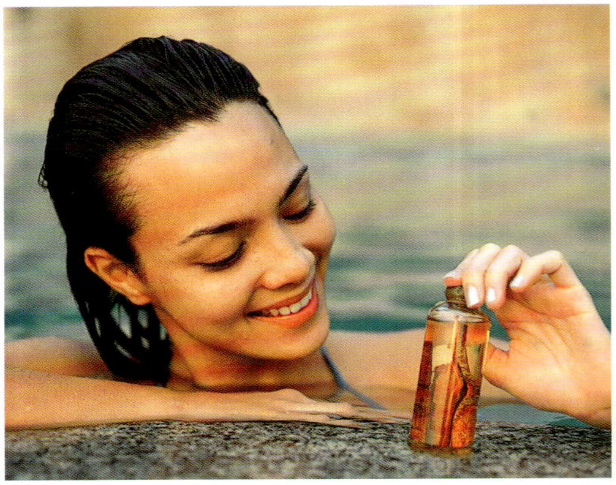
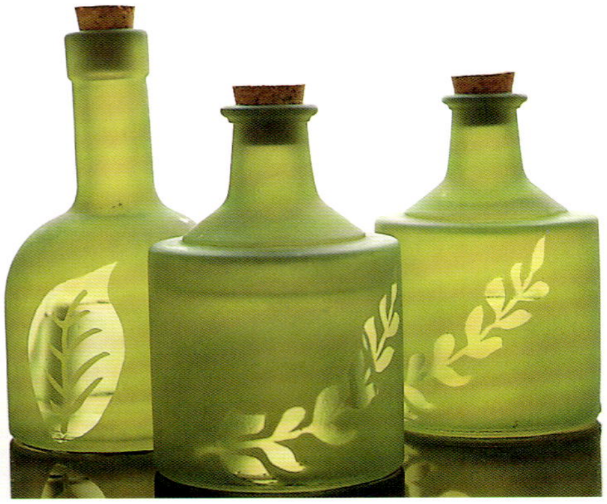
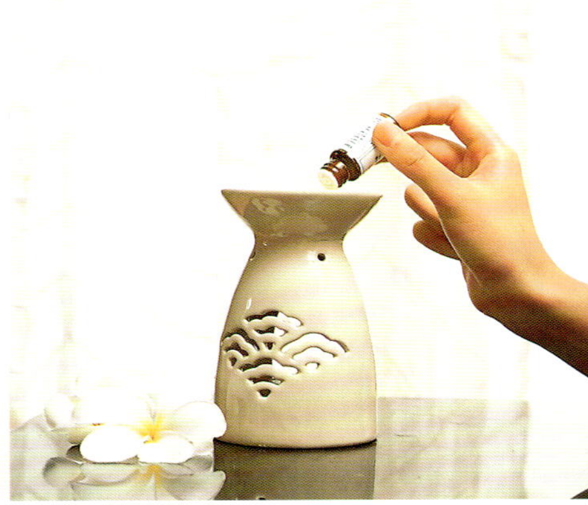

LIMETTE

• Das Öl wird aus der Fruchtschale gewonnen, hat einen intensiven, süßlich-zitronigen Geruch und wirkt antiseptisch und anregend.
• Es ist gut gegen fettige Haut, Krampfadern, zu niedrigen Kreislauf, Cellulites, Atemprobleme, Erkältungen, Fieber und Infektionen. In einem warmen Bad wirkt es beruhigend.
• Limettenöl sollte sparsam angewandt werden, da es die Haut reizen kann, vor allem wenn sie nach der Anwendung der Sonne ausgesetzt wird. Es hat eine kurze Lagerfähigkeit und sollte innerhalb eines Jahres nach dem Kauf verbraucht werden.

PFEFFERMINZE

• Das Öl wird aus den frischen oder halb getrockneten Blättern und Blüten der Pfefferminzpflanze gewonnen. Das fast zu einem Drittel aus Menthol bestehende ätherische Öl belebt und stimuliert und wirkt beruhigend, erfrischend und kühlend.
• Es hilft bei Kopfschmerzen, Müdigkeit, Muskelschmerzen, Sonnenbrand, Insektenstichen, Übelkeit, Verdauungsproblemen und beim prämenstruellen Syndrom (PMS).
• Ätherisches Pfefferminzöl wirkt sehr stark und muss gut verdünnt werden, wenn es auf die Haut aufgetragen oder vor dem Schlaf benutzt wird. Es sollte immer zurückhaltend angewandt werden und darf nicht in die Nähe der Augen kommen.

MANDARINE

• Das ätherische Öl wird aus der Schale der reifen Mandarine gewonnen und hat einen süßen, würzigen Duft, der beruhigend wirkt.
• Es wird gegen Narben und zur Gewebeentwässerung eingesetzt und hilft gegen Stress, Gereiztheit, Schlaflosigkeit, Ruhelosigkeit und nervöse Anspannung. Man kann es zur Massage, zum Bad und zur Inhalation verwenden. Besonders gut ist die Massage von Gesäß, Hüften und Oberschenkeln, da es gegen Schwangerschaftsstreifen hilft.
• Das ätherische Öl der Mandarine kann die Haut reizen, vor allem wenn man sie nach der Anwendung der Sonne aussetzt. Immer sparsam verwenden.

MUSKATNUSS

• Das ätherische Öl wird durch Dampfdestillation aus den Samen der *Myristica fragrans* gewonnen, sein warmes, würziges Aroma hilft bei Müdigkeit und Stress und vermindert Angstzustände.
• Das medizinische Öl wirkt gegen Entzündungen und hat eine sanft wärmende Wirkung, weswegen es in Südthailand gegen Muskel- und Gelenkschmerzen eingesetzt wird.
• Das warme Aroma wirkt belebend und stimulierend. Es wird auch gegen Übelkeit und Verdauungsprobleme verwendet.
• Das Öl eignet sich nicht als Badezusatz. Schwangere und Stillende, Kinder und alte Leute dürfen es nicht anwenden.

TANGERINE

• Das Öl wird aus der Schale der frischen Frucht der *Citrus reticulata* gewonnen und hat einen süßen, leicht scharfen, zitronigen Geruch und eine leuchtend orange Farbe.
• Es hat leicht stimulierende Eigenschaften und seine sanfte, beruhigende Wirkung macht es auch für Kinder und alte Leute geeignet. Von besonderem Nutzen ist es in Massagemischungen, denn es tonisiert die Haut und hilft Narben und Schwangerschaftsstreifen zu heilen. Das Aroma beruhigt und ist gut gegen Stress und Nervosität. Es hebt die Stimmung und erzeugt positive Gefühle bei der Förderung der inneren Ruhe.
• Tangerinen-Öl darf niemals innerlich eingenommen werden und nach der äußeren Verwendung sollte man starke Sonne vermeiden.

YLANG-YLANG

• Das Öl wird aus der frisch gepflückten Blüte gewonnen und hat einen süßen, stark blumigen Geruch, der die Sinne anregt und entspannt. Es wirkt mehr auf den Geist und die Gefühle, als gegen körperliche Schmerzen.
• Ylang-Ylang ist eines der besten Öle gegen Anspannung und negative Stimmungen. Ein paar Tropfen in einem Massageöl wirken gegen Stress, heben die Stimmung und stimulieren die Sinne.
• Es wirkt sehr intensiv und sollte immer sparsam benutzt und vor der Anwendung verdünnt werden.

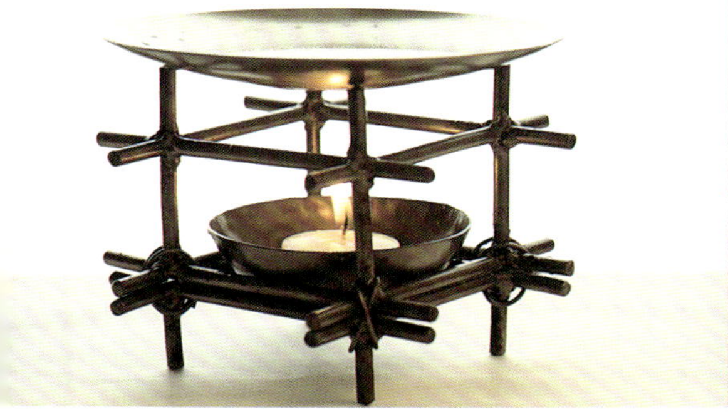

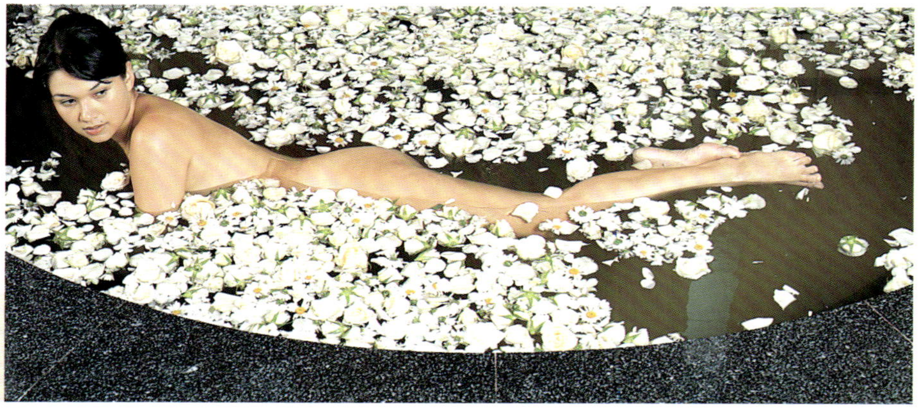

Aromatische Ideen

BADEGENÜSSE

Dem Badewasser einige Tropfen eines Aromaöls hinzuzufügen, ist ein wunderbares Rezept zum Entspannen. Wärme und Dampf lassen das Öl verdunsten und intensivieren sein Aroma, während das warme Wasser die Poren öffnet.

SCHÖNHEITSBEHANDLUNG

Manche ätherischen Öle duften einfach nur wunderbar, andere verjüngen den Teint, beruhigen die Haut oder reduzieren ihren Fettgehalt. Als Bestandteil von Reinigungs- und Pflegemasken verbessern sie so Aussehen und Wohlbefinden.

FEUCHTIGKEITSSPENDER

Ätherische Öle dringen schnell und tief in die Haut ein und sind daher ausgezeichnete Feuchtigkeitsspender. Ein paar Tropfen in einem Körperöl oder einer einfachen Körperlotion ergeben ein duftendes, wirkungsvolles Kosmetikum.

FUSSBÄDER

Gönnen Sie sich ein entspannendes Fußbad, indem Sie einige Tropfen Aromaöl in eine Schüssel mit Wasser geben. Das erfrischt müde Füße, lindert Schmerzen oder wirkt schweißhemmend.

WARME UMSCHLÄGE

Kombiniert mit Wärme können ätherische Öle Muskelschmerzen lindern und Schleimansammlungen in der Brust reduzieren. Geben Sie ein paar Öltropfen in eine Schüssel mit heißem Wasser, tauchen Sie ein Tuch oder kleines Handtuch in die Schüssel, drücken Sie es gut aus und legen Sie es auf die betroffene Stelle. Den Prozess wiederholen.

MASSAGEN

Gibt man etwas Aromaöl in ein Körperröl und massiert es direkt in die Haut ein, kombiniert man den angenehmen Duft mit dem Genuss der Berührung. Durch die Massage wird zusätzlich der Kreislauf angeregt, wodurch das Öl noch besser im Körper verteilt wird (siehe Seite 50–51).

DUFTLAMPEN

Mit Duftlampen kann man ätherische Öle erwärmen, sodass sich ihr Aroma im Raum verbreitet. Sie bestehen aus einem Gefäß mit einem Teelicht am Boden und darüber einer Schale, in die man Wasser und ein paar Tropfen Öl gibt. Die Kerze erwärmt die duftende Flüssigkeit, die nun verdunstet.

DUFT-POTPOURRIS

Stellen Sie sich Ihr eigenes Potpourri her! Ein Gefäß mit getrockneten Blumen, Kräutern, Blättern oder Samenkapseln füllen und Aromaöl darauftr äufeln. Abdecken und ab und zu schütteln, damit die Pflanzenteile das Aroma absorbieren. Das Potpourri verströmt wochenlang Ihren Lieblingsduft.

RAUMSPRAYS

Ein Raumspray nach Ihrer Wahl mixen Sie ganz einfach selbst, indem Sie einer mit Wasser gefüllten Sprühflasche etwas Aromaöl hinzufügen. Gut schütteln, im Zimmer aussprühen.

SÜSSER SCHLAF

Ein paar Tropfen eines beruhigenden Aromaöls auf einem Tuch neben Ihrem Bett lassen Sie entspannt einschlafen. Darüber hinaus tut Ihnen das verdunstende Öl auch während der Nacht gut, da Sie es im Schlaf einatmen.

Gegenüber: Das Öl direkt in die Haut einzureiben, ist eine wirkungsvolle Kombination von Massage und Aromatherapie. Ölbehälter wie diese von Lotus Arts de Vivre verleihen jedem Raum einen Hauch von Luxus. Diese Aromatherapie-Packung des Mandara Spa besteht aus einer Duftlampe, ätherischem Öl und zwei Kerzen.
Oben links: Die Duftlampe aus dem Lanna Spa ist genauso dekorativ wie wirkungsvoll, um Düfte im Raum zu verbreiten.
Oben rechts: Ein paar Tropfen Öl in der Badewanne intensivieren das Aroma und garantieren die volle therapeutische Wirkung.

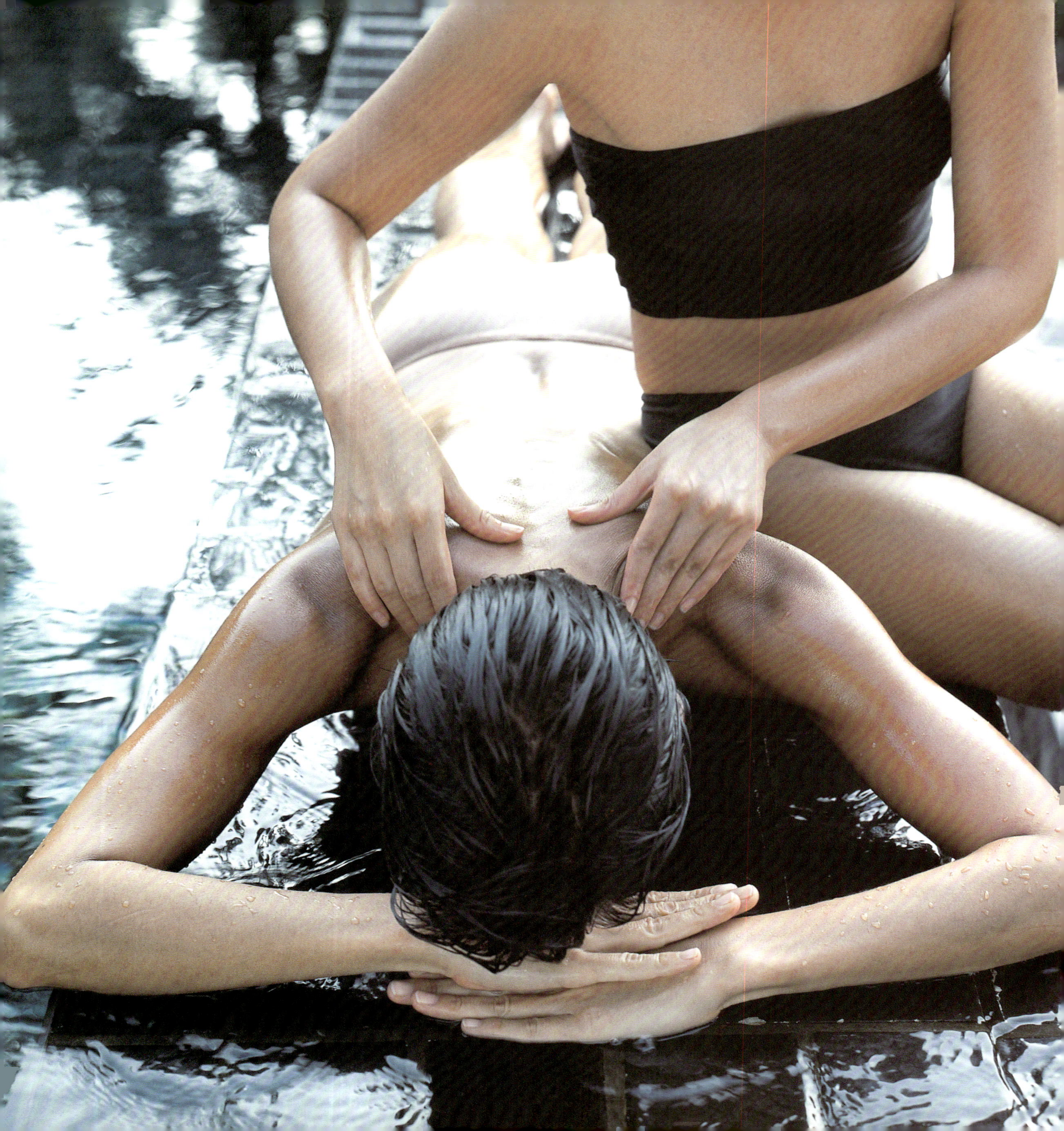

Duftende Massagen

Eine gute Massage ist immer eine willkommene Erleichterung für müde und schmerzende Muskeln. Fügt man noch die Düfte ätherischer Öle hinzu, sind deren Aromen und besondere Heilwirkungen eine zusätzliche Wohltat.

Ätherische Öle sind hoch konzentriert und sehr wirkungsvoll und werden daher nur selten unverdünnt angewandt. Sie verdunsten rasch, wenn sie mit Luft in Kontakt kommen. Deswegen wirken sie auch schnell, müssen aber luftdicht verschlossen aufbewahrt werden. Ultraviolettes Licht zerstört Aromaöle, daher müssen die Flaschen undurchsichtig sein und dürfen nicht direktem Sonnenlicht ausgesetzt werden.

Bringen Sie ätherische Öle niemals unverdünnt auf die Haut auf und nehmen Sie sie nicht innerlich ein. Sie dürfen immer nur tropfenweise verwendet werden; manche ätherischen Öle sind so stark, dass sie bei Missbrauch sogar giftig wirken können. Zur Massage verdünnt man die Aromaöle mit einem einfachen Trägeröl: 15–20 Tropfen in 60 ml Trägeröl; 7–10 Tropfen in 30 ml; 3–5 Tropfen in 15 ml. Fürs Badewasser nimmt man 8–10 Tropfen pro Bad.

Die besten Trägeröle zum Mischen mit ätherischem Öl sind reine, kalt gepresste Pflanzenöle. In ihnen verteilen sich die Aromaöle gleichmäßig, sie verdunsten nicht so schnell und die Aufnahme in die Haut wird unterstützt. Mineralöle gehen nicht gut in die Haut über, daher sind sie als Trägeröle weniger geeignet. Wunderbare Trägeröle für Massagen sind Grapefruitkernöl, Mandelöl, Sonnenblumenöl, Diestelöl und Sesamöl.

Viele Spas stellen ihre eigenen Ölmischungen her, die man manchmal auch kaufen kann, z. B. die Massageöls des Mandara Spa. Probieren Sie sie aus.

- **Mandara-Aromatherapieöl (romantisch)**
Eine Mischung aus Sandelholz, Patschuli und Ylang-Ylang beruhigt die Nerven, nährt die Haut und fördert die Hautbildung.
- **Harmonie-Aromatherapieöl (ausgleichend)**
Eine erfrischende Mischung aus Bergamotte, Lavendel, Ylang-Ylang und Mandarine zur Beruhigung und sanften Sinnesanregung.
- **Ruhe-Aromatherapieöl (beruhigend)**
Eine entspannende Mischung aus Vetiver, Ylang-Ylang und Lavendel, die Körper und Geist beruhigt. Sehr hilfreich für alle, die unter Schlaflosigkeit, Stress, Ängsten oder Jetlag leiden.
- **Thai-Gewürz-Aromaöl (energetisierend)**
Die würzige und aromatische Mischung aus Ingwer, Nelken, Zitronengras und Zimt hat einen exotischen Duft und wärmt und belebt den Körper.

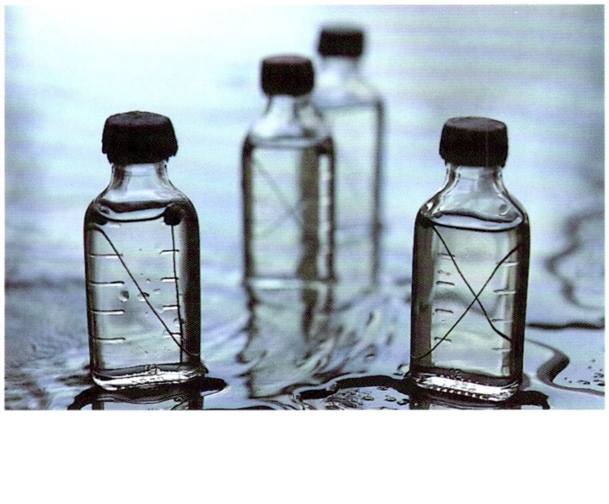

Links: Die Aromaöle des Mandara Spa: romantisch, ausgleichend, beruhigend und energetisierend.

Hilfreiche Thai-Düfte

Bei vielen alltäglichen Beschwerden kann die beruhigende Kraft von Düften helfen. Zusätzlich zu ihrem angenehmen Aroma haben viele ätherische Öle heilende, antibakterielle und antivirale Eigenschaften. Hier finden Sie eine Liste häufiger Beschwerden und wie man sie mit ätherischen Ölen lindern kann.

Gegenüber: Dampfbäder sind eine klassische Methode der Aromatherapie. Ein paar Tropfen Pfefferminzöl, Kampfer, Eukalyptus oder Limette in einer Schüssel mit heißem Wasser helfen bei Erkältung und Verschleimung und sind obendrein gut für die Gesichtshaut.

Akne: Zitronengras hilft bei fettiger Problemhaut, da es antibakteriell und antiseptisch wirkt.

Rückenschmerzen: Kampfer, Zitronellgras oder Eukalyptus wirken entspannend und erwärmend, wodurch sie Muskelschmerzen lindern.

Kreislauf: Basilikum, Ingwer, Zitronengras, Pfefferminze, Ylang-Ylang und Limette helfen bei zu wenig Bewegung, den Kreislauf in Schwung zu halten.

Erkältungen und Husten: Pfefferminze, Eukalyptus, Limette, Kampfer und Ingwer bringen eingeatmet Erleichterung bei Husten und Verschleimung.

Depressionen: Ylang-Ylang, Jasmin und Bergamotte können entspannen und die Stimmung heben, wenn man sich lethargisch und deprimiert fühlt.

Müdigkeit und Stress: Eukalyptus, Zitronengras, Pfefferminze, Ingwer, Basilikum, Bergamotte, Jasmin oder Tangerine entspannen und regen bei Erschöpfung oder Stress Geist und Körper an.

Kater: Pfefferminze oder Zitronengras klären den Kopf, energetisieren die Sinne und reduzieren Übelkeit nach einer Nacht mit zu viel Alkohol.

Kopfschmerzen: Eukalyptus, Pfefferminze oder Zitronengras helfen den Kopf klären, wenn man sie inhaliert oder sie sanft in den Kopf einmassiert.

Insektenstiche: Pfefferminze, Basilikum oder Zitronellgras wirken anti-entzündlich und antiseptisch bei Schwellungen, Juckreiz und Entzündungen.

Insektenabwehr: Kampfer, Zitronengras, Zitronellgras oder Basilikum auf Kleidung oder einen Vorhang geträufelt sind ein ungiftiger Insektenschutz.

Schlaflosigkeit: Tropfen von Basilikum, Jasmin oder Ylang-Ylang in einem warmen Bad beruhigen und entspannen, bevor man zu Bett geht.

Jetlag: Pfefferminze klärt den Kopf und Orange erfrischt und entspannt und hilft so gegen Desorientierung und Erschöpfung nach einem langen Flug.

Übelkeit: Pfefferminze, Limette oder Ingwer einzuatmen lindert Übelkeit, die auf Müdigkeit, schlechtes Essen oder Autofahren zurückzuführen ist.

Prämenstruelles Syndrom: Bergamotte, Pfefferminze und Jasmin heben die Stimmung bei Gereiztheit und Niedergeschlagenheit vor der Menstruation.

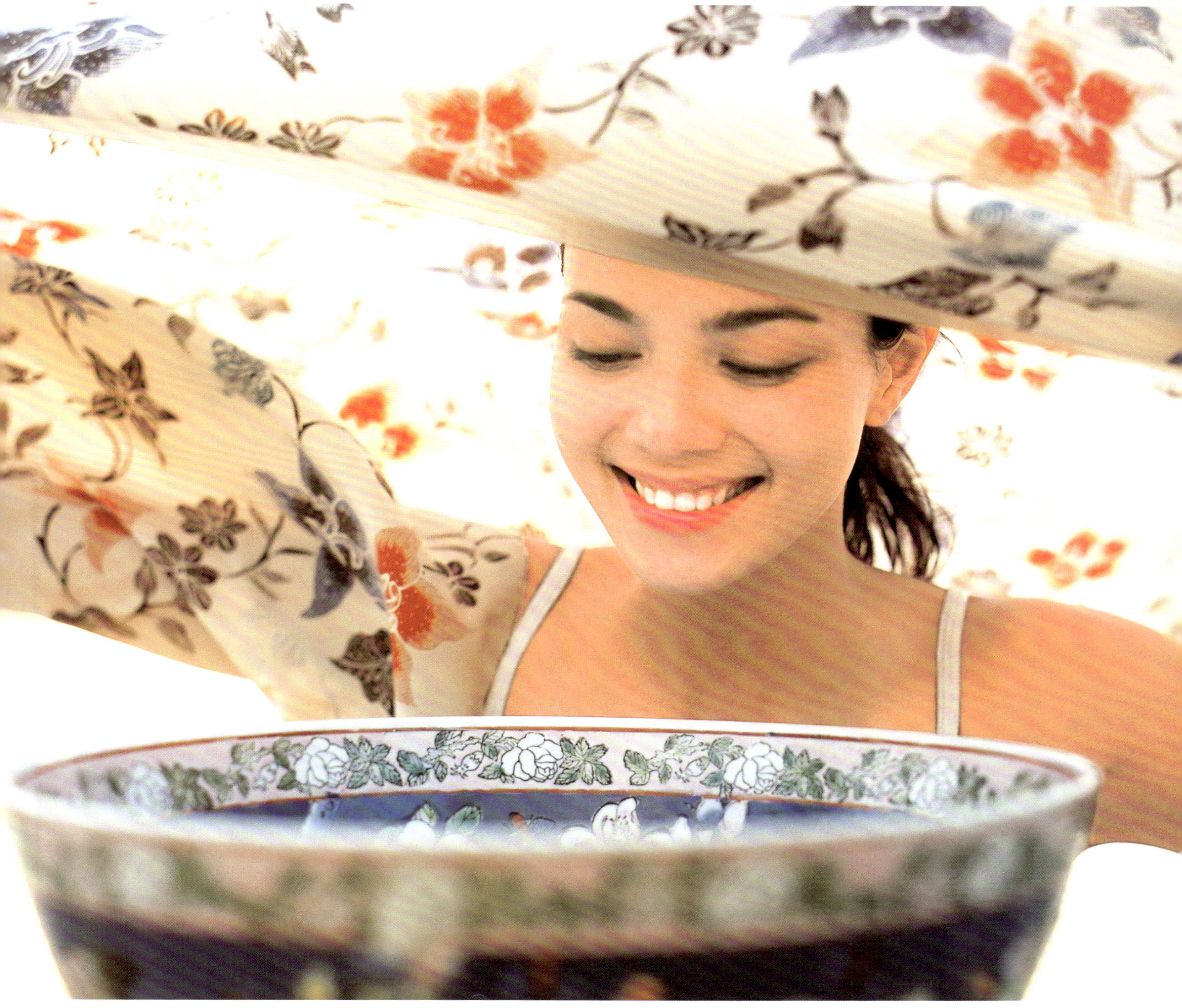

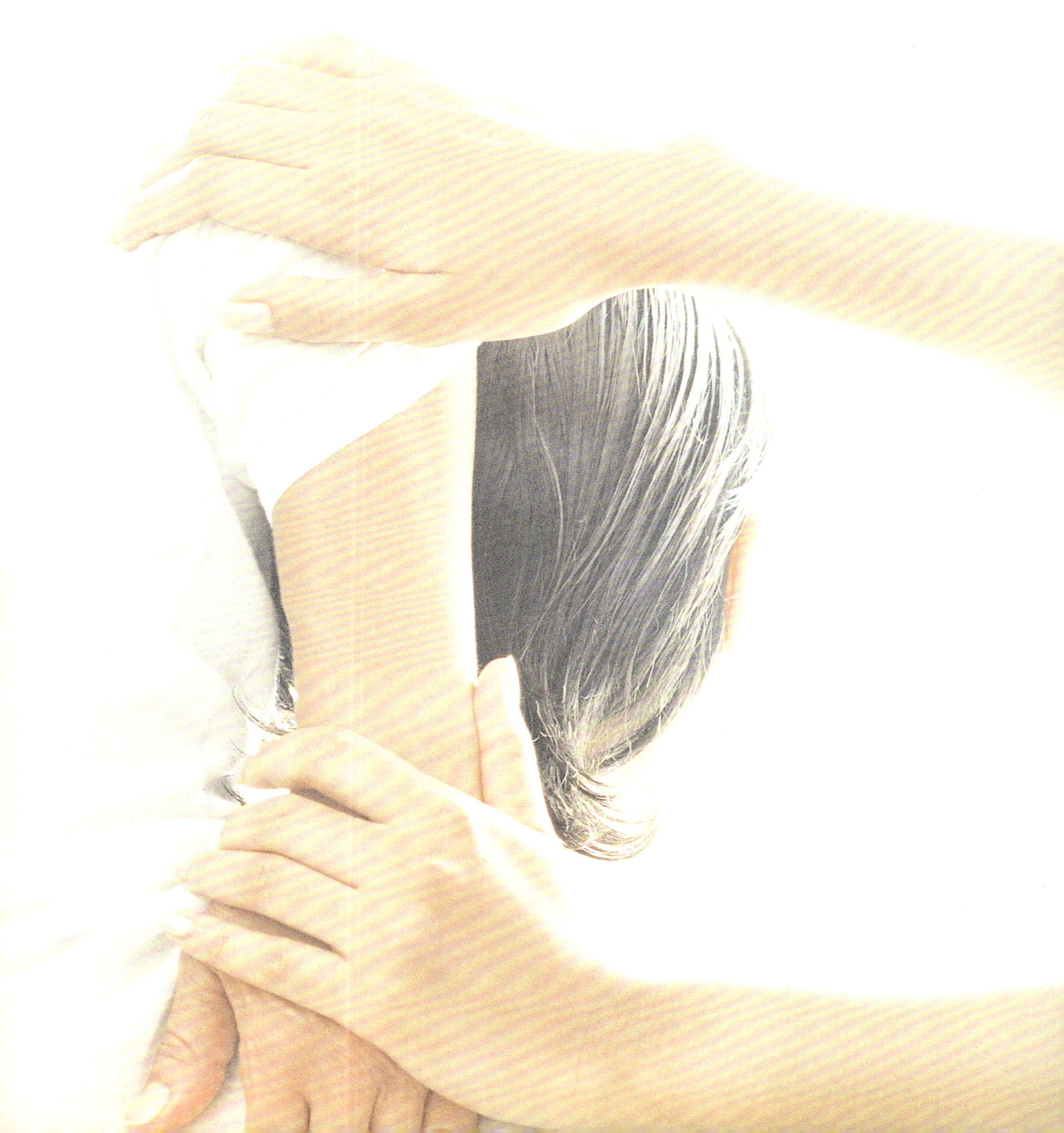

Die Kraft der Berührung

„Wie auch immer man eine Behandlung nennt, wo sie auch verabreicht wird, welche Zutaten, Öle oder Essenzen man einsetzt – die natürlichste, reinste und heilendste Sache der Welt ist eine liebevolle Berührung."

— Ian Bell, Spa-Manager von Aman Spa

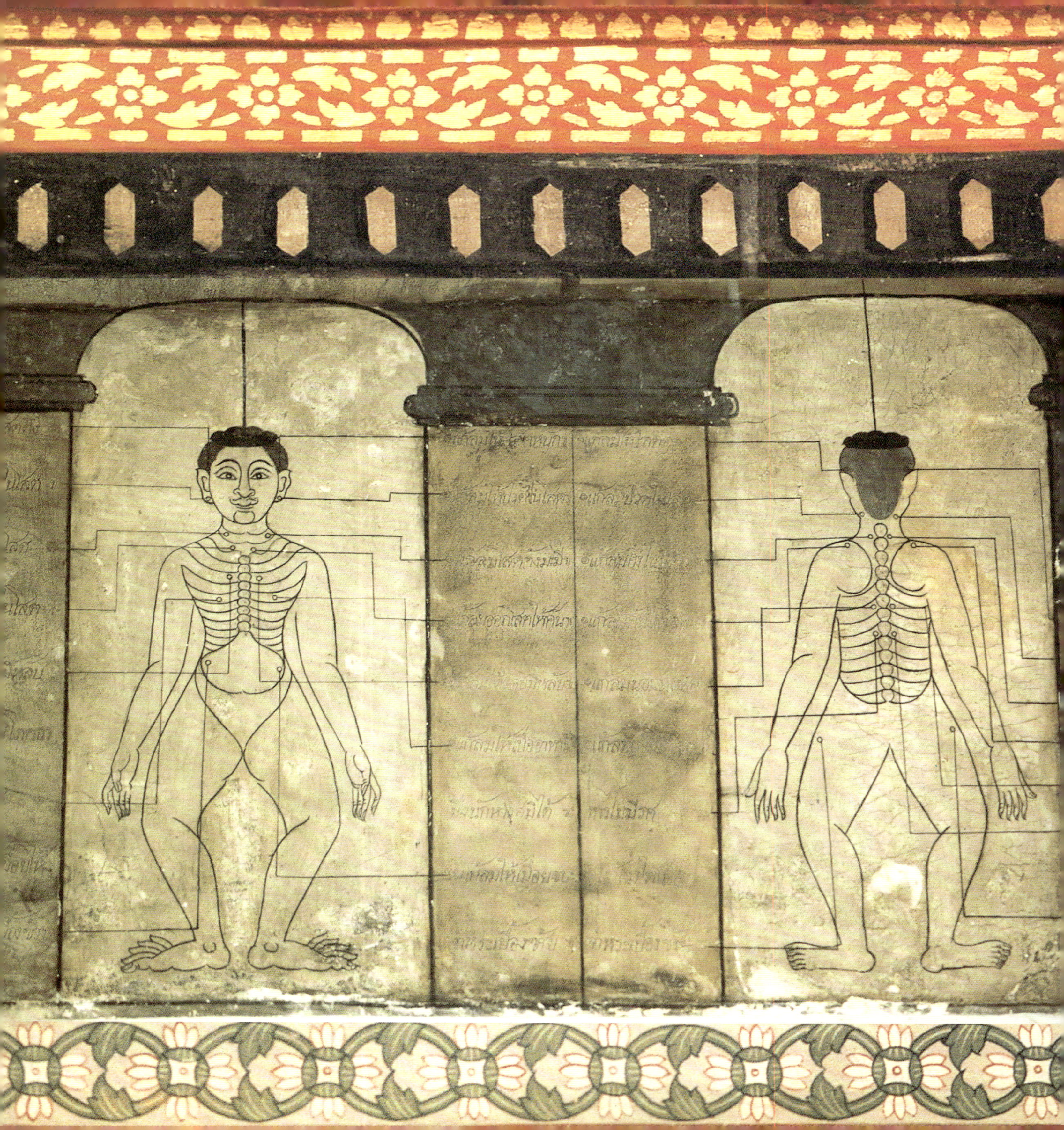

Heilen durch Massage

Im ländlichen Thailand gehört die Massage zum täglichen Leben. Familienmitglieder massieren sich gegenseitig und ältere Leute können sich in den Tempeln der Dörfer umsonst massieren lassen. Für die Thais ist eine Massage unter Bekannten und Verwandten eine Form des gesellschaftlichen Beisammenseins, die die Menschen zusammenhält und die Bindungen zur Gemeinschaft stärkt.

Schließlich ist es ein menschlicher Instinkt, sich gegenseitig zu berühren – sei es zum Vergnügen oder um Schmerzen zu lindern und Krankheiten zu heilen. In Thailand gibt es diese natürliche Massage seit Jahrhunderten.

Die als Heilkunst bekannte Traditionelle Thai-Massage geht zurück auf den Theravada-Buddhismus, die in Thailand vorherrschende Religion. Entstanden ist die Massage als spirituelle Praxis, die von den Lehren Buddhas abgeleitet wurde. So wurde sie anfangs auch nur in Tempeln gelehrt und praktiziert. Noch heute ist die wichtigste Massageschule Thailands in Bangkok im Wat-Po-Tempel. Erst seit jüngster Zeit gibt es auch kommerzielle Massageschulen.

Bei einer Thai-Massage praktiziert der Masseur oder die Masseurin die physische Anwendung von Metta oder „universeller Liebe", einem Prinzip des Theravada-Buddhismus (siehe Seite 78). Die heilende Berührung ist ein Geschenk im Geiste der Liebe. Eine gute Thai-Massage geschieht in meditativer Stimmung. Der Masseur beginnt mit einem Gebet und massiert mit hingebungsvoller Konzentration. Eine solche Massage unterscheidet sich deutlich von anderen Massagearten wie z. B. der schwedischen, der Sport- oder der Aromatherapie-Massage. Denn die meditative Aufmerksamkeit ermöglicht es dem Masseur, die Energieströme im Körper des Massierten zu spüren und die Person entsprechend ihren individuellen Bedürfnissen erfolgreich zu behandeln.

Obwohl man meinen könnte, dass die Thai-Massage vom Masseur große physische Anstrengung erfordert, fühlt er sich im Gegenteil danach entspannt und erfrischt, da sie ein Akt des Gebens und des Mitfühlens ist. Und großzügiges Handeln erzeugt ein Gefühl des Wohlbefindens – sowohl beim Gebenden als auch beim Empfänger. Kombiniert mit bekömmlicher Ernährung und einen gesunden Lebensstil, kann man durch die Thai-Massage die beste körperliche Verfassung erlangen.

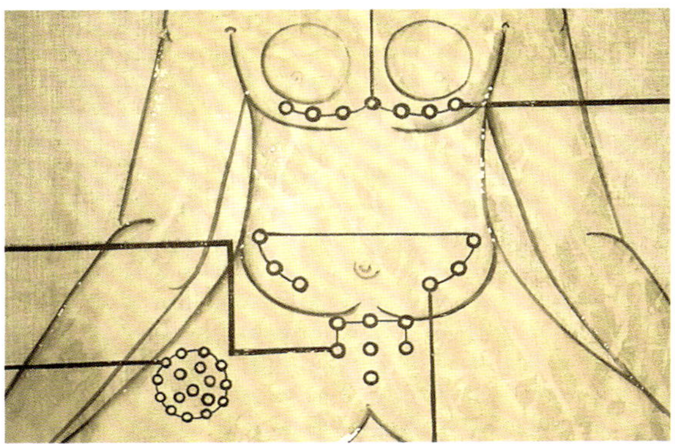

Links und gegenüber: Auf Diagrammen in der Wat-Po-Massageschule sind die Energielinien und Akupressurpunkte im Körper dargestellt. Bei der Thai-Massage werden die Akupressurpunkte geknetet, um Energieblockaden zu lösen.

Eine uralte Heilkunst

Die Thai-Massage hat ihre Wurzeln im alten Indien, wo sie schon vor über 2500 Jahren praktiziert wurde. Man glaubt, dass sie von dem Arzt Shivaka Kumar Baccha in Nordindien erfunden wurde, der Buddhas persönlicher Gesundheitsberater war. Seine Lehren zur Pflanzenheilkunde und Massage wurden im 2. oder 3. Jh. v. Chr. zusammen mit der buddhistischen Religion von Mönchen und Brahmanen nach Thailand gebracht.

In Thailand wurden die Gesundheitslehren mündlich vom Lehrer an den Schüler weitergegeben, nach und nach verbreitete sich der Ruf, dass diese uralte Massagekunst die Fähigkeit hatte, Rückenschmerzen, Kopfschmerzen, Magenschmerzen und nervöse Anspannung zu lindern und sogar gegen Beschwerden wie Fieber, epileptische Anfälle, Lähmungserscheinungen und Sprachdefekte half.

Vor etwa 200 Jahren erreichte die Verbreitung der Thai-Massage einen Höhepunkt, ging dann jedoch zurück. Wiederbelebt wurde sie von König Rama III. (Regierungszeit 1824–1851), der das Wissen über sie auf Steinplatten dokumentieren ließ. Sie wurden im Wat-Po-Tempel in Bangkok aufgestellt, wo sie noch heute stehen. Darauf sind menschliche Körper mit den Hauptenergiebahnen abgebildet, entlang derer zu Heilzwecken massiert wird. Nach einem erneuten Rückgang der Massagekunst im frühen 20. Jh. wurde sie von König Rama VI. (Regierungszeit 1910–1925) erneut belebt, was die Gründung zweier Vereinigungen für traditionelle Medizin und Massage zur Folge hatte.

Thai-Massage beruht auf dem Konzept unsichtbarer Energiebahnen in unserem Körper. Diese Vorstellung hängt mit alter indischer Yogaphilosophie zusammen, nach der die Lebensenergie oder das *Prana* uns in einem Netzwerk von 72 000 Energiebahnen durchfließt. Thai-Massage konzentriert sich auf die zehn Hauptbahnen, die *Sip Sen* (zehn Linien).

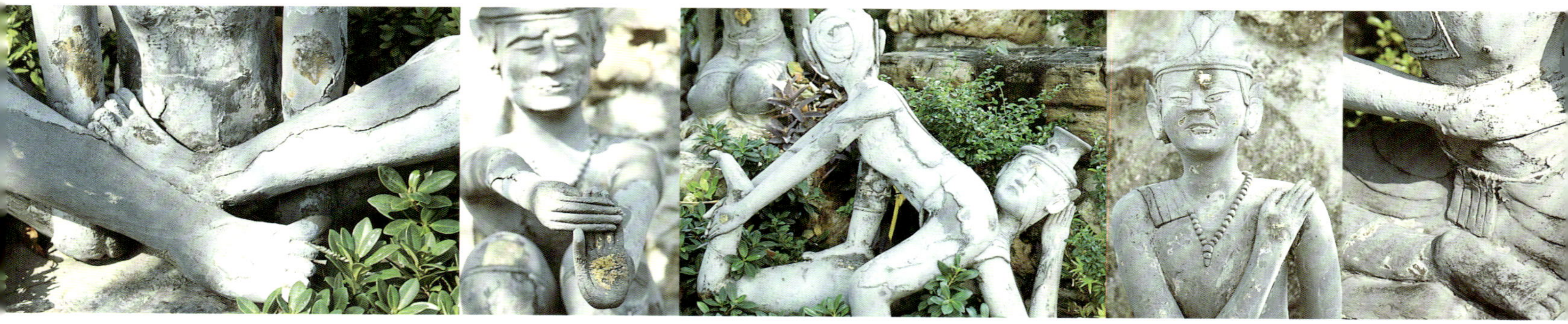

Unten: Statuen in der Wat-Po-Massageschule zeigen Stellungen der „Selbstmassage des Eremiten". Von Yoga-Stellungen abgeleitet, sollen diese Massagegriffe bei einer Reihe von Beschwerden helfen, z. B. bei Muskelkrämpfen, Kopfschmerz, Übelkeit, Schwindel und Verdauungsbeschwerden.

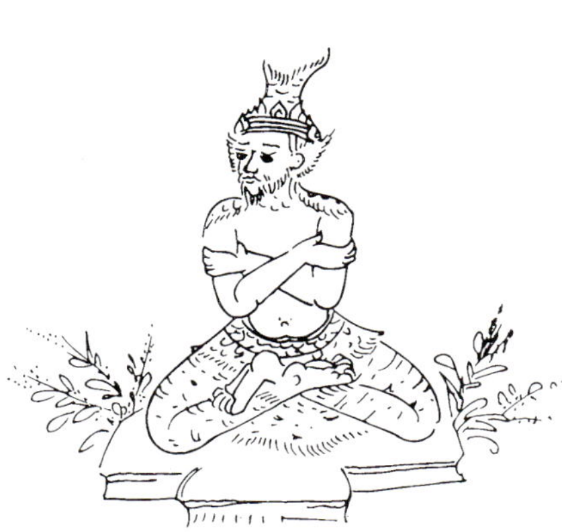

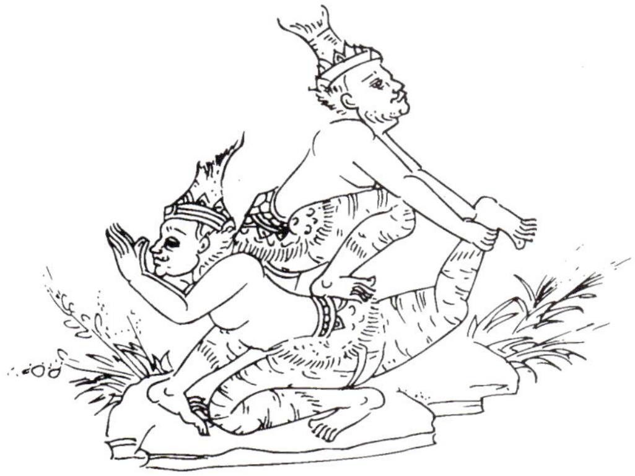

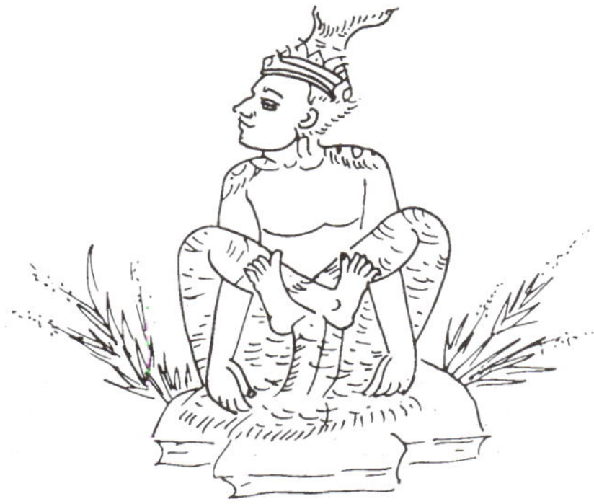

Die in diesen Bahnen fließende Energie steuert alle physischen, geistigen und emotionalen Prozesse; fließt sie nicht gleichmäßig, ist die Harmonie im Körper gestört und Schmerz und Krankheit sind die Folge. Eine Massage kann Energieblockaden auflösen und das Wohlbefinden wieder herstellen.

Im Unterschied zu westlichen Massagen wird die Thai-Massage ohne Öl ausgeführt und man bleibt angekleidet. Der Masseur streicht nicht über den Körper, sondern übt Druck aus und dehnt die Muskeln. Alle Bewegungen sind sanft, rhythmisch, fließend und weich. Außer den Händen benutzt der Masseur auch Füße, Knie und Ellbogen. Normalerweise wird die Massage auf einer Matratze auf dem Boden durchgeführt.

Manche beklagen sich, dass ihnen nach einer Thai-Massage Körperstellen weh tun, die sie vorher nicht gespürt haben. Die Erklärung ist einfach. Leidet man unter Stress oder Ängsten, führt das oft zu einer winzigen Muskelanspannung, die gar nicht bemerkt wird, z. B. einem Stirnrunzeln. Daraus resultieren Verspannungen in anderen Körperteilen wie Kopfschmerzen oder Rückenschmerzen, die nach einiger Zeit auch nicht mehr wahrgenommen werden. Massiert man diese angespannten Muskeln, lösen sich ihre Energieblockaden, was Unbehagen hervorruft. Nach ein paar weiteren Massagen hören die Schmerzen auf.

Zur Thai-Massage gehören sechs Hauptaspekte: Yoga, Übungen, Meditation, Reflexologie, Akupressur und Heilkunst. Die Massage selbst ist also nicht alles. Sie muss mit anderen physischen, spirituellen oder geistigen Aktivitäten kombiniert werden, erst dann wird ihr voller Nutzen erreicht.

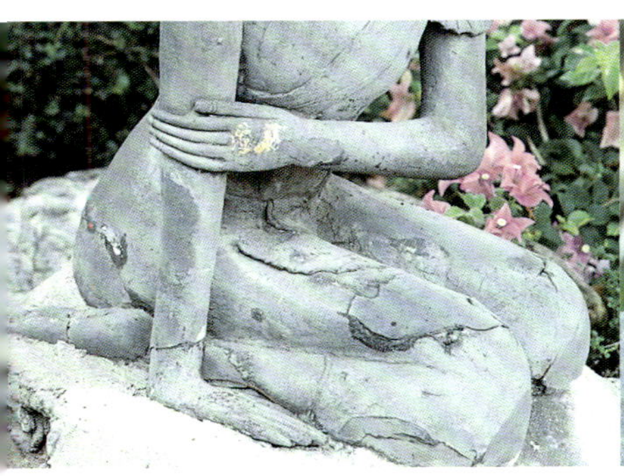

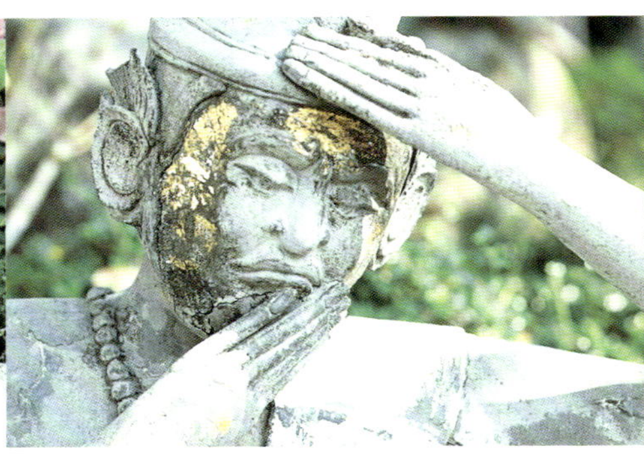

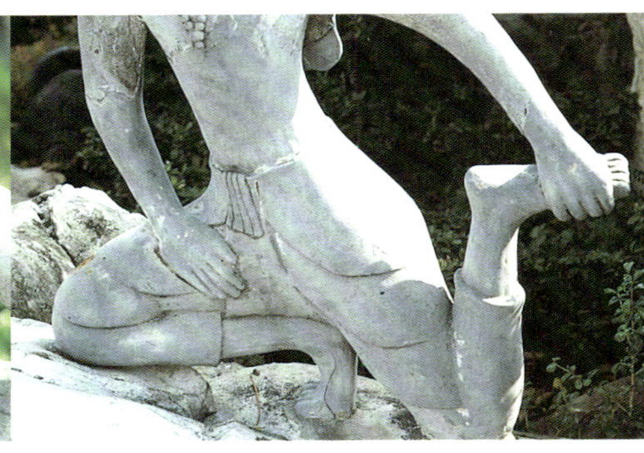

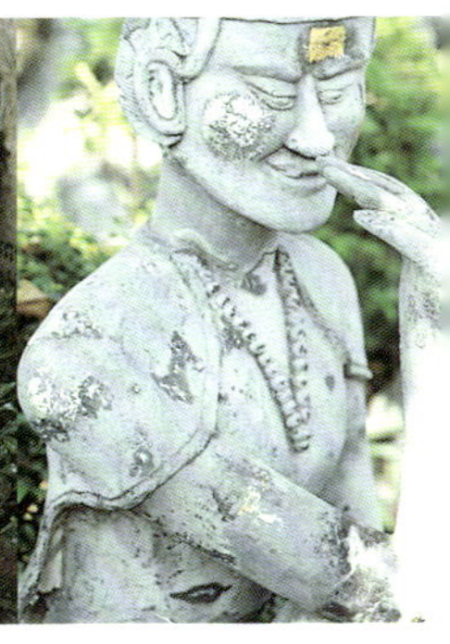

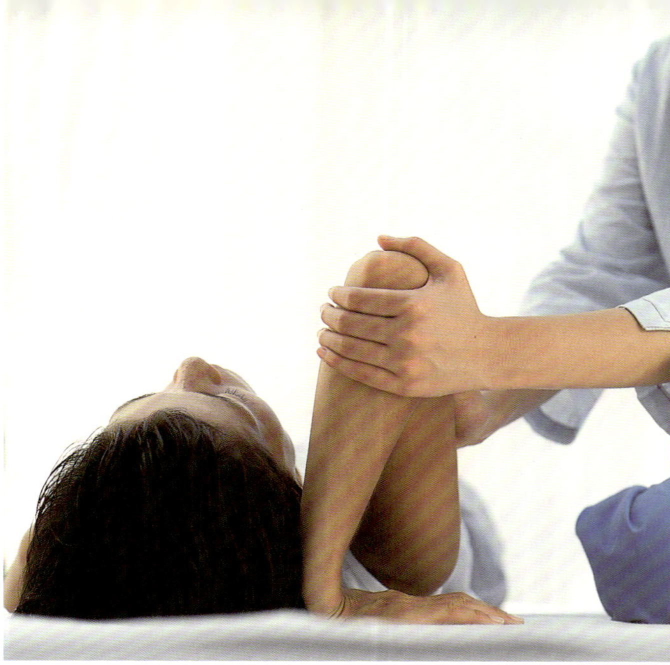

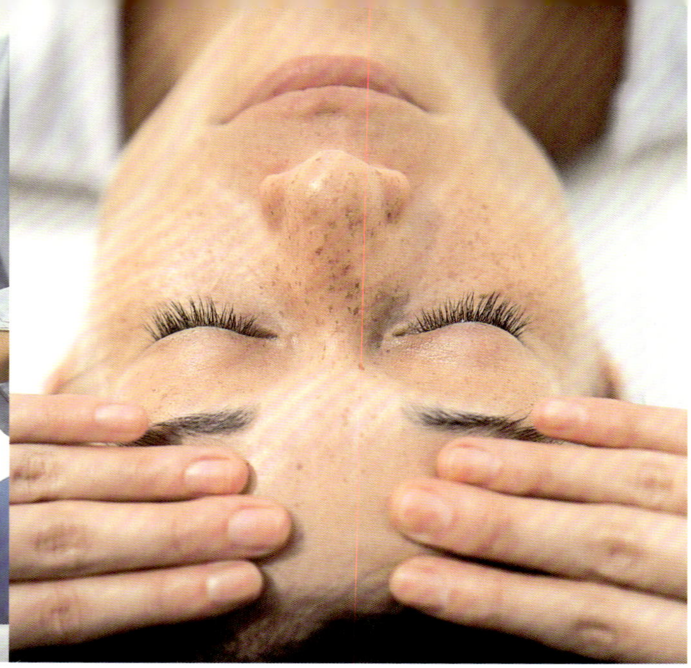

Oben links: Die Dehnung von Arm und Achselhöhle wirkt auf die Energiebahnen im Arm ein. *Oben rechts und gegenüber:* Gesichtsmassage setzt an den Akupressurpunkten im Gesicht an. Sie wird am Ende jeder Massagestunde durchgeführt, wobei der Kopf der Patientin im Schoß der Masseurin ruht.

Ganzheitlicher Nutzen

Es ist wichtig, sich klarzumachen, dass die Thai-Massage vor allem eine Heilmassage ist. Sie kann folgende kurz- oder langfristige positive Wirkungen haben:

- Linderung von Schmerzen und Muskelverspannungen
- Stärkung und Verjüngung des Körpers
- Verbesserung des Blut- und Lymphkreislaufs
- Auflösung von Energieblockaden
- Erhöhte Flexibilität
- Erhöhte Fähigkeit, Nährstoffe zu absorbieren
- Besserer Abtransport von Abfällen und Giften
- Stärkung des Nervensystems
- Bessere Fähigkeit zu entspannen

Thai-Massage hilft besonders bei speziellen Beschwerden wie Kopfschmerzen, Migräne, Arthritis, Lähmungserscheinungen, Dumpfheitsgefühl, Ischias- und Rückenschmerzen. In Kombination mit gesunder Ernährung und regelmäßiger Bewegung kann sie den allgemeinen Gesundheitszustand, die Geisteshaltung und das Wohlbefinden grundlegend verändern.

Was Sie beachten sollten

Thai-Massage sollte nur von qualifizierten Masseuren ausgeführt werden. Außerdem ist wichtig:

– Menschen mit Herzproblemen, Bluthochdruck oder Krebs sollten keine Thai-Massage erhalten.

– Thai-Massage ist Menschen mit Osteoporose nicht zu empfehlen; dieses Leiden tritt hauptsächlich bei älteren Frauen auf.

– Menschen mit künstlichen Gelenken, z. B. Knie- oder Hüftgelenken, sollten keine Thai-Massage erhalten.

– Thai-Massage sollte nie auf Körperpartien angewandt werden, die von Hautleiden wie Ekzemen, Psoriasis oder Gürtelrose betroffen sind.

– Schwangere sollten sich nach dem dritten Schwangerschaftsmonat nicht den Bauch massieren lassen.

– Krampfadern sollten nicht zu kräftig massiert werden.

– Wer sich seines Gesundheitszustands nicht sicher ist, sollte vor einer Massage einen Arzt konsultieren.

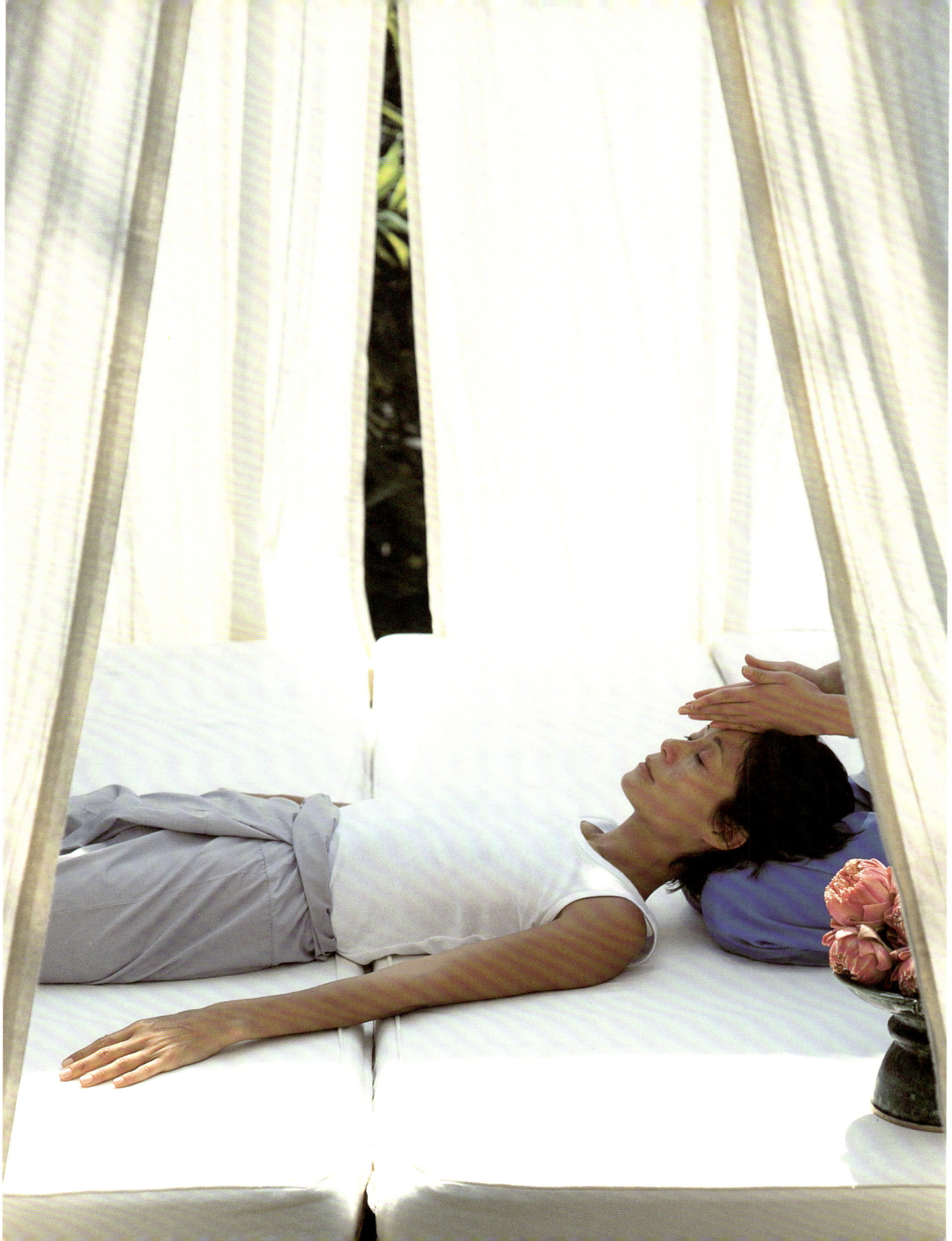

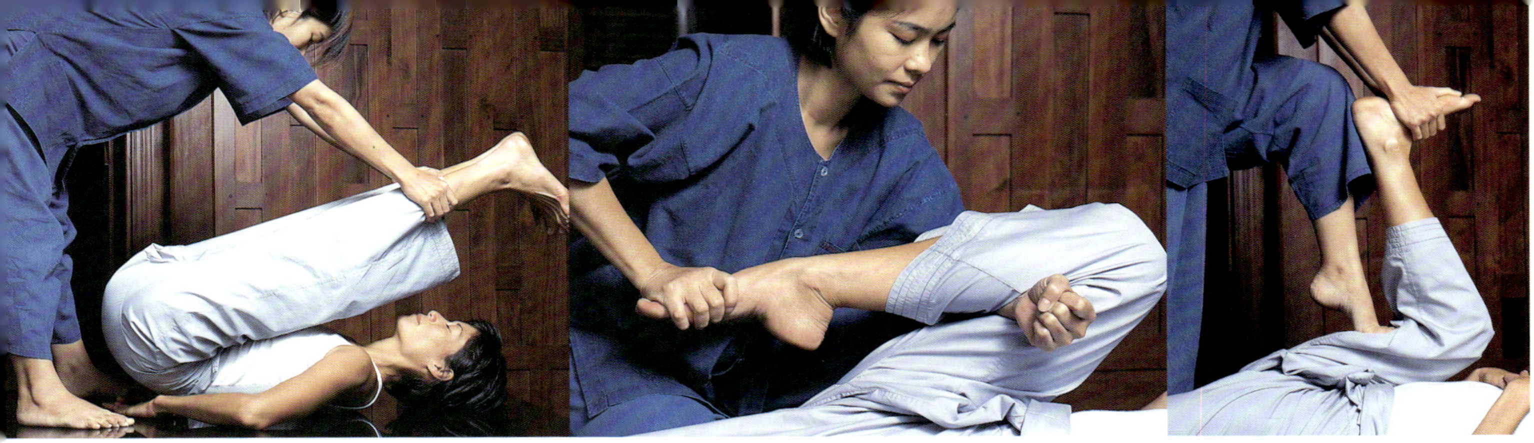

Thai-Massagen selber geben

„Bei einer Massage gibt man Liebe durch die Hände", sagt Mae-Chee Sansanee, Gründerin des Sathira-Dhammasthan Ashram in Bangkok. Wenn Sie selbst Thai-Massagen geben wollen, müssen Sie einen speziellen Kurs besuchen. Doch zunächst ist die wichtigste Aufgabe, ein Gefühl für die Besonderheit jedes einzelnen Körpers und für dessen ganz spezielle Bedürfnisse zu entwickeln.

Oben: Zur Thai-Massage gehören dem Yoga ähnliche Dehnungsübungen. Der Patient trägt lockere Kleidung, die genügend Platz für die Dehnungen lässt. *Gegenüber:* Bei vielen Beindehnungsübungen sind die Beine in der Luft, während der Körper auf dem Rücken ruht. Diese Position hilft bei niedrigem Blutdruck und stimuliert die inneren Organe.

Dieses Gefühl ist für viele Aspekte von Bedeutung. Zum Beispiel können die dem Yoga ähnlichen Dehnungen der Thai-Massage für flexible Menschen angenehm sein, während sie bei steifen Körpern schaden können. Manche Menschen genießen einen intensiven Daumendruck, andere finden ihn schmerzhaft. Eine gute Masseurin sollte den Patienten fragen, ob der Druck angenehm ist oder ob er sanfter oder stärker sein sollte.

Wir nennen Ihnen zwei Möglichkeiten, die traditionellen Techniken der Thai-Massage in Thailand zu erlernen. Erstens ein Kurs an der Wat Po Thai Traditional Medical School (Wat Po, Bangkok, Tel.: (66)02-211-2974; E-Mail: watpottm@netscape.net); zweitens empfehlen wir einen Kurs an der Foundation of Shivago Komarpaj (Old Medical Hospital), nahe dem Chiang Mai Cultural Centre, Wualai Road, Chiang Mai; Tel.: (66)053-235-085.

Die Wat-Po-Schule bietet drei Kurse an: Thai-Massage, therapeutische und heilende Massage und Fußmassage. Die ersten zwei Kurse umfassen 30 Lehrstunden, die auf Fünf-, Sechs- oder Zehntageskurse aufgeteilt werden können. Der Fußmassagekurs dauert 15 Stunden und findet an drei Tagen statt.

In Chiang Mai können die Schüler 12-Tages-Kurse belegen, die auf Englisch gehalten werden und zu denen auch ein Lehrbuch auf Englisch gehört. Längere Kurse gibt es nur auf Thailändisch, sowohl für Massagetherapie als auch für ayurvedische Medizin.

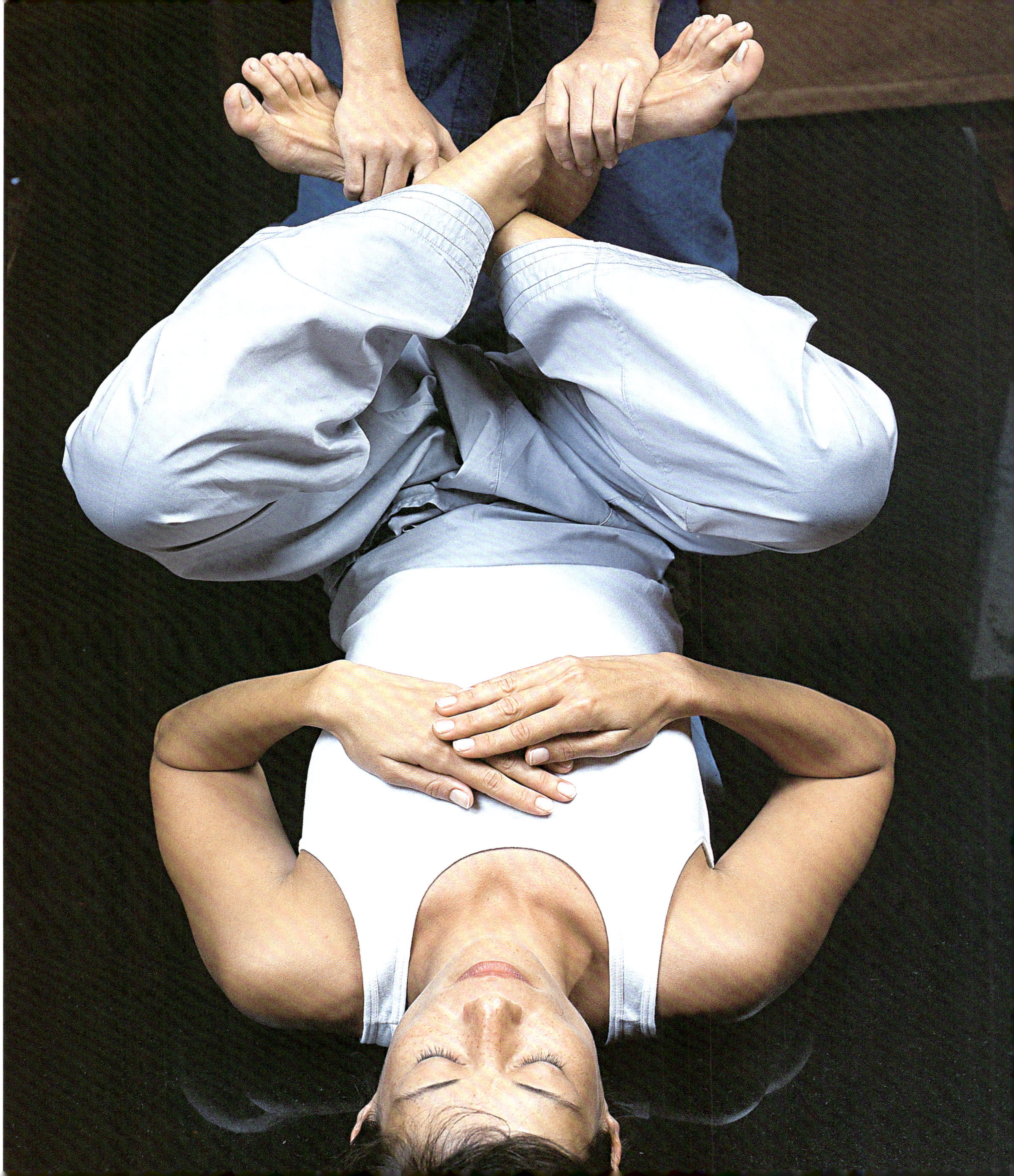

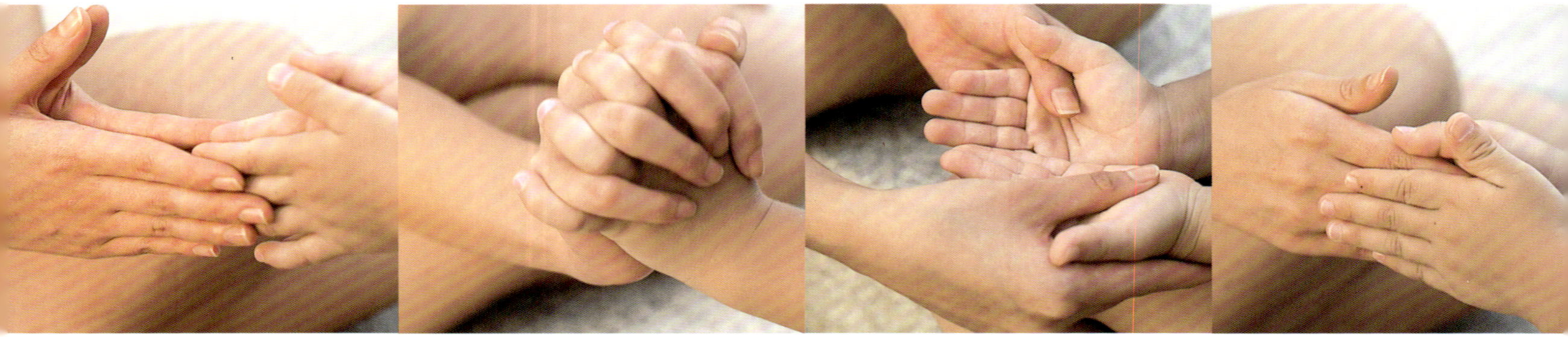

Baby- und Kindermassage

Jahrhundertelang war es in Thailand üblich, dass sich Familienmitglieder am Ende des Tages zur Entspannung gegenseitig massierten. In vielen Familien gehen die Kinder auf den Rücken und Beinen ihrer Eltern und Großeltern spazieren, um deren müde Muskeln zu massieren. Es gibt sogar den merkwürdigen Brauch, Katzen auf den Rücken der Menschen herumlaufen zu lassen, obwohl dies natürlich keinen wirklichen therapeutischen Nutzen bietet, sondern höchstens ein entspanntes Vergnügen und ein interessantes Spiel für die Katze.

Wie in den meisten asiatischen Kulturen, geht man mit Babys und Kindern in Thailand sehr liebevoll und zärtlich um. Kinder zu hätscheln und zu verwöhnen sieht man als Voraussetzung für ihre glückliche Entwicklung und das Entstehen enger Familienbindungen an, es ist ein Wesenszug asiatischer Kulturen. Das Kind zu massieren, kann ihm helfen, entspannt einzuschlafen oder seinen nervösen Magen zu beruhigen. Es steigert sein Wohlbefinden und ist oft für die Mutter genauso schön wie für das Kind.

Babys lieben es, wenn man sie umarmt, küsst und streichelt und eine Massage ist die ideale Ergänzung. Babys haben weiche, seidige Haut, sodass es ein Vergnügen ist, sie anzufassen. Die einfachste Art, den zarten kleinen Körper zu massieren, ist mit streichenden, sanften Bewegungen der Hände, Fingerspitzen oder Daumen. Es gibt keine festgelegten Massagegriffe für Babys. Folgen Sie Ihrem Instinkt, die Reaktion Ihres Babys zeigt Ihnen, was er oder sie als angenehm empfindet.

Das beste Öl ist ein leichtes Pflanzenöl, z. B. Mandel- oder Sonnenblumenöl. Mineralische Babyöle werden nicht so leicht vom Körper aufgenommen. Die ideale Zeit ist nach einem Bad, wenn das Baby entspannt ist. Es kann in Ihrem Schoß liegen oder auf einem Handtuch auf Boden oder Bett.

Wohltaten fürs Baby

SANFTES BEWEGEN DER GLIEDER

• Babys Füße halten und jedes Bein beugen und strecken. Die Beine gerade strecken und die Knie sanft zueinander drücken. Ein paarmal wiederholen. Thais glauben, dass man damit O-Beinen vorbeugt.

• Babys Hände nehmen und die Arme über der Brust kreuzen. Arme zu den Seiten führen und strecken. In die Luft heben, dann wieder kreuzen. Über den Kopf führen, strecken.

ARME UND BEINE

• Einen Arm hochhalten und von der Schulter zur Hand ausstreichen, dann sanft überall drücken. Über den Handrücken streichen, Finger strecken, sanft drücken und einzeln rotieren.

• Ein Bein heben und darüber streichen und es überall drücken. Über den Fuß streichen, drücken und jeden Zeh leicht rotieren.

GESICHT

• Die Stirn von der Mitte zu den Seiten hin ausstreichen, dann von der Nase zu den Schläfen und die Seiten hinab zum Kinn.

• Um die Augen herum die Augenbrauen entlang nach außen und sehr sanft unter den Augen zurückstreichen. Zart auf die Schläfen drücken.

RÜCKEN

• Baby auf den Bauch legen und den ganzen Rücken entlangstreichen, von den Füßen nach oben bis zu den Schultern und dann die Arme entlang. Sanft die Seiten hinabstreichen.

• Mit den Händen über den Rücken hin- und hergleiten. Langsam die Hände den Rücken hinabgleiten lassen, eine nach der anderen. Bei den Beinen angekommen, Hand heben und wieder am Hals anfangen.

BAUCH

• Von den Hüften aufwärts bis zu den Schultern streichen, dann die Arme entlang und die Seiten des Körpers hinunter.

• Beide Hände an die Körperseiten legen, die Finger weisen zueinander. Leicht über den Bauch hin- und hergleiten.

• Mit einer Hand nach der andern im Uhrzeigersinn um den Nabel herumfahren. Die Bewegung beruhigt und hilft bei nervösen Magenproblemen.

Zeit für die Kinder

Auch Kinder lassen sich gern massieren und fühlen sich dadurch verwöhnt und geliebt. Es gibt keine festen Regeln für die Massage von Kindern, solange das Kind sie genießt. Eine gute Zeit dafür ist aber vor dem Schlafengehen, wenn das Kind schon etwas müde ist und bereits seinen Schlafanzug anhat.

BAUCH

• Sanft über den Bauch streichen, die Hände die Brust hochgleiten lassen. Eine Massage im Uhrzeigersinn um den Bauchnabel herum kann Magenschmerzen lindern. Immer im Uhrzeigersinn über den Bauch streichen, da in dieser Richtung die Nahrung das Verdauungssystem durchläuft. Den Bauch nie direkt nach einer Mahlzeit massieren.

RÜCKEN

• Den Rücken hinauf- und die Körperseiten wieder hinunterstreichen. Sanft die Schultern kneten, dann die Oberarme hinab ausstreichen. Wiederholen.

BEINE UND FÜSSE

• Die Beine hinunterstreichen und sie drücken, dann die Füße massieren. Liegt das Kind auf dem Bauch und hat die Knie gebeugt, sodass die Sohlen zur Decke zeigen, mit den Handseiten auf den Fußsohlen leichte Hackbewegungen ausführen.

HÄNDE

• Jeden Finger von der Wurzel zur Spitze sanft drücken, dann rotieren. Über die Handfläche streichen.

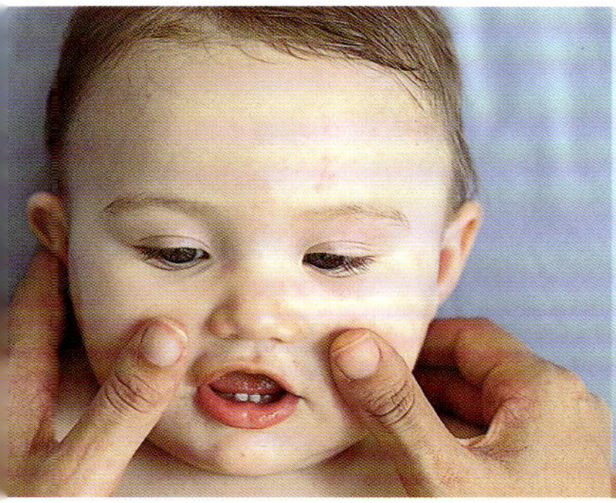
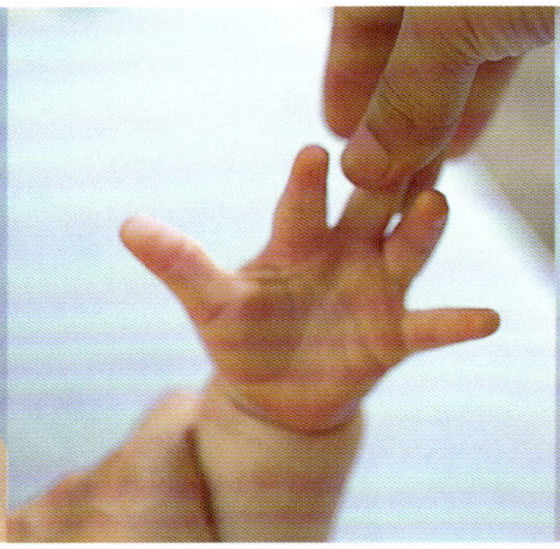
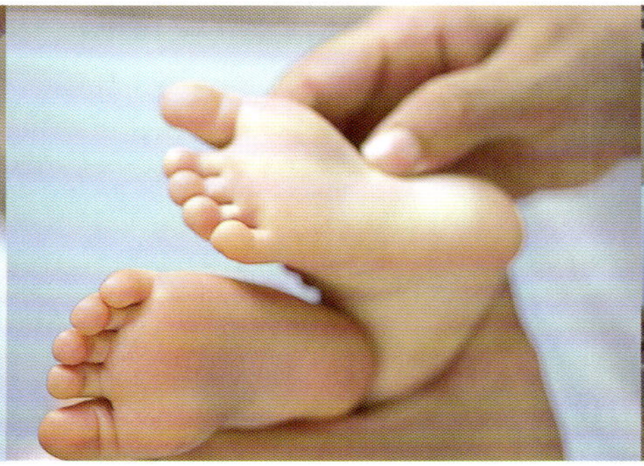
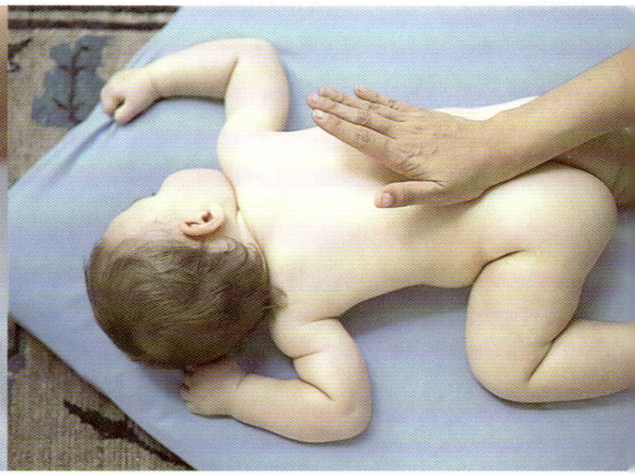

Reflexologie

Fußmassage ist in Thailand so verbreitet, dass es scheint, als gäbe es in allen thailändischen Städten an jeder Ecke eine Fußmassagepraxis. In einigen bekommt man bestenfalls eine entspannende Fußmassage, andere jedoch bieten wirksame, professionelle Fußreflexzonentherapie. Die meisten Thai Spas bieten Reflexzonenmassage für die Füße an, eine Heilmassage, nach der sich nicht nur ihre Füße wunderbar anfühlen werden, sondern Ihr ganzer Körper wie auf Wolken gehen wird.

Reflexologie ist eine ganzheitliche Therapie, bei der zum Beispiel durch Druck auf bestimmte Punkte der Füße Probleme in anderen Körperteilen behandelt werden. Ähnlich dem Konzept der Thai-Massage, beruht die Reflexologie auf der Annahme, dass die Energie ungehindert durch den Körper fließt, wenn ein Mensch gesund ist. Bei Stress, Anspannung, Ängsten, schlechter Ernährung oder zu wenig Bewegung ist der Energiefluss jedoch blockiert. Die Reflexologie geht davon aus, dass bestimmte Stellen der Hände und Füße bestimmten Körperteilen entsprechen. Übt man nun auf diese Stellen Druck aus, wird der entsprechende Körperteil davon beeinflusst.

Obwohl es die Fußmassage seit den Zeiten frühester Zivilisationen gibt – sie ist z. B. schon auf ägyptischen Grabmalereien abgebildet –, ist die Fußreflexzonenmassage, wie wir sie heute kennen, eine relativ moderne Therapieform. Sie wurde im frühen 20. Jh.

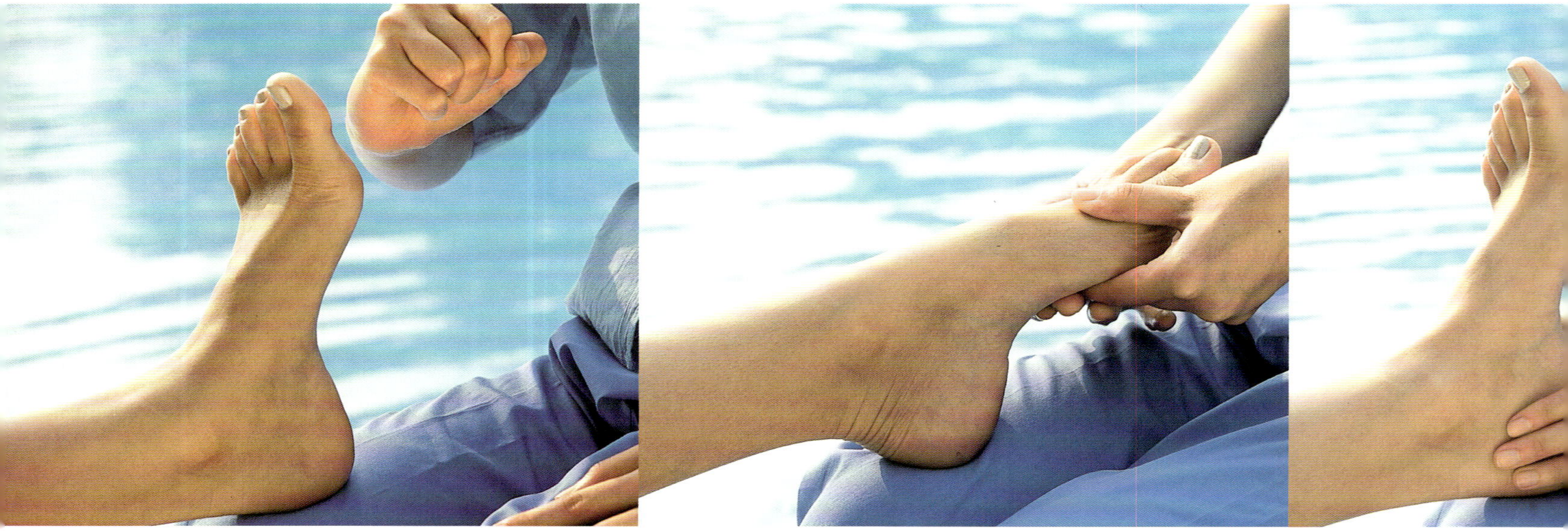

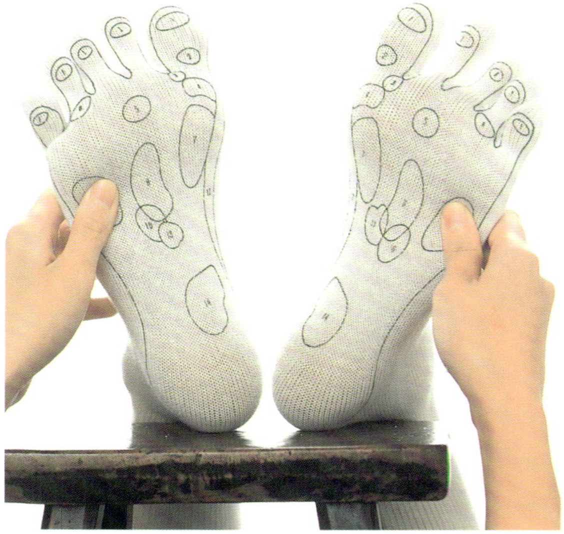

von der Amerikanerin Eunice Ingham entwickelt. Sie identifizierte und beschrieb die Reflexzonen des Körpers und nannte ihre Therapieform Reflexologie.

Doch wie erkennt ein Reflexologe Energieblockaden im Körper? Ein Zeichen für ein Energie-Ungleichgewicht ist ein verspanntes Gewebe mit einer kristallähnlichen Struktur, das der Reflexologe unter der Haut spüren kann. Diese Zone weist dann auf die Problemgegend im Körper hin. Der Reflexologe versucht danach die verspannte Stelle wieder zu lockern, sodass die Energie zu dem betroffenen Körperteil wieder fließen und die Gifte ausschwemmen kann. Wenn Druck auf die Problemstelle ausgeübt wird, spürt der Patient manchmal Unbehagen. Dies hilft dem Therapeuten, den Ursprung des Ungleichgewichts im Körper zu identifizieren und die Energieblockaden zu lösen.

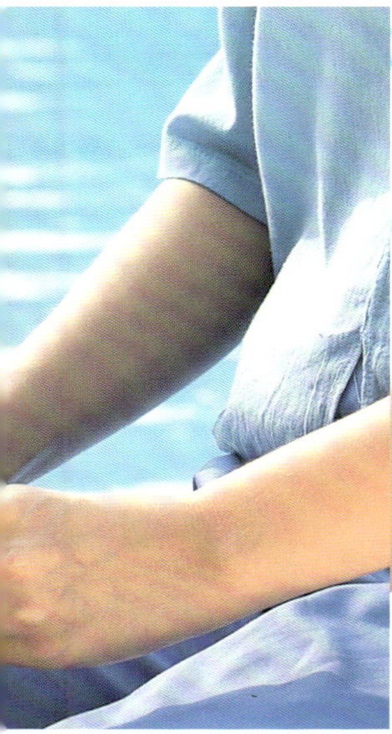
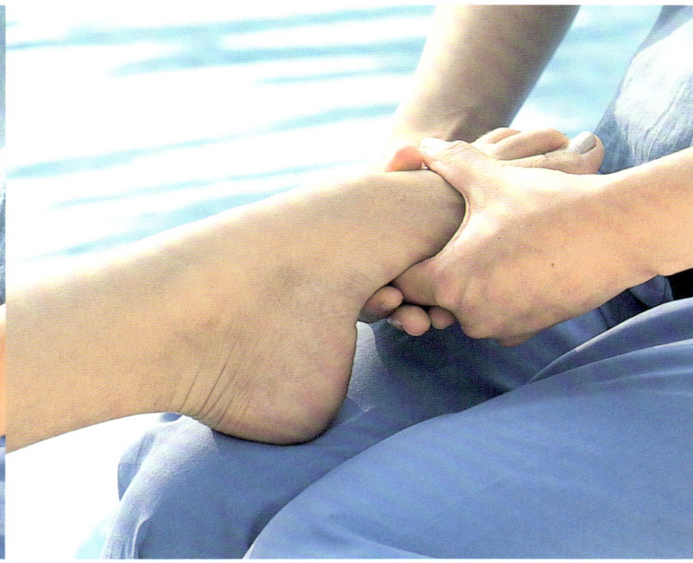
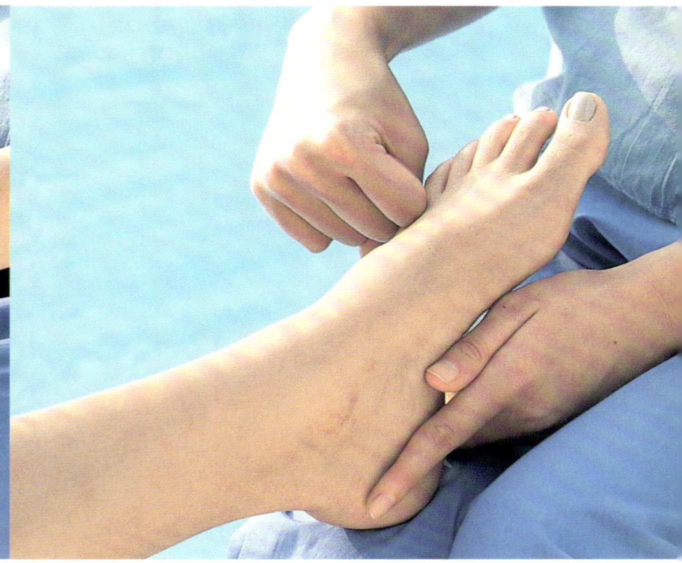

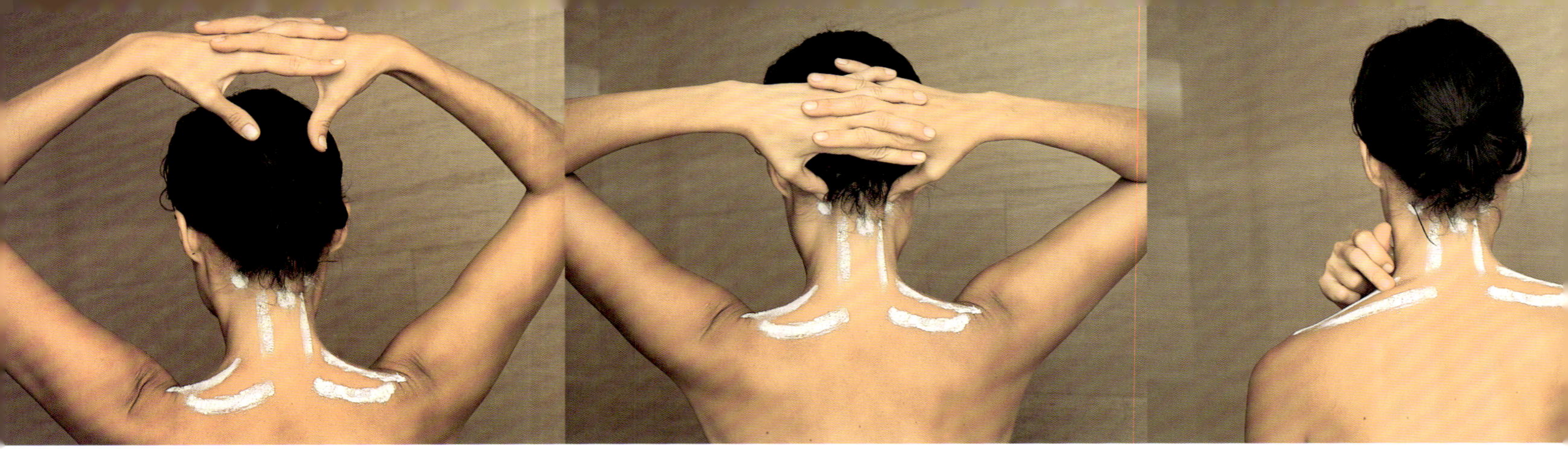

Tipps für die Selbstmassage

Im Banyan Tree Phuket genießen die Gäste der luxuriösen neuen Spa-Pool-Villen die Spa-Anwendungen in ihren eigenen Massagepavillons im Freien. Zu den besonderen Leistungen, die hier geboten werden, gehört auch eine halbe Stunde Massageunterricht. Er beruht auf den Prinzipien der traditionellen Thai-Massage und wird von ausgebildeten Massagelehrern der Banyan Tree Spa Academy gegeben. Eine Unterrichtsstunde zu zweit und das gemeinsame Üben machen Spaß und verbinden. Aber für eine entspannende Massage braucht man nicht immer eine andere Person – um schnell wieder neue Energie zu schöpfen, kann man sich einfach und wirkungsvoll selbst eine Massage geben. Die folgenden Tipps für Selbstmassagetechniken, die Sie leicht im Sitzen an Ihrem Schreibtisch durchführen können, wurden uns von der Banyan Tree Spa Academy zur Verfügung gestellt. Sie setzen an den Akupressurpunkten an Hals, Schultern, Gesicht und Kopf an.

MASSAGE GEGEN NACKENVERSPANNUNGEN

Mit dieser Massage werden die Akupressurpunkte an der Schädelbasis bearbeitet. Sie lindert Kopfschmerzen und Nackenverspannungen.

1. Die Finger beider Hände verschränken, die Daumen bleiben frei. Die verschränkten Hände hinter den Kopf legen.
2. Mit gerade aufgerichtetem Kopf nun auf die Punkte am Ende der Haarlinie zwischen Ohren und Wirbelsäule drücken. Beide Daumen mit Druck langsam in kleinen Kreisen 10 Sekunden bewegen und zum Schluss mit beiden Daumen mit einer schnellen Bewegung nach oben ausstreichen.
3. Die Daumen 2 Zentimeter nach innen zur Wirbelsäule hin bewegen und die Kreise hier wiederholen.
4. Beim Erreichen der Wirbelsäule die Daumen rechts und links von ihr anlegen und die gleiche Bewegung nach unten entlang der Wirbelsäule wiederholen.
5. Abwärts wiederholen, dann aufwärts.
6. Nach einer Weile sollte man sich entspannt fühlen. Die Massage beenden, wenn beide Daumen den untersten Haaransatz am Ende der Wirbelsäule erreichen. Hier ist eine kleine Vertiefung direkt unter der Schädelbasis. Beide Daumen in die Vertiefung drücken und 3–4 mal schnell aufwärts streichen, um die Energie an dieser Stelle frei zu setzen.

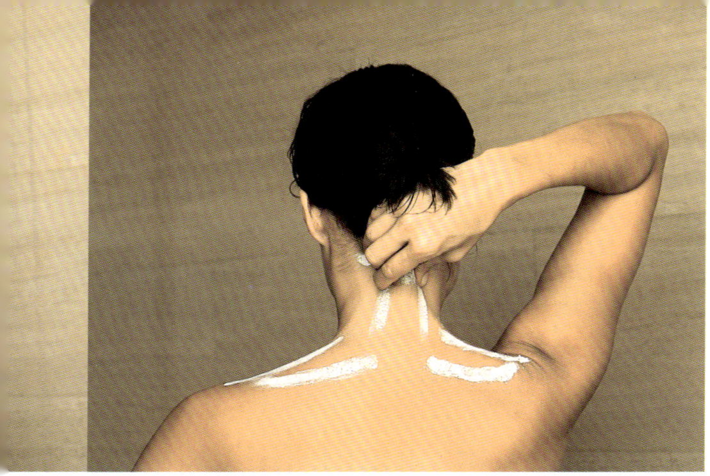

SCHULTERMASSAGE

Diese Schultermassage löst Verspannungen im Rücken entlang der Schultern. Man bearbeitet die Energiebahnen, die von der oberen Schulterpartie entlang der Schulterblätter abwärts verlaufen, wo sich nach langen Stunden am Schreibtisch oft Muskeln verhärten.

1. Der rechte Arm ist vor der Brust, die rechte Hand greift über die linke Schulter nach hinten.
2. Mit dem rechten Mittelfinger Verspannungen im Bereich zwischen Schulterblatt und Wirbelsäule ertasten.
3. Mit dem Finger langsam in kreisenden Bewegungen Druck ausüben, vor allem auf harten Stellen.
4. Die gleichen Bewegungen mit der linken Hand im rechten Schulterbereich ausführen.

GESICHTSMASSAGE

Diese Massage hilft die Anspannung abzubauen, die durch Stirnrunzeln entsteht, wenn man sich zu sehr auf die Arbeit oder ein Buch konzentriert hat. Es werden die Akupressurpunkte entlang der Augenbrauen bearbeitet.

1. Die Finger beider Hände verschränken, die Daumen bleiben frei. Mit den Ellbogen seitlich nach außen die Daumen auf die Innenseite des Augenbrauenknochens über die Augen legen und festen Druck ausüben.
2. Die Daumen langsam und fest entlang der Brauenknochen in einer Bewegung nach außen bis hin zu den Schläfen führen.
3. Die Daumen in kleinen Kreisbewegungen ein bis zwei Minuten lang auf die Schläfen pressen, oder so lange, bis man ein Nachlassen der Spannung spürt.
4. Die Bewegung langsam wiederholen und dann beide Daumen zum Hinterkopf weiterführen, bis sie sich in dessen Mitte treffen.
5. Wiederholen Sie diese Massage vom Innern des Brauenknochens an so lange, bis Sie sich besser fühlen.

MASSAGE VON KOPF UND KOPFHAUT

Diese Massage wirkt sehr entspannend und wird am Ende jeder traditionellen Thai-Massage durchgeführt. Sie hilft gegen Kopfschmerzen und stimuliert die Kopfnerven. Durch die Anregung des Blutkreislaufs im Kopf tut sie der Kopfhaut gut und fördert den Haarwuchs. Sie stärkt auch die Haarwurzeln und soll Haarausfall verhindern helfen.

1. An den Schläfen beginnend an jeder Seite ein Haarbüschel ergreifen, etwa zwei Zentimeter von der Kopfhaut entfernt. Jetzt mit den Händen das Haarbüschel bis zum Ende entlanggleiten, dabei den Zug langsam verstärken.
2. Diese Bewegung an beiden Kopfseiten wiederholen, dabei langsam nach hinten wandern, bis man die Mitte des Hinterkopfes erreicht.
3. Nun von der Haarlinie an der Stirn beginnen und die Bewegung auf dem Oberkopf wiederholen, dabei nach hinten wandern.

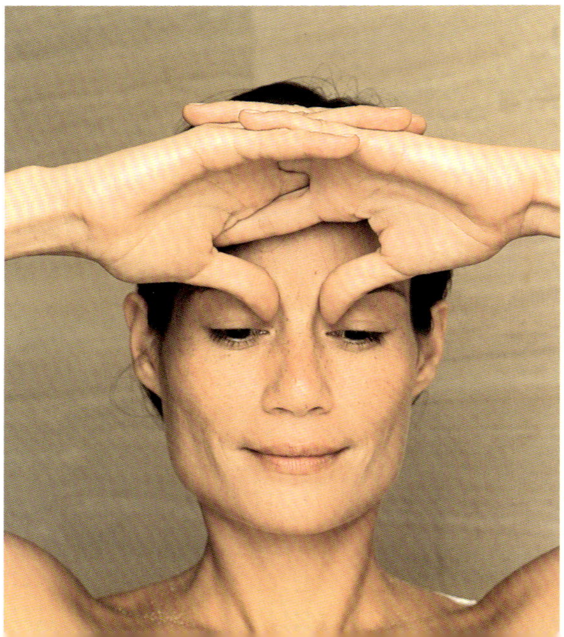

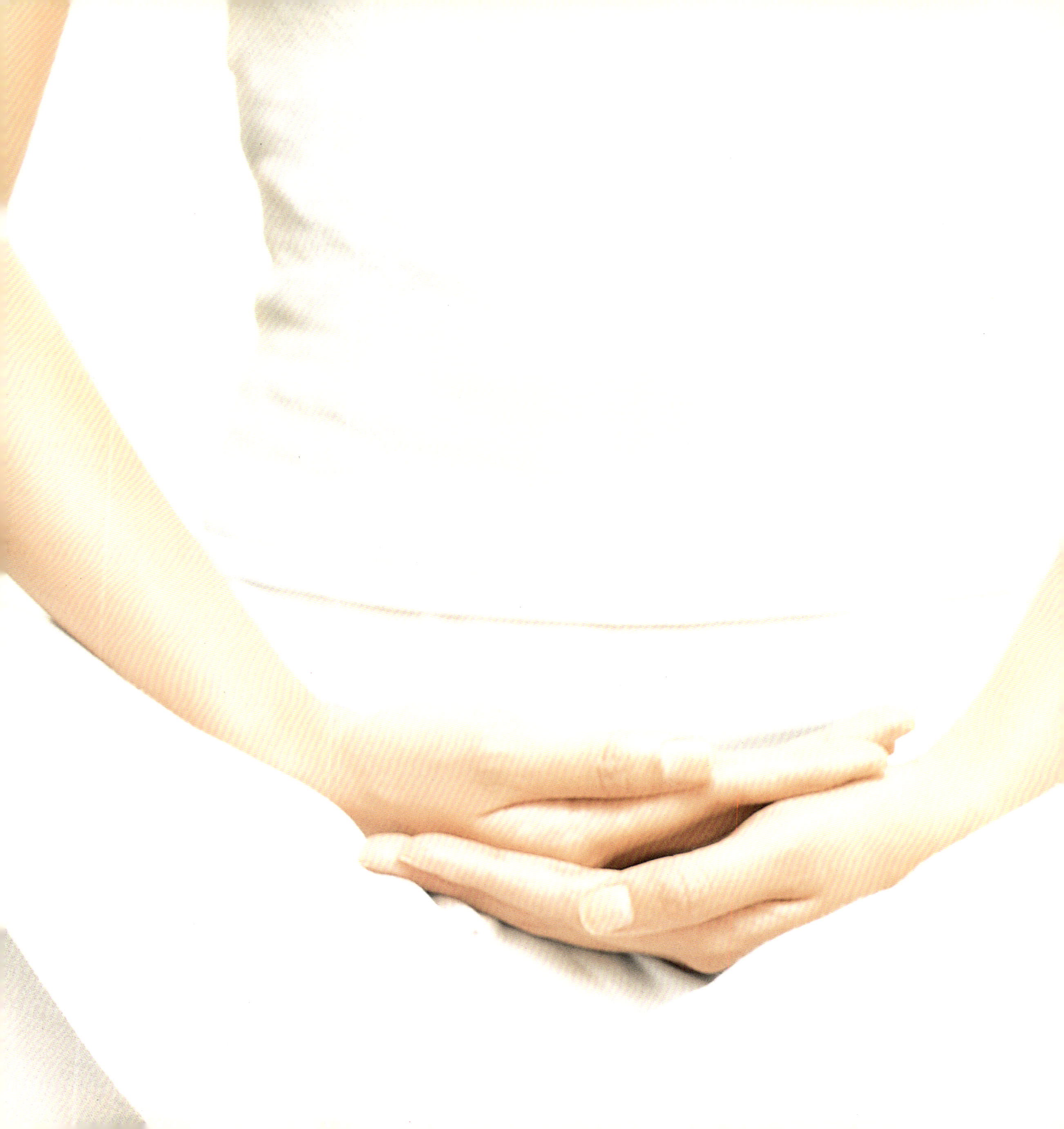

Der Weg zur Gelassenheit

„Die Kraft des Geistes kommt aus reiner, stiller Konzentration – nicht einfach aus einer Handstellung oder einer Sitzhaltung. Die Kraft kommt aus dem innersten Sein."

— Mae-Chee Sansanee, buddhistische Nonne und Gründerin des Sathira-Dhammasthan Ashram

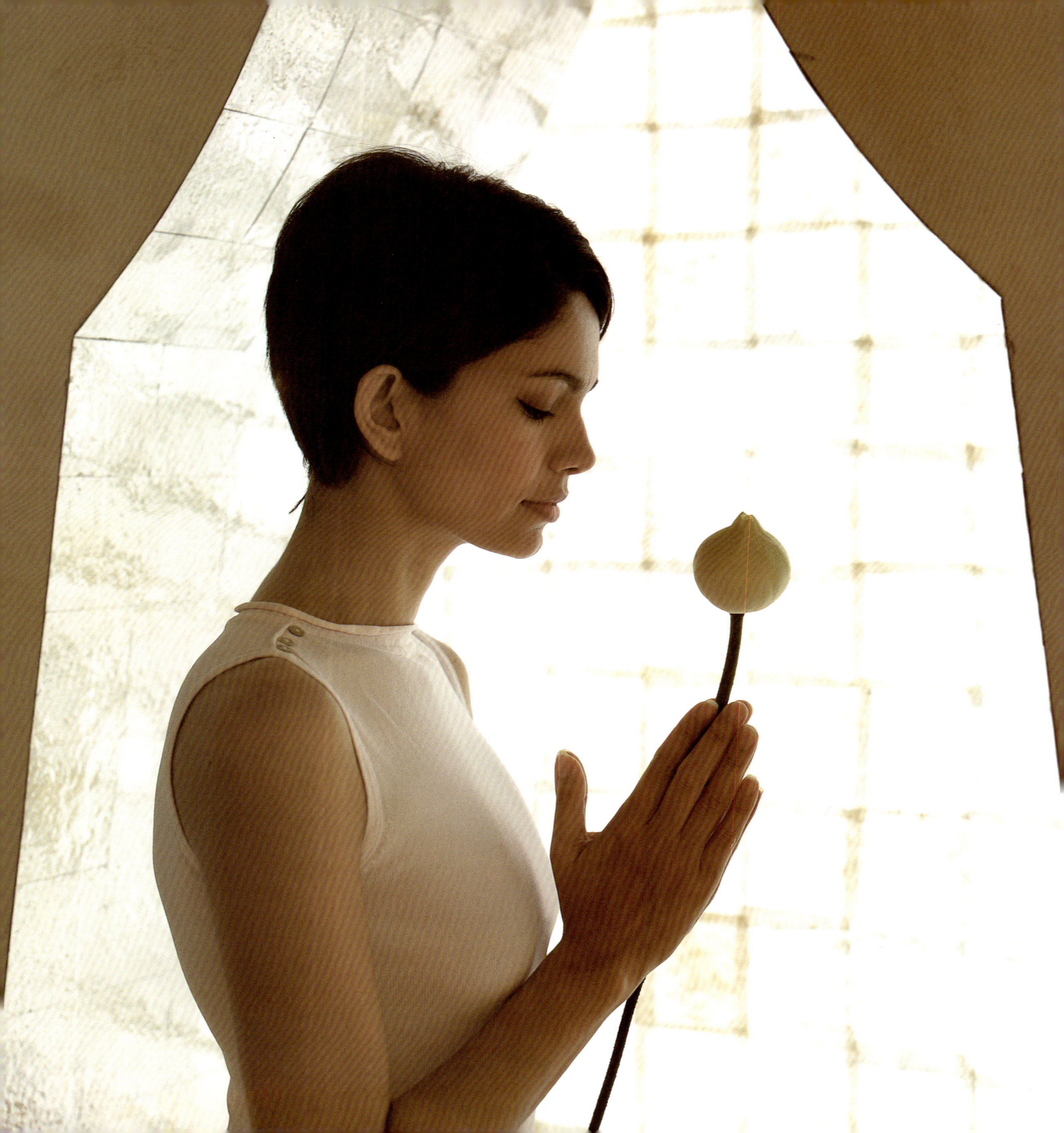

Geist, Körper und Seele

Sehenswürdigkeiten und Symbole der Thai-Kultur sind reich an Bildern mit spiritueller Bedeutung. In Thailand ist der Buddhismus die vorherrschende Religion und für viele Thais gehört er zum täglichen Leben. Die Meditation, die häufig als Teil des Buddhismus angesehen wird, erfordert allerdings nicht unbedingt buddhistischen Glauben. Meditation heißt nicht zwangsläufig, dass man mit gekreuzten Beinen dasitzt und ein Mantra singt.

Meditation ist der Pfad, auf dem sich der buddhistische Glauben entwickelt hat. Siddhartha Gautama, ein indischer Prinz, der um das 5. Jh. vor Chr. lebte, kehrte der materiellen Welt den Rücken und erfuhr durch Meditation eine innere Wandlung, die ihn zur Erleuchtung oder Buddhaschaft führte. Die Meditation ist noch heute ein zentraler Bestandteil der meisten buddhistischen Schulen, wenngleich nicht aller.

In der thailändischen Buddhismus-Tradition wird Buddha als irdisches Wesen und als Lehrer, nicht als Gottheit gesehen. Das Wort Buddha bedeutet „erwacht" und bezieht sich nicht auf die Person, sondern auf den Zustand der Erleuchtung des Erwachten.

Das bedeutet also, dass alle Menschen einen Buddha-Geist in sich tragen. Er muss nicht erschaffen werden, er existiert schon und Meditation hilft uns dabei, Zugang zu dem potenziellen Buddha in uns zu erlangen. Doch auch wenn Sie kein so hohes Ziel anstreben, kann Meditation einen sehr positiven beruhigenden und besänftigenden Einfluss auf Ihr Leben haben.

Buddha legte über einhundert verschiedene Arten zu meditieren fest, von denen etwa vierzig im Theravada-Buddhismus am häufigsten praktiziert werden. Obgleich es noch viele andere Meditationsschulen und -stile gibt, sind bei den Thailändern diejenigen am gebräuchlichsten, die einen zentralen Bestandteil des Buddhismus bilden. Auf den folgenden Seiten erklären wir einige ihrer wesentlichen Grundsätze.

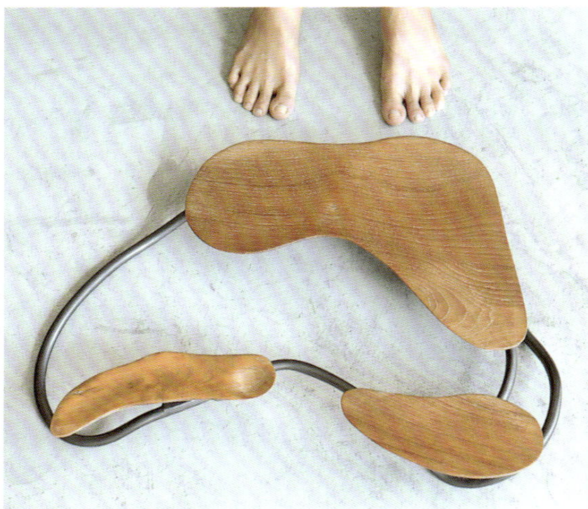

Gegenüber: Die Lotosblume ist die heilige Blume der Buddhisten und der Hindus. Sie symbolisiert Reinheit und wird in Thailand Buddha-Figuren als religiöse Opfergabe dargeboten.
Links: Dieses Kunstwerk ist speziell für die Meditation entworfen worden. Es unterstützt den Körper in der Lotossitzhaltung und ist Teil eines Skulpturen-Paares in einer privaten Kunstsammlung in Bangkok.

Buddhistische Meditation

Die verschiedenen meditativen Praktiken des Theravada-Buddhismus können in zwei Hauptgruppen unterteilt werden. Samatha oder die Meditation der Geistesruhe und Vipassana oder die Meditation der Einsicht. Die erste Art beruhigt den Geist, die zweite versetzt einen in die Lage, sich vom Geist frei zu machen.

Samatha (Meditation der Geistesruhe)

Mit dieser Meditationsform strebt man einen Zustand der Geistesruhe an, indem man seine Aufmerksamkeit auf ein Objekt richtet. Dies kann z. B. eine Blume, eine Kerze, ein Geräusch oder der eigene Atem sein. Durch das Praktizieren von bewusster Konzentration wird der Geist ruhig.

In unserem täglichen Leben werden unsere Sinne ständig mit äußeren Reizen bombardiert, immer gehen uns Gedanken durch den Kopf – oft sogar mehrere gleichzeitig. Wir werden von unseren Gedanken beherrscht und sind uns dessen meist gar nicht bewusst. Samatha-Meditation hilft uns, den Geist zu beruhigen und ermöglicht uns das Erleben innerer Ruhe. Dadurch kann man zur Erkenntnis erlangen, wie Gedanken und Impulse in unserem Geist entstehen. Das Meditieren klärt die Gedanken und verbessert die Konzentrationsfähigkeit. In Zeiten von Stress, Niedergeschlagenheit oder Verwirrung kann diese Art von Meditation helfen, Ruhe und inneren Frieden zu finden.

Menschen, die nach dieser Methode meditieren, berichten, dass die Meditation ihnen geholfen hat, sich besser zu konzentrieren, und dass sie größere geistige Klarheit und inneren Frieden gefunden haben. Dies wiederum bewirkt, dass sie weniger Ängste entwickeln und weniger depressiv sind.

Gegenüber: Die Lotosposition wird normalerweise auf dem Boden ausgeführt, wie hier in der ruhigen und klaren Atmosphäre der Lobby des Devarana Spa in Bangkok.

Vipassana (Meditation der Einsicht)

Wie bei allen Buddhismus-Schulen steht auch bei der thailändischen Tradition die Lehre von Vipassana im Zentrum. Vipassana ist ein Wort aus der Pali-Sprache, in der die Lehren des Theravada-Buddhismus einst niedergeschrieben wurden. Es bedeutet Einsicht und diese Meditationsart strebt nach Selbsterkenntnis durch eine Form der Selbstbeobachtung, die auch als Achtsamkeit bezeichnet wird.

Als ersten Schritt enwickelt man durch die Samatha-Meditation einen ruhigen Geist, dann ist man in der Lage, seinen Geist von unnötigem Ballast zu befreien, und gelangt schließlich zur vollständigen Konzentration. Nun kann man zur Meditation der Einsicht übergehen. Vipassana versetzt einen in die Lage, den ruhigen Geist zu beobachten, seine Natur zu verstehen und ein Bewusstsein von seiner Funktionsweise zu erlangen. Diese als Achtsamkeit bezeichneten Fähigkeiten sind das Ziel aller buddhistischer Praktiken und der Schlüssel zur Erleuchtung.

Ist sich der ruhige Geist der Gedanken und Impulse bewusst, die er selbst erzeugt, erlangt er so die Einsicht, wie er sich von den Fesseln des eigenen Geistes befreien kann. Auf diese Art Meditierende berichten, dass sie im alltäglichen Leben aufmerksa-

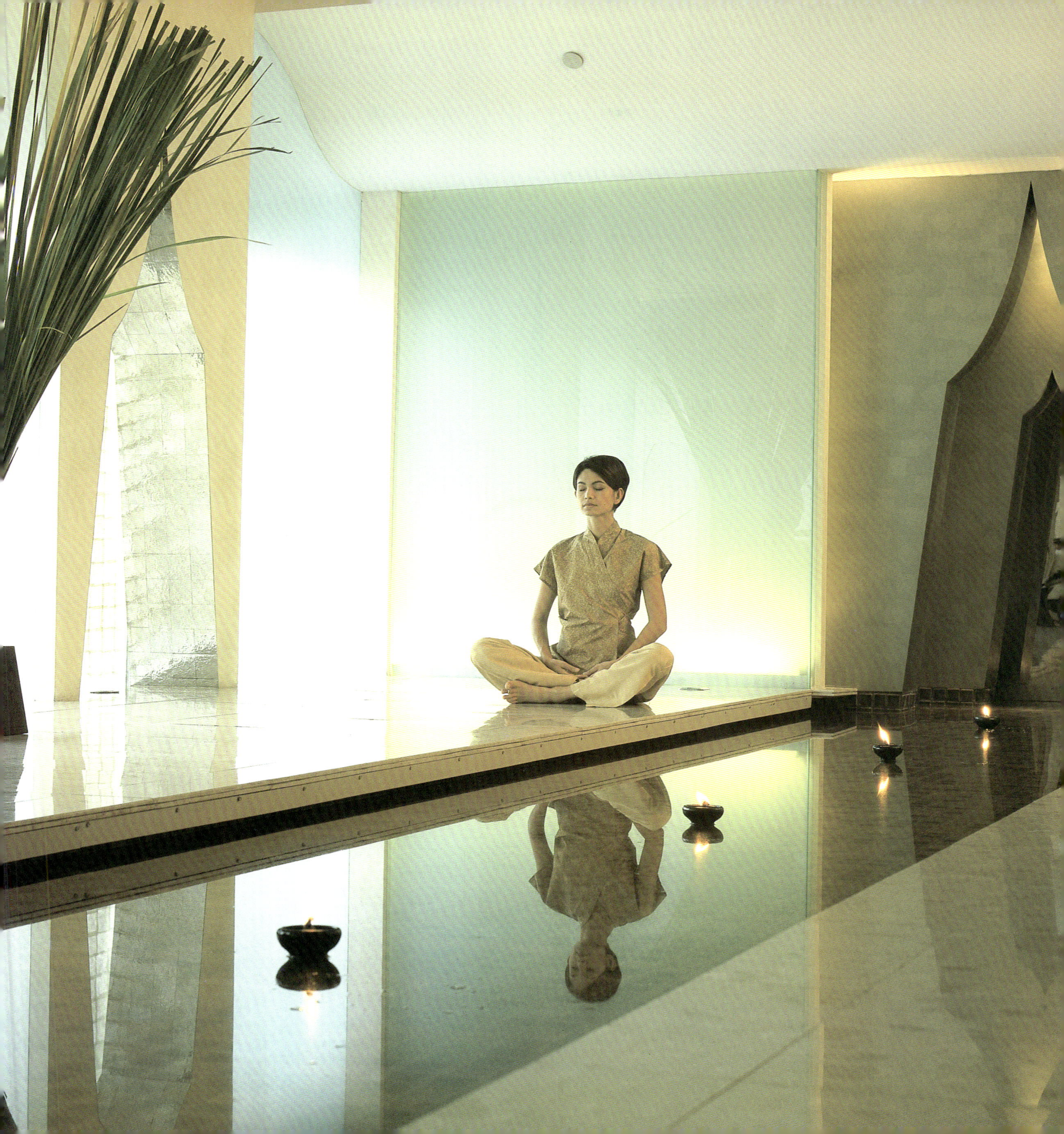

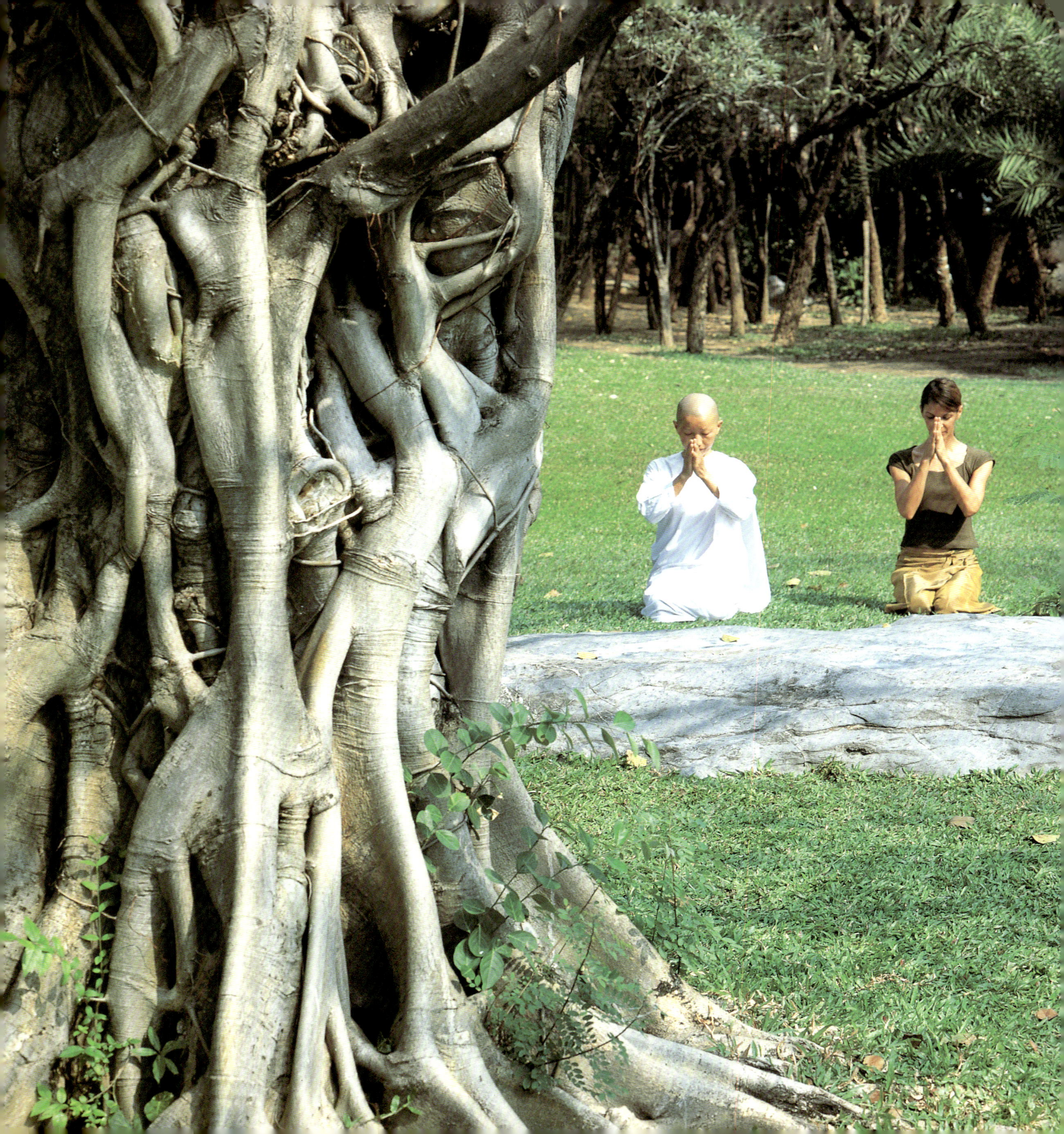

mer wurden und die negativen Angewohnheiten ihres Geistes zu erkennen lernten.

Vipassana wird auch als Meditation der Achtsamkeit bezeichnet, obgleich beide nicht genau dasselbe sind. Das Üben von Achtsamkeit ist Teil der umfassenderen Technik Vipassanas und die meisten Buddhismus-Schulen betrachten Achtsamkeit als die Grundlage Vipassanas.

Achtsamkeit ist die Methode, die uns unsere Gedanken und Emotionen bewusst wahrnehmen lässt und uns in die Lage versetzt zu erkennen, wie sie unser tägliches Leben bestimmen. Achtsamkeit führt zur aufmerksamen Wahrnehmung und Beobachtung des gerade stattfindenden Moments, zur Konzentration auf das Hier und Jetzt. Der Geist erlangt so eine größere Freiheit von seinen ruhelosen Gedanken und von störenden Emotionen.

In unserem täglichen Leben neigen wir dazu, an Gewohnheiten und Äußerlichkeiten zu hängen, wir unterliegen Obsessionen, Abhängigkeiten und Zwängen. Wir klammern uns an Dinge, die uns scheinbar emotionale und geistige Sicherheit bieten, vielleicht sogar an eine Beziehung oder eine Arbeit, die uns gar nicht gut tut. Achtsamkeit befähigt uns, diese Gewohnheiten des Geistes aufzugeben und zu erkennen, wer wir wirklich sind. Sie befreit uns, indem sie unseren Geist befreit.

Vipassana beruht auf vier Bestandteilen, Satipatthana genannt, den Grundlagen der Achtsamkeit: Körper, Gefühl, Geist und Geistesobjekte. Diese vier Komponenten erzeugen Erfahrungen, auch wenn wir uns ihrer nicht bewusst sind. Wenn wir zum Beispiel Mittag essen und unser Geist derweil mit anderen Dingen beschäftigt ist, sind wir uns des tatsächlichen Hier und Jetzt nicht bewusst, wir merken nicht, was gerade im Körper, im Geist, in den Gefühlen und den Geistesobjekten geschieht. Durch Konzentration und Beobachtung dieser vier Objekte kann man Achtsamkeit entwickeln.

Seine Achtsamkeit auf den Atem zu lenken ist eine Art, diese vier Grundlagen zu üben. Indem wir den Atem beobachten, werden wir uns unseres atmenden Körpers bewusst, unseres Gefühls beim Atmen und unserer psychischen Verfassung.

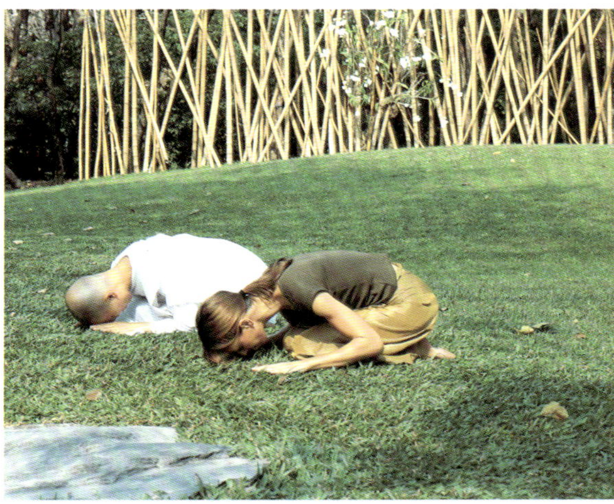

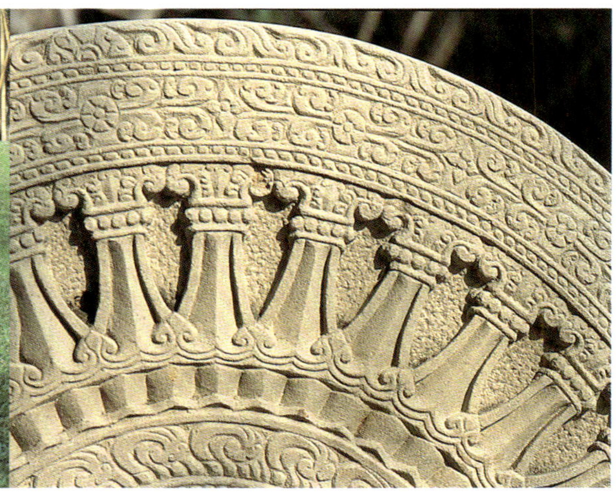

Gegenüber und links außen: Buddha erlangte Erleuchtung während einer Meditation unter einem Bodhi-Baum, daher ist dieser Baum den Buddhisten heilig. Der hier abgebildete Bodhi-Baum steht im Sathira Dhammasthan Ashram in Bangkok. *Links:* Das Rad ist ein wichtiges Motiv buddhistischer Kunst und symbolisiert Buddhas Erleuchtung. Seine erste Predigt hieß „Das Rad der Wahrheit in Gang setzen".

Sich auf ein Meditationsobjekt wie den Atem zu konzentrieren, macht einem klar, wie ruhelos der Geist ist, denn man merkt, wie im Kopf ein Gedanke nach dem anderen auftaucht. Ist man sich dieser Ruhelosigkeit erst einmal bewusst, ist die Voraussetzung zu ihrem Abklingen geschaffen.

Der Atem ist dabei besonders wichtig, weil er den Körper mit Leben versorgt, und in der Meditationspraxis ist daher das Beherrschen des Atems ein indirekter Weg, den Geist zu beherrschen. Den Atemfluss durch achtsames Atmen zu regulieren, macht ihn ruhig und entspannt dadurch auch den Geist. Achtsam zu atmen umfasst sowohl die Meditationstechniken der Geistesruhe als auch die der Einsicht.

Tipps zum Üben von Achtsamkeit:

- jeden Tag zur selben Zeit üben
- einen friedlichen, ruhigen Platz dafür wählen
- bequem und aufrecht sitzen, Augen geschlossen halten
- auf den Körper und alle Gefühle achten
- auf den Atem achten
- auf die Geräusche achten
- die Aufmerksamkeit auf den Geist richten und auf die Gedanken, die auftauchen
- wenn immer neue Gedanken kommen, einfach wieder die Aufmerksamkeit auf den Atem lenken.

Metta (Meditation der Universellen Liebe)

Die meisten Thais sind als Buddhisten vertraut mit dem Begriff Metta oder „universelle Liebe". Für sie ist es ein schönes Wort, das auch als Mädchenname verwendet wird. Im Buddhismus gilt es als Tugend, andere zu lieben, und eine buddhistische Meditationspraxis wird Metta-Meditation genannt. Wäh-

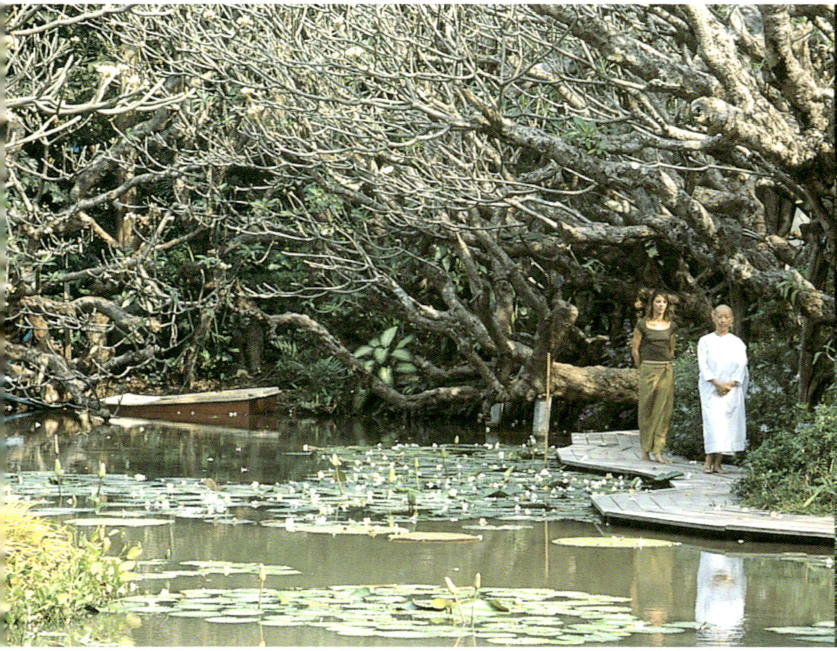

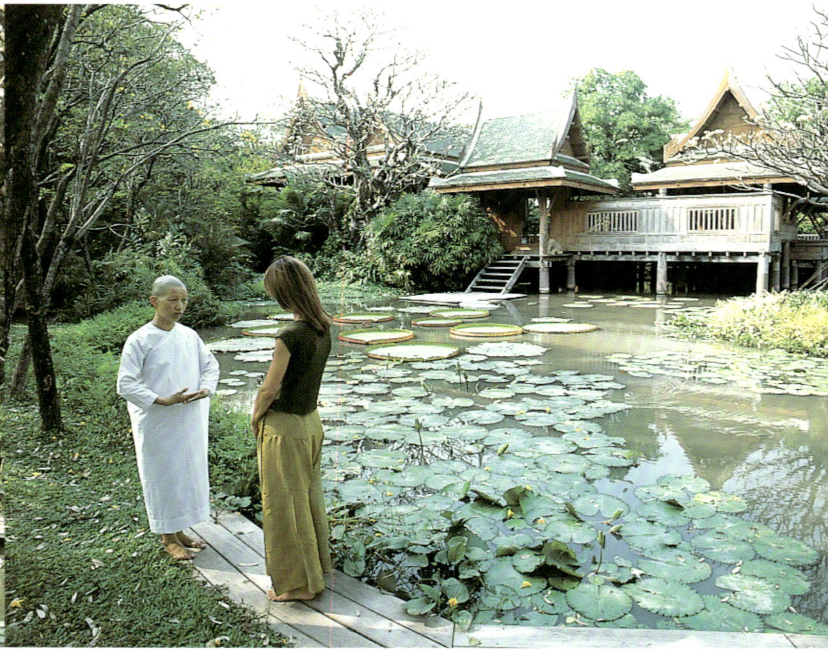

rend man bei der üblichen Art von Liebe dazu tendiert, von bestimmten geliebten Wesen oder Gegenständen Besitz zu ergreifen, ist Metta uneigennützig und eher wie spirituelle Liebe, die alle Wesen umfasst.

Metta beginnt damit, dass man lernt, sich selbst zu lieben; man erweckt die universelle Liebe in sich zuallererst für sich selbst. Dadurch wird man stark genug, diese Liebe auch auf andere auszudehnen. Das Anwenden von Metta macht einen gelassen und gutherzig. Man urteilt nicht mehr so schnell über sich selbst und andere und die Menschen begegnen einem freundlicher. Metta ist eine Form der spirituellen Heilung, denn sie ist ein Mittel gegen Angst. Anstatt zu versuchen, nur sich selbst zu heilen, versucht man, auch andere zu heilen.

Metta-Meditation ist auch ein guter Anfang für die Reise durch die verschiedenen Stadien der Meditationspraxis. Wenn man seine Meditationserfahrung mit der zu Metta gehörender Selbstvergebung beginnt, erlebt man einen Zustand der Ruhe und des Friedens mit sich und der Welt. Davon ausgehend kann man seinen Geist besser in den für die Meditation der Geistesruhe und der Einsicht nötigen Zustand der Konzentration versetzen.

Tipps für die Meditation Universeller Liebe:

• Anfangs sich selbst versichern, dass man stark genug ist, universelle Liebe zu entwickeln.

• Für Metta ist es wichtig zu erkennen, dass alle Wesen aus dem gleichen Fleisch und Blut sind und glücklich sein wollen.

• Die Erkenntnis, dass andere die gleichen Gefühle haben wie man selbst, führt dazu, dass man sich ihnen verbunden fühlt. Man spürt, dass sie zu verletzen dasselbe ist, wie sich selbst zu verletzen. Das ist das Wesen der universellen Liebe.

Unten: Die ruhigen und friedlichen Gärten des Sathira Dhammasthan Ashram in Bangkok. In den Gärten befindet sich eine Reihe „unebener Stufen". Diese zwingen den Spaziergänger, auf jeden Schritt zu achten und machen so aus dem alltäglichen Akt des Gehens ein Meditationstraining.

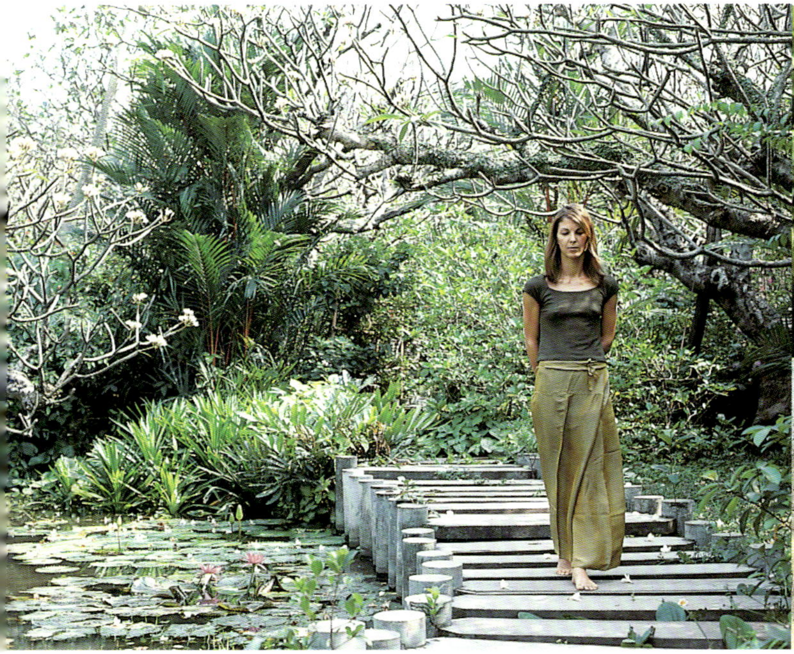

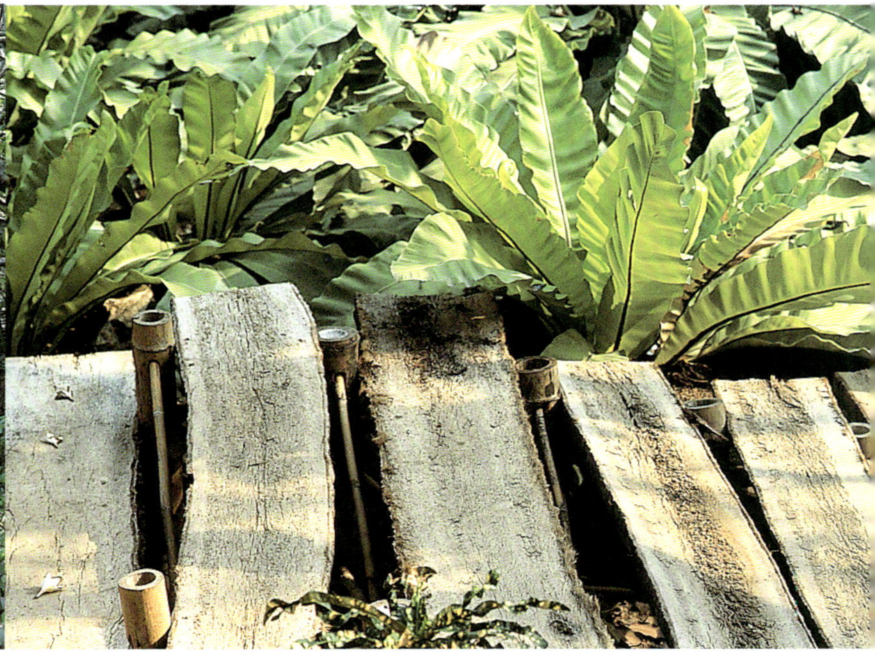

Zentrum der Konzentration

Für alle, die tiefer in das Rätsel von Geist, Körper und Seele eintauchen wollen, bietet Thailand verschiedene Gelegenheiten, das zu erforschen. Hier sind einige Hinweise, was möglich ist – und was nicht.

Der Sathira-Dhammasthan Ashram in Bangkok ist ein spirituelles Zentrum, das von der buddhistischen Nonne Mae-Chee Sansanee gegründet wurde. Früher eine bekannte Schauspielerin, hat sie das weltliche Streben hinter sich gelassen, um ein spirituelles Leben zu führen. Der Ashram liegt in einem weitläufigen Parkgelände inmitten von Bangkok, das Ziel der dort lebenden Gemeinschaft ist, in Harmonie und auf der Grundlage von Mitgefühl zu leben. Mittelpunkt und Triebkraft für die spirituelle Entwicklung ist das Konzept des Dhamma.

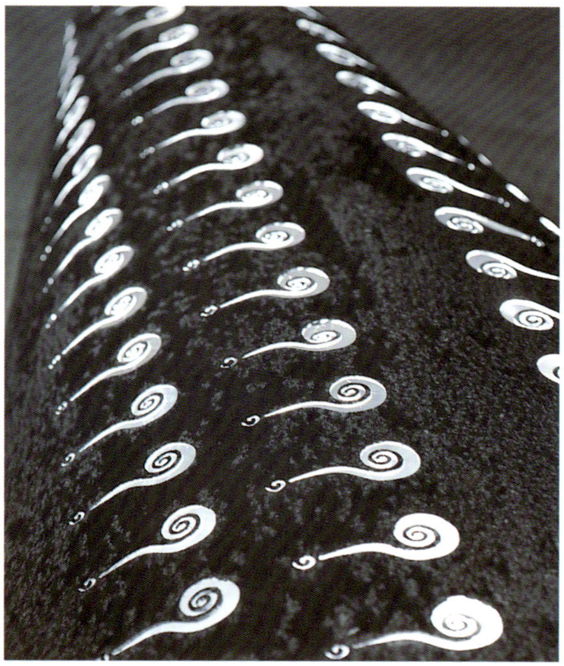

Rechts und gegenüber: Diese beiden Werke sind Teil einer Serie des berühmten Thai-Künstlers Montien Boonma. „Black Question" (rechts) fordert die Betrachter auf, ihre Überzeugungen zu hinterfragen. „Sala of the Mind" (gegenüber) ist von den *Prangs* der Khmer in Angkor Wat inspiriert. Es bietet den Betrachtern einen Platz, um Geist und Gedanken auszuruhen – sie befinden sich dort in einem *Sala* oder Zimmer des Geistes.

Der Ashram bietet drei Hauptprogramme mit neun Aktivitäten für Teilnehmer aller Altersgruppen und beider Geschlechter. Die Programme beruhen auf den Prinzipien der Fürsorge, des Teilens und des Respekts.

1. Eine schöne Welt beginnt mit Dhamma – ein zurückgezogenes Lernen, durch Meditation und die Lehre des Dhamma zu leben. Das Programm stärkt das Wohlbefinden, die Selbstsicherheit und Gelassenheit und bildet so eine solide Basis für inneren Frieden.
2. Mit Kindern eine bessere Welt schaffen – ein Programm, das Kinder und Eltern, Verwandte und Gemeinschaftsmitglieder bei alltäglichen Aktivitäten zusammenbringt. Die hier eingebundenen unterprivilegierten und bedürftigen Kinder sind nicht nur Empfangende. Sie geben denjenigen, die mehr Glück im Leben haben, Anlass zu Inspiration und Demut.
3. Eine schöne Welt beginnt mit mitfühlendem Dienen – das Programm richtet sich an Freiwillige und bietet ihnen Gelegenheit, durch den Dienst an anderen Erfüllung und inneren Frieden zu finden.

Sathira-Dhammasthan Ashram,
24/5 Soi Wacharaphon, Ramindra 55 Road,
Bangkok 10230, Thailand.
Tel.: (66) 02 510-6697, 02 510-4756, 02 509-2237
Fax: (66) 02 519-4633
E-Mail: savika@loxinfo.co.th

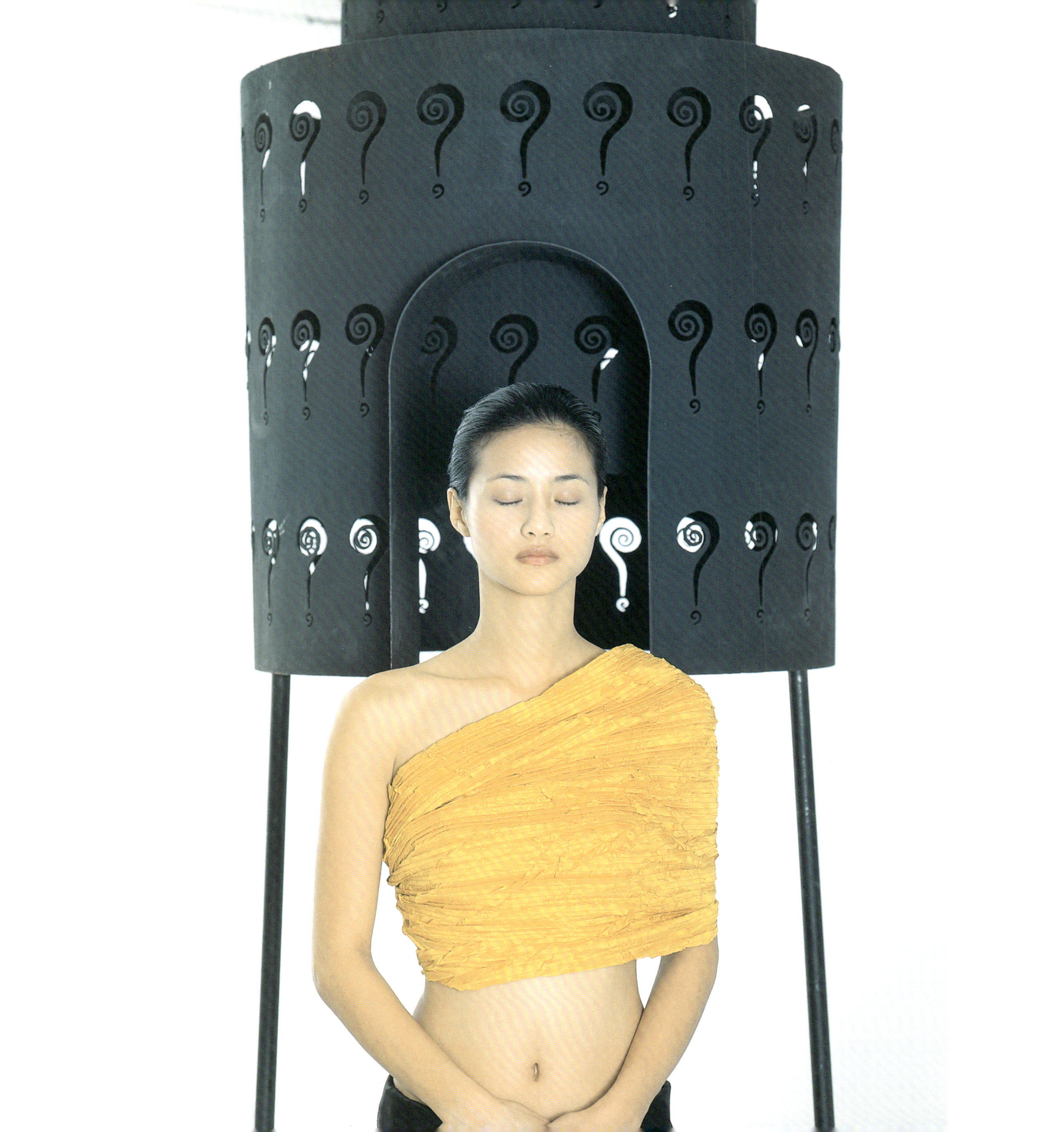

Yoga

Heute bietet jedes anspruchsvolle Spa auch Yogakurse als Teil der Körper-Geist-Therapie an. Obwohl es keine traditionelle Thai-Therapieform ist, spielt Yoga eine bedeutende Rolle in Thai Spas. Lesen Sie, worum es dabei geht!

Yoga ist eine ganzheitliche Methode zum Erlangen von Wohlbefinden durch ein System spiritueller, geistiger und physischer Übungen. Es besteht nicht etwa nur aus Gymnastikübungen, sondern ist ein Lebensstil und eine Weltanschauung. Das Ziel von Yoga ist, den Körper zu stärken und beweglicher zu machen sowie den Geist zu erwecken.

Die Wurzeln des Yoga liegen in Indien und wie auch andere Heiltraditionen kam die alte indische Yoga-Philosophie zusammen mit dem Buddhismus im 2. und 3. Jh. v. Chr. nach Thailand. Daher gehören zur traditionellen Thai-Massage auch eine Anzahl Dehnstellungen aus dem Yoga, die die Beweglichkeit von Muskeln und Wirbelsäule verbessern.

Das Wort „Yoga" stammt aus dem Sanskrit und bedeutet 'Einheit' – Yoga strebt die Verwirklichung der Einheit des Menschen mit dem Universum an. Yoga entstand in Indien vor über 5000 Jahren und spielte eine wesentliche Rolle bei der Entwicklung des Hinduismus, des Buddhismus und der indischen

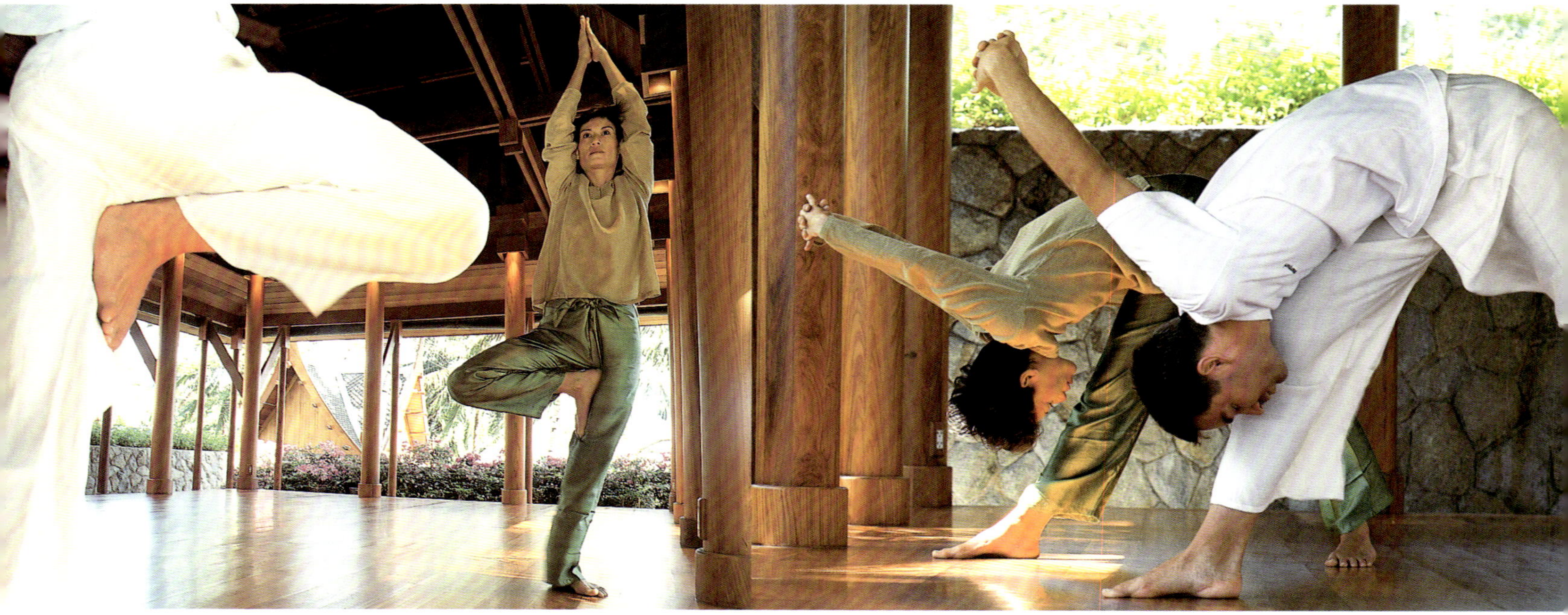

Zivilisation insgesamt. Es besteht aus einem System von Körperstellungen *(Asanas)*, Atemtechniken *(Pranayama)* und Meditation. Wenn man regelmäßig übt, werden die Muskeln gekräftigt und Haltung und Gleichgewicht verbessert. Die heilende Wirkung betrifft immer Körper und Geist.

Ein wesentlicher Aspekt des Yoga ist der Glaube an *Prana* oder die Lebenskraft, die als universelle Energie durch alles hindurchfließt und Dingen und Geist Leben und Form gibt. Yoga-Anhänger glauben, dass wir durch das Atmen am Fluss des *Prana* teilhaben, daher spielt das Atmen im Yoga eine besondere Rolle. Atemübungen oder *Pranayama* sind grundlegend für Gesundheit und innere Harmonie. Sie sollen den Fluss des *Prana* lenken und durch die Freisetzung der inneren Kräfte des Körpers spirituelles Bewusstsein schaffen. Yogastellungen, Meditation und Atemtechniken sind jedoch nur ein kleiner Teil der gesamten Philosophie und Praxis des Yoga.

Unten: Die Yogapositionen im Stehen dehnen und stärken Rücken, Schultern und Beinmuskeln. Sie verbessern Haltung, Gleichgewicht und Muskelkoordination und sind besonders nützlich für Menschen mit steifem Rücken oder die, die viel Zeit im Sitzen verbringen.

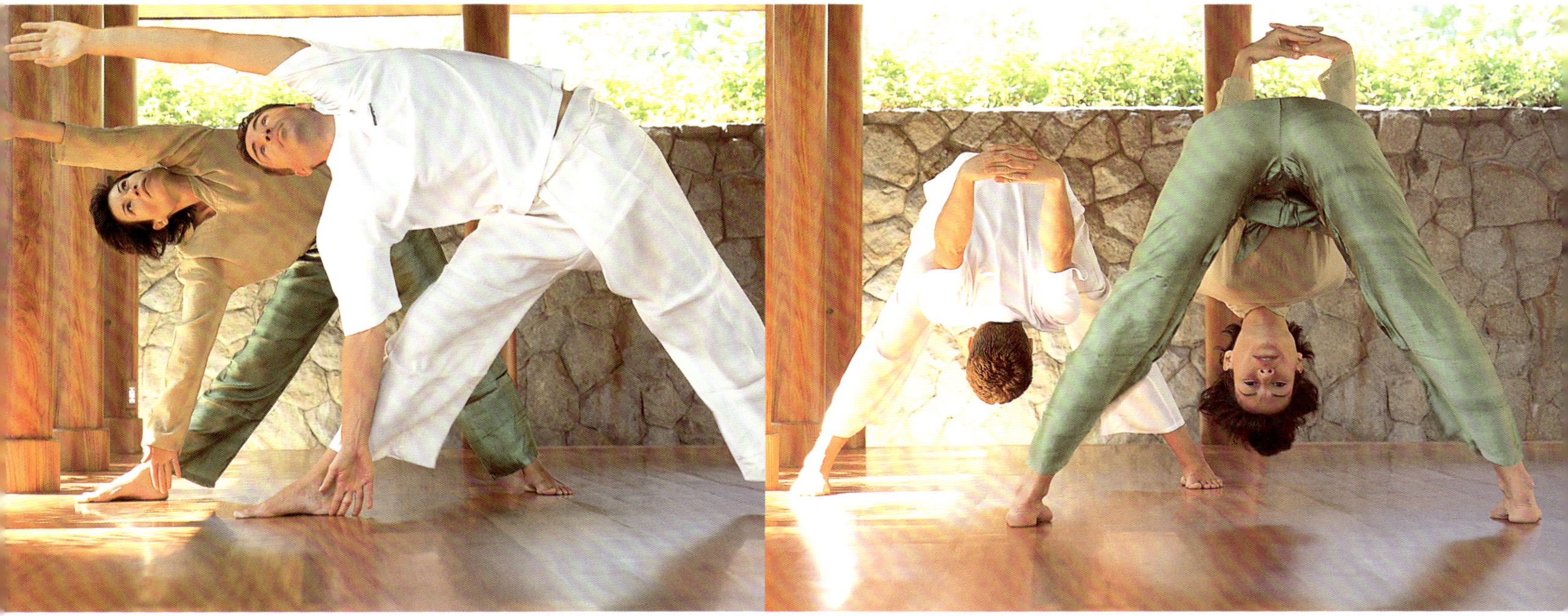

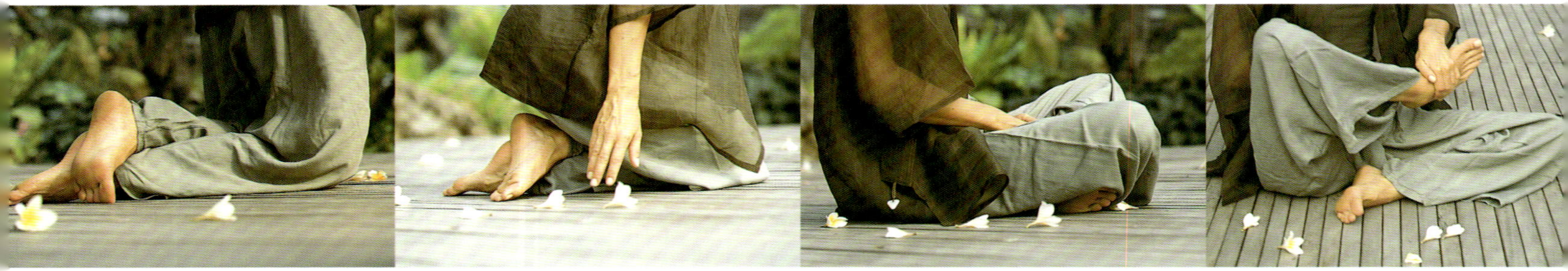

Oben: Wenn man bei der Meditation aus einer stehenden in eine sitzende Haltung übergeht, sollten die Bewegungen langsam und fließend sein. Die ideale Position für die Meditation im Sitzen ist der Lotossitz – die Beine sind untergeschlagen, die Füße ruhen auf den gegenüberliegenden Oberschenkeln, die Sohlen zeigen nach oben.

Yoga Asanas

Beim Hatha-Yoga wird über die Arbeit mit dem Körper ein höheres Bewusstsein angestrebt, indem man *Asanas* genannte Stellungen einnimmt und sich bewusst macht, wie sie sich anfühlen. Die physischen Anforderungen machen den Körper fit, schaffen aber darüber hinaus ein Energiegleichgewicht von Körper und Geist. Yoga-Training verleiht Stärke und Beweglichkeit und der Fluss der Energie innere Vitalität. Hatha-Yoga bereitet den Körper auch darauf vor, während der Meditationsübungen über lange Zeiträume hinweg stillsitzen zu können.

Pranayama – der Atem im Yoga

Pranayama ist ein Wort aus dem Sanskrit, das „Kontrolle über das Atmen" bedeutet. In den Yoga-Sutras steht, dass Störungen der Psyche unregelmäßiges Atmen hervorrufen, während regelmäßiges Atmen beruhigt und so den Geist für die Meditation vorbereitet. Die Lungen gehören zu den Ausscheidungsorganen; sie transportieren Abfallprodukte wie Kohlendioxyd aus dem Körper. Tief zu atmen beruhigt daher nicht nur den Geist, sondern beugt auch Krankheiten vor. So kann Atmen eine Form der Selbstheilung für Körper und Geist sein.

Während der *Pranayama*-Atemübungen kann durch die Bewegung des Atems der ganze Körper massiert werden. Viele atmen nicht richtig, weil der Atem durch Behinderungen oder Anspannung eingeschränkt ist. Wenn man angespannt ist, werden die Kapillaren im Körper blockiert und die Muskeln verhärten sich, wodurch die Durchblutung behindert wird. Entspanntes Atmen regt die Zirkulation von Blut und Sauerstoff im Körper an und gibt neue Energie und Lebenskraft.

Nutzen des Yoga

Yoga ist keine Therapie für bestimmte Krankheiten, kann jedoch die Funktionen des Körpers im Allgemeinen verbessern. Praktizierende berichten von Verbesserungen des körperlichen sowie psychischen Zustands, betonen aber, dass Yogaübungen regel-

„Die meisten Menschen leiden unter falschem Denken und falschen Lebenszielen. Glück kommt nicht von äußerlichem Besitz... wenn man in geistigem Frieden lebt, strahlt man von innen Schönheit aus."
— Mae-Che Sansanee, buddhistische Nonne und Gründerin des Sathira-Dhammasthan Ashram

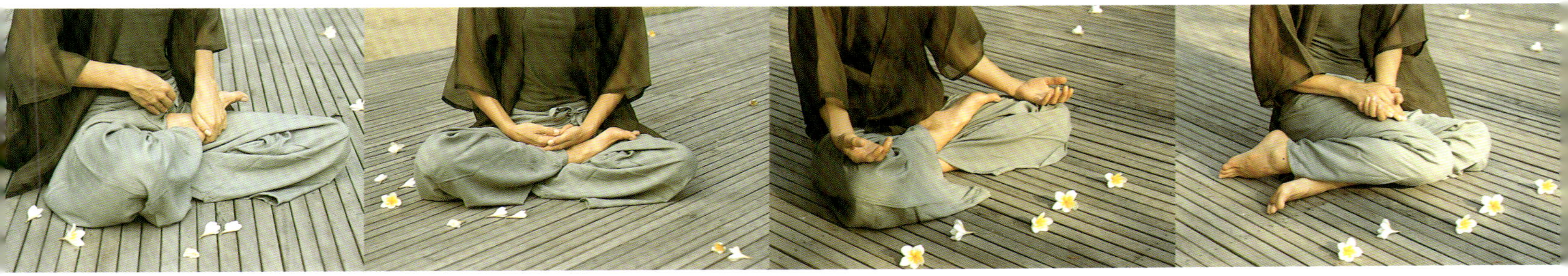

mäßig durchgeführt werden müssen, um zu wirken.

Körperliche Nutzen sind u. a.:

- Stabilisierung des Nervensystems
- Verminderung des Pulsschlags, der Atemgeschwindigkeit, des Blutdrucks
- Kreislauf- und Atmungssystem arbeiten besser
- positiver Einfluss auf endokrines System und Verdauungssystem
- Normalisierung des Gewichts
- Zunahme von Muskel- und Gelenkbeweglichkeit
- Verbesserung der Haltung, besserer Schlaf
- Zunahme von Energie, Stärke, Ausdauer und Immunität

Psychische Nutzen sind u. a.:

- Abnahme von Angst, Depressionen und Feindseligkeit
- Verbesserung der Stimmung, allgemeines Wohlbefinden
- Verbesserung von Aufmerksamkeit, Konzentration, Gedächtnis

Yoga gegen das Altern

In der Yoga-Philosophie heißt es, dass nicht die Zahl der Jahre, sondern die Flexibilität der Wirbelsäule das Alter eines Menschen bestimmt.

Yoga verzögert den Alterungsprozess, indem es die Wirbelsäule beweglich hält, die Haut strafft, Körperverspannungen auflöst, die Bauchmuskeln stärkt, den Muskeltonus und eine schlechte Haltung verbessert – alles Merkmale des jugendlichen Körpers!

Es ist wissenschaftlich nachgewiesen, dass Yoga eine verjüngende Wirkung auf Hypophyse, Nebenniere, Schild- und Geschlechtsdrüsen und das Nervensystem hat. Durch die verbesserte Funktion dieser Drüsen erlebt man ein Gefühl des körperlichen und psychischen Wohlbefindens. Dadurch steigt das Selbstvertrauen, man wird entspannter und optimistischer. Yoga kann gute Laune machen – kein Wunder, dass es so viele Anhänger hat und besonders unter den Schauspielern.

Oben rechts außen: Zwischen den Yogastellungen sollte man die richtige Sitzhaltung einnehmen – die Beine zur Seite, die Hände zusammengelegt auf dem rechten Bein.

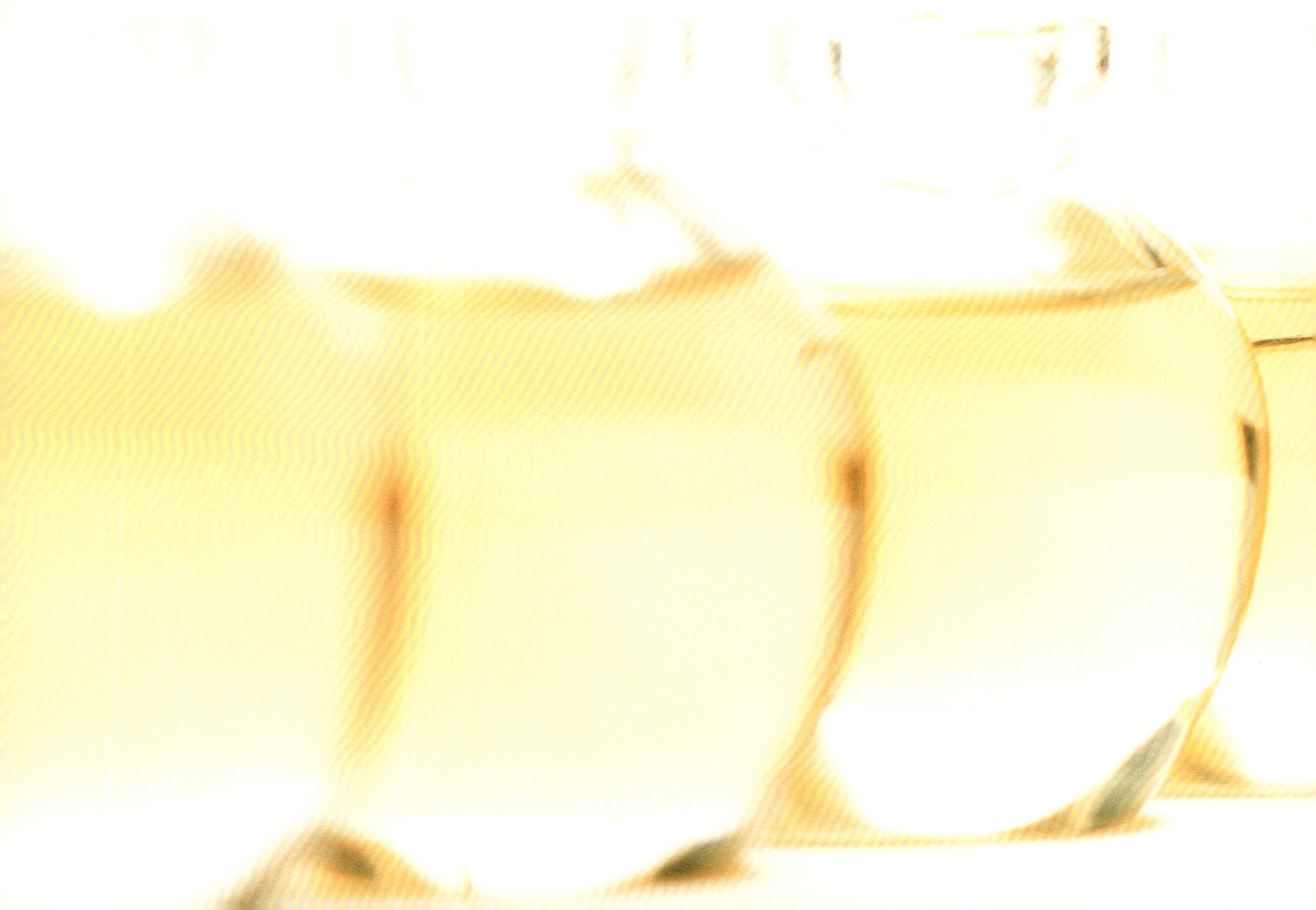

Thai Spa zu Hause

„Jeden Tag etwas für seinen Körper zu tun, ist das beste Verwöhnprogramm überhaupt – seien Sie gut zu sich selbst, denn Sie verdienen es."
— Khun Orawan Choeysawat, Spa-Managerin vom Oriental Spa.

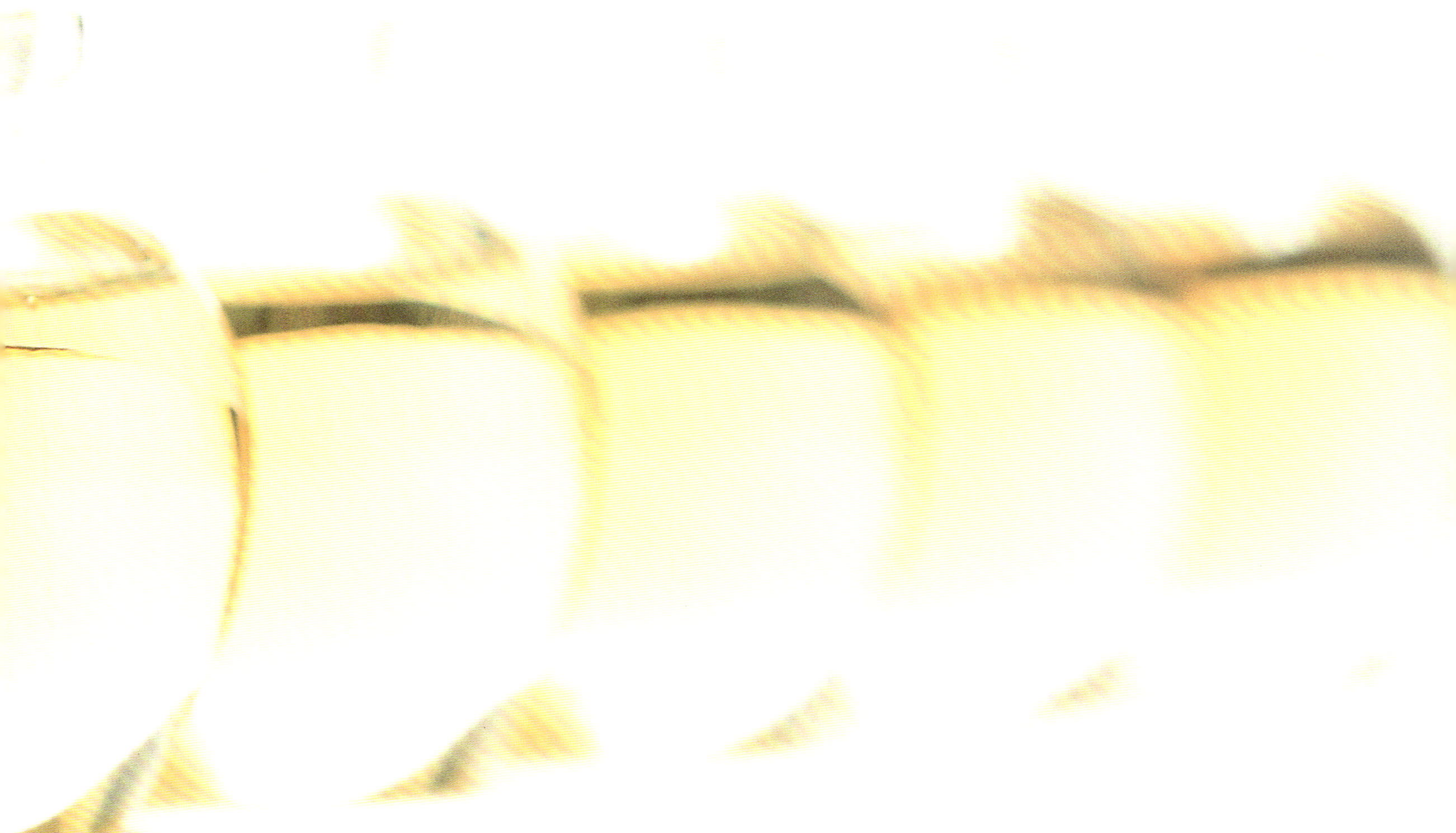

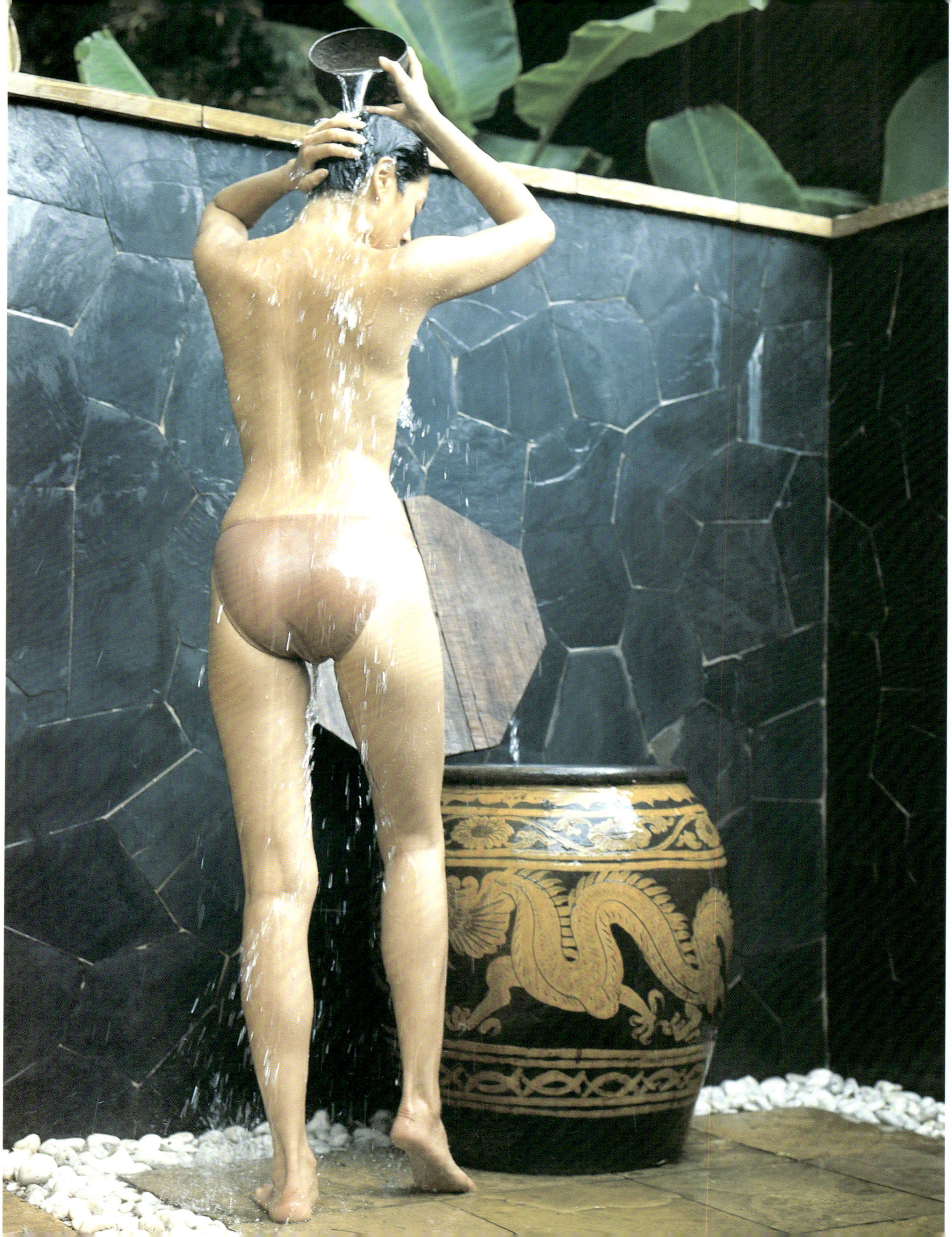

Sich himmlisch verwöhnen mit Pflanzen-Power

Bäder und Körperbehandlungen gehören zu den verlockenden Angeboten der Thai Spas. Versuchen Sie diese Wundermittel doch einmal zu Hause. Stellen Sie das Telefon ab, spielen Sie leise entspannende Musik und probieren Sie einige Rezepte der besten Spas, die wir für Sie aufgeschrieben haben. Mit ihrer Vielfalt traditioneller Zutaten sind sie garantierte Wonnen für den Körper.

Zu baden ist in Thailand ein wichtiges Ritual, da Thais wegen der tropischen Hitze oft baden. Thai-Siedlungen lagen traditionell an den Ufern von Flüssen und Kanälen, und am Wasser standen die Häuser auf Pfählen – zum Eingang führte eine Treppe vom Wasser hinauf. Zum Baden ging man einfach über die Treppe ins Wasser. Kleine Kinder badeten nackt, während Männer und Frauen in einen Sarong gehüllt waren – ein charmanter Anblick entlang der Wasserwege.

Dieser altmodische Brauch wurde vom Tamarind Retreat in Koh Samui aufgegriffen, wo jeder Gast einen geblümten Sarong bekommt. Wenn man in das kalte Tauchbecken zwischen den Felsen steigt, in der von Felsen gebildeten Dampfsauna sitzt oder eine Massage in einem Open-Air-Pavillon genießt – was könnte bequemer und entspannender sein, als einfach nur einen Baumwoll-Sarong auf dem nackten Körper zu tragen als Schutz vor der tropischen Außenwelt?

Das feuchte Klima und die gesunde Ernährung mit frischen Früchten und Gemüsen bescheren den Menschen in Thailand einen faltenfreien Teint. Und gegen die Hitze gibt es bei ihnen außer den häufigen Bädern noch viele erfrischende Mittel: *Dinsaw Pong* oder weiße Tonerde auf die Haut und das Gesicht gestrichen ist eine wunderbare Kühlung und der Mineralstein *Saan Som* wirkt natürlich desodorierend, wenn man ihn befeuchtet und damit über die Haut streicht.

Neben kühlenden Behandlungen umfassen die alten Thai-Körperbehandlungen eine Reihe Heiltherapien mit Wärme, die auf den Prinzipien traditioneller Kräutermedizin beruhen. Kräuterkompressen und -umschläge beleben und verjüngen und gehören heute zu jedem Thai-Spa-Angebot.

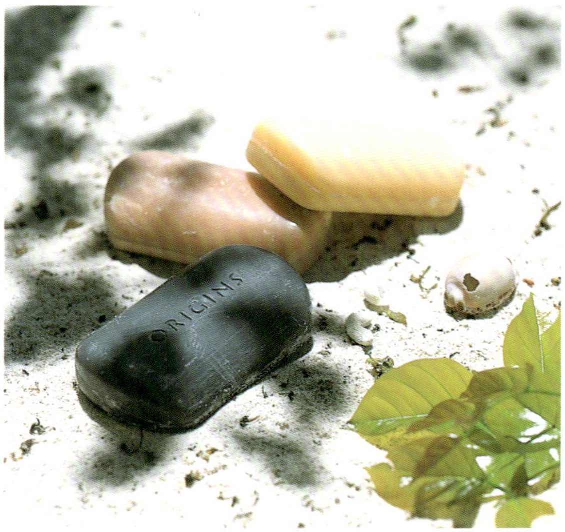

Gegenüber: Bei heißem Wetter sind kräftige Güsse mit kaltem Wasser herrlich erfrischend – so haben die Thais sich früher mit dem in Gefäßen aufgefangenen Regenwasser übergossen.
Links: Für eine tropische Dusche muss man nicht in Thailand sein. Seifen wie diese von Origins sind überall erhältlich. Sie enthalten ätherische Öle von Nelken, Menthol und Ylang-Ylang und duften herrlich tropisch.

Duftende Badefreuden

Ein beruhigendes, heißes Bad ist eine angenehme Art, am Ende eines langen Tages die müden Muskeln zu pflegen. Geben Sie ein paar Tropfen Aromaöl oder einen Esslöffel gemahlenen Ingwer unter das einlaufende Wasser und lassen Sie die warme, dampfende Luft Wunder an Körper und Seele vollbringen. Legen Sie sich zwei feuchte, gekühlte Teebeutel auf die Augen, das wirkt abschwellend.

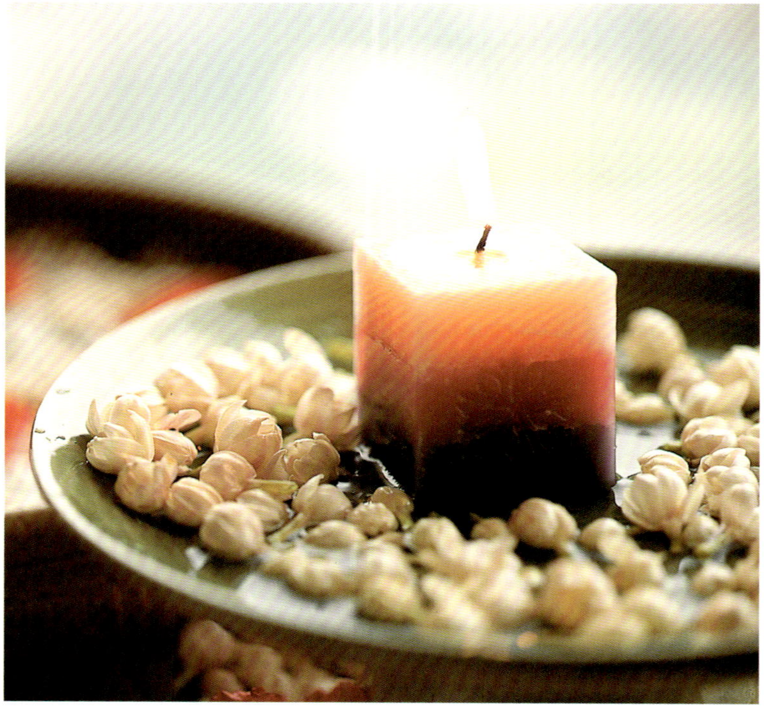

Ein langes Bad macht die Haut weich und beschleunigt die Ölabsorption. Brauchen Sie jedoch eine schnelle Energiespritze, nehmen Sie eine Aromadusche: etwas Aromaöl mit einem Trägeröl mischen und in die Haut einmassieren, dann unter die Dusche. Oder einen Waschlappen in die Mixtur tauchen und sich damit während des Duschens abreiben. Duschen Sie in der Badewanne, verschließen Sie den Abfluss, damit das Öl in dem warmen Wasser verdunstet.

Versuchen Sie diese Aromen, um Beschwerden wegzuspülen: Jasmin und Tangerine entspannen und beleben nach einem anstrengenden Tag; Ylang-Ylang und Jasmin wecken die Sinne und stimmen romantisch; Pfefferminz, Limette und Basilikum sind ein frisches Trio zur Stärkung eines müden Körpers; Ingwer und Eukalyptus lindern Schmerzen; Limette, Eukalyptus und Teebaum beruhigen bei Husten und Erkältungen; Tangerine, Kampfer und Ylang-Ylang helfen Schlaflosen und ein Mix aus Zitronengras, Pfefferminz und Limette ist ein wiederbelebendes Mittel bei Kater.

Milch-und-Honig-Bad

Die Thais wissen seit langem von der Heilwirkung des Honigs, der die Haut reinigt, beruhigt und nährt. Das Banyan Tree Spa hat ein Bad aus Milch und Honig kreiert, um den ganzen Körper zu erfrischen und zu pflegen. Streuen Sie noch ein paar Rosenblütenblätter ins Wasser und genießen Sie die luxuriöse Hautpflege.

3 Teelöffel	Honig
2 Liter	frische Milch
10 Tropfen	Ihres Lieblingsaromaöls
1 Handvoll	Badesalz
zum Einstreuen	rote Rosenblütenblätter

Honig, Milch und Badesalz mischen und gut verrühren, bis Honig und Salz sich aufgelöst haben. Die Mischung in das Badewasser geben. Ätherisches Öl hinzufügen, die Rosenblütenblätter ins Wasser streuen und im Luxusbad schwelgen.

Fünf-Sterne-Bad

Dieses vom Spa Botanica im Sukhothai Bangkok angebotene Luxusbad aus fünf Zutaten ist eine Wohltat für die Haut. Banane und Kokosnuss von den überall in Thailand wachsenden Bäumen nähren die Haut, Milch und Joghurt machen sie weich und seidig und Honig – in Thailand traditionell gegen Narbengewebe eingesetzt und von königlichen Projekten unter majestätischem Patronat produziert – verfeinert die Poren und lässt die Haut schimmern.

Fruchtfleisch	einer Banane
2 Esslöffel	Milch
1 Esslöffel	Kokosnussmilch
1 Esslöffel	Joghurt
1 Esslöffel	Honig

Alle Zutaten mischen und in den Körper einmassieren. 10–20 Minuten im warmen Bad bleiben, damit die Haut genährt wird.

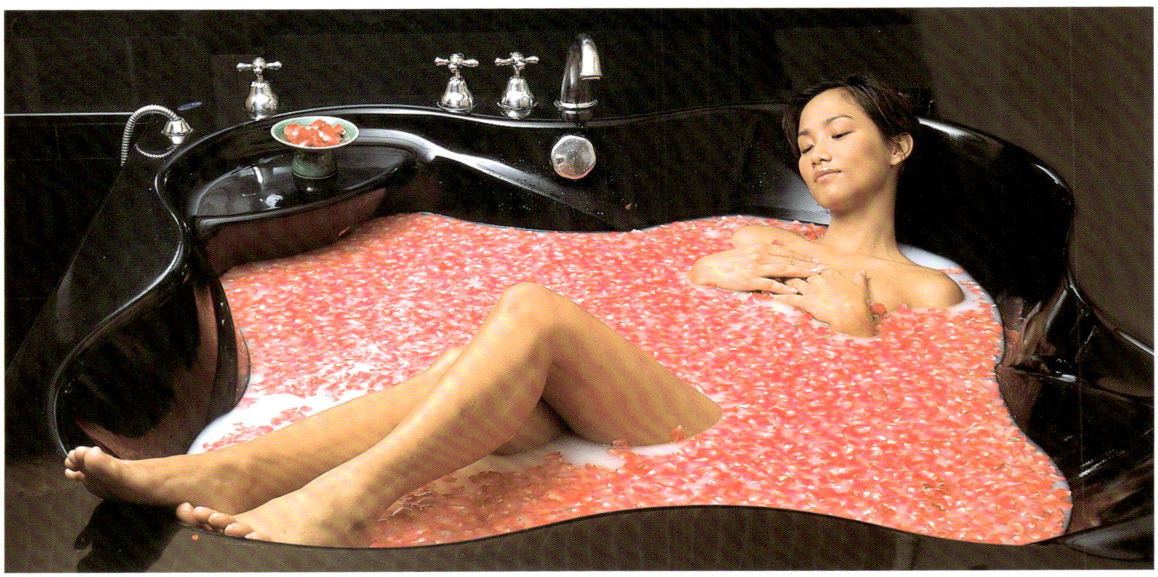

Gegenüber: Duftkerzen wie diese vom Angsana Spa schaffen eine romantische Atmosphäre in Ihrem Badezimmer. *Links:* Ein Milchbad war früher Prinzessinen vorbehalten, heute können Sie es selbst zubereiten. Streuen Sie für einen wahrhaft königlichen Genuss noch ein paar Rosenblütenblätter ins Bad.

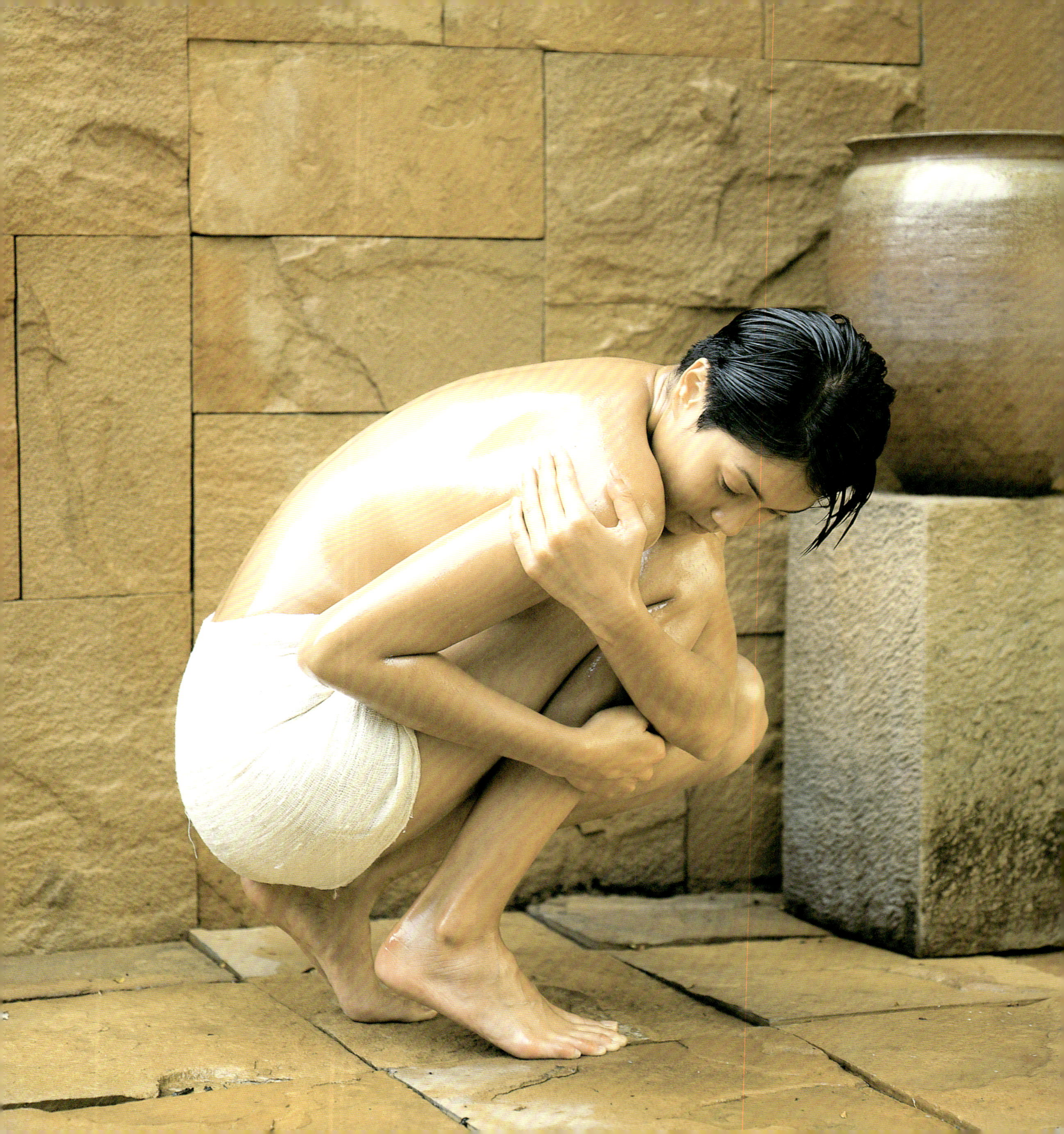

Feuchtigkeitsspender nach dem Bad

Da die Haut an Armen und Beinen nur wenige Talgdrüsen hat, trocknen Füße, Ellbogen und Knie ohne zusätzliche Feuchtigkeit schnell aus. Den Körper mit Extra-Feuchtigkeit zu versorgen, ist die beste und einfachste Methode zum Verwöhnen der Haut. Body Lotions halten die Haut samtweich und geschmeidig, denn sie versiegeln die Oberfläche und die Flüssigkeit bleibt im Gewebe, anstatt zu verdunsten.

Duftende Ölung

Nach einer Dusche die Haut mit Öl zu pflegen, ist eine der wirkungsvollsten Spa-Behandlungen, die man sich leicht zu Hause gönnen kann. Wenn die Haut weich, warm und feucht ist, nimmt sie das Öl am besten auf und der Befeuchtungseffekt ist am größten. Probieren Sie nach der nächsten heißen Dusche dieses verführerisch einfache Rezept des Spa Botanica im Sukhothai Bangkok und Ihre Haut wird samtig weich sein und exotisch duften.

Für reife und trockene Haut

1 Esslöffel	Mandelöl
2 Tropfen	Jasmin-Aromaöl
2 Tropfen	Sandelholz-Aromaöl

Für alle Hauttypen

1 Esslöffel	Mandel- oder Jojobaöl
3 Tropfen	Frangipani-Aromaöl

Die Öle in der Handfläche mischen und nach Dusche oder Bad in den ganzen Körper einmassieren, am besten in die warme, noch leicht feuchte Haut. So wird die Feuchtigkeit versiegelt.

Ei-und-Honig-Verwöhnpackung

Wenn Ihre Haut trocken ist und müde wirkt, braucht sie eine Extra-Pflege mit Eigelb (viel Vitamin A) und Honig, um wieder sanft und strahlend zu werden. Von den Banyan Tree Spas in Phuket und Bangkok stammt dies Rezept für eine regenerierende Feuchtigkeitsmaske für den Körper.

1	Eigelb
1 Teelöffel	Honig
2 Tropfen	reines Olivenöl

Alle Zutaten mischen und 2–3 Minuten schlagen. Die Mixtur über den Körper verteilen und 10–15 Minuten wirken lassen. Abspülen.

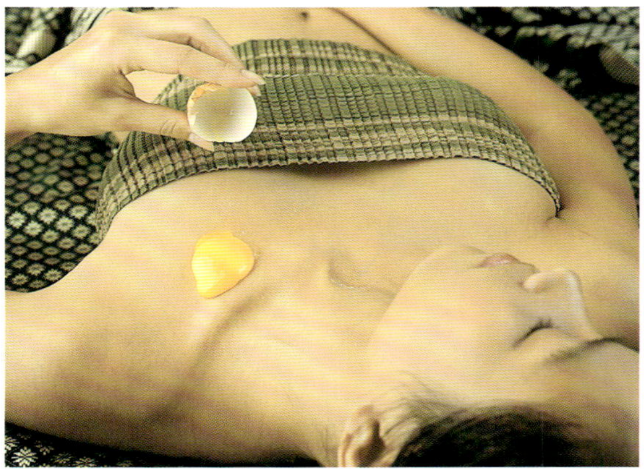

Gegenüber: Die beste Zeit für eine Extra-Portion Feuchtigkeit für die Haut ist nach einem Bad, wenn die Öle gut eindringen können. *Links:* Ein Rezept mit Ei und Honig mag nach einem Dessert klingen, aber hier ist es ein Genuss für die Haut, nicht für den Geschmackssinn.

Beauty-Kicks für den Körper

Die Natur liefert die Inspiration für die vielfältigen Beauty-Rezepte, die die Thai Spas zur Körperpflege anbieten. Probieren Sie selbst zu Hause diese nährenden, belebenden und schützenden Verwöhnrezepte für Ihre Haut!

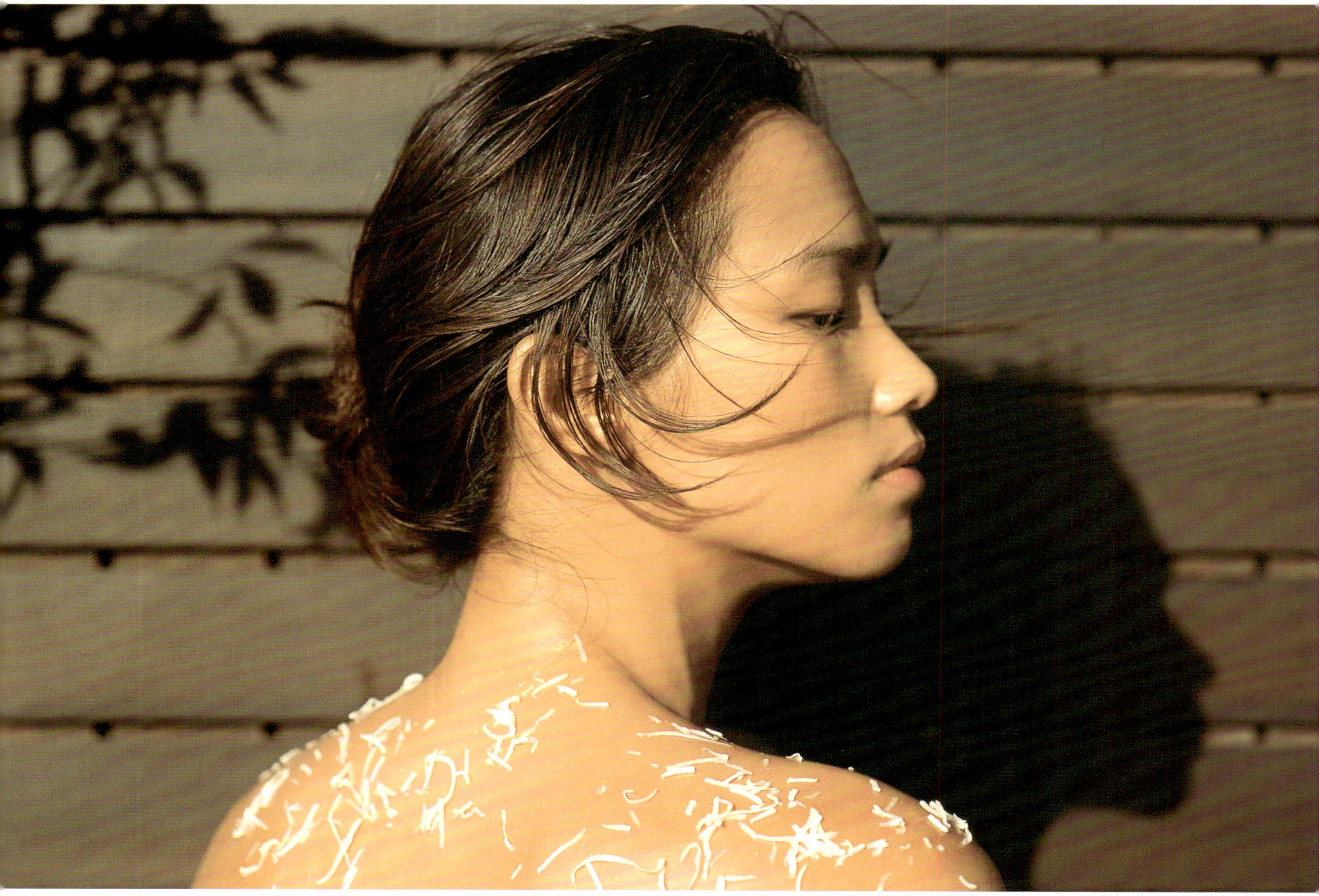

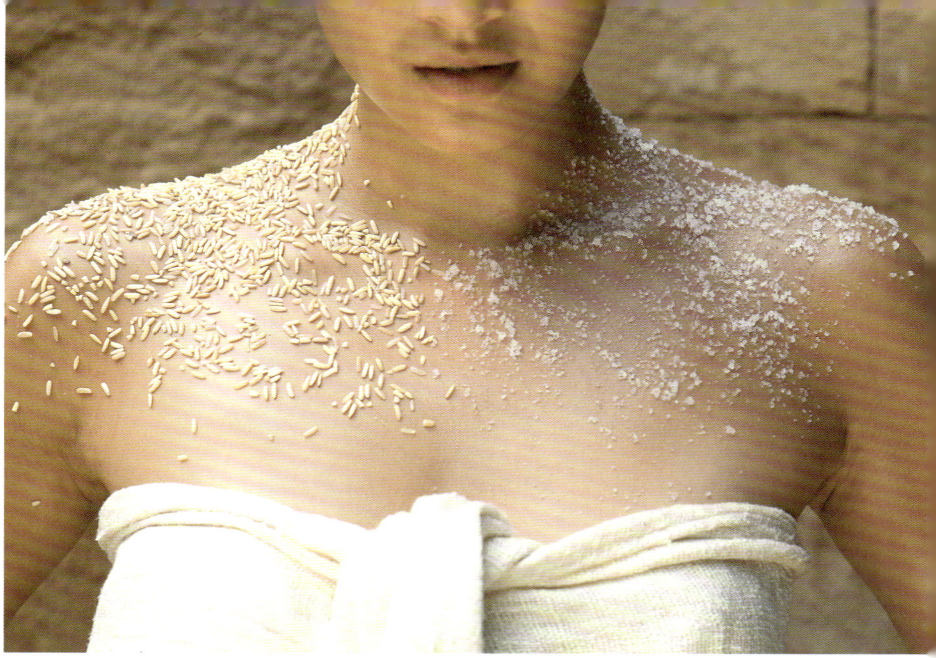

Kokosnuss-Peeling

Kokosnüsse und Reis sind in der thailändischen Landschaft und Küche allgegenwärtig. Reis ist die Lebensgrundlage der Thai-Kultur, um den sich viele Rituale ranken, und für die Kokosnuss gibt es hunderte verschiedene Verwendungen. Inspiriert von den vielen Kokosnussbäumen um das Amanpuri Resort ist dieses Angebot des Aman Spa, in dem die Kokosnuss für ein luxuriöses Bodypeeling nach einer Aromatherapie verwendet wird. Sie wären gern dort? Schaffen Sie sich doch den Duft und das herrliche Körpergefühl mit diesem einfachen Rezept selbst.

1	Kokosnuss
2 Esslöffel	gemahlener Reis
2 Esslöffel	Kokosnussmilch

Kokosnussfleisch raspeln und mit dem gemahlenen Reis und der Kokosnussmilch mischen. Den Mix auf dem ganzen Körper verreiben, um die Haut zu reinigen und ihr Feuchtigkeit zu geben. Sich 10 Minuten lang in ein Handtuch einwickeln. Die Packung mit einem warmen, feuchten Tuch abnehmen, dann abduschen. Genießen Sie Ihre sanfte und glatte Haut!

Salz-Körperpeeling

Obwohl viele Thai Spas am Wasser liegen, sind die Outdoor-Behandlungsräume mit Meerblick des Le Royal Spa im Le Meridien Phuket Yacht Club ein besonderer Luxus. Stellen Sie sich vor, in dem Spa mit Meerblick zu liegen, während Sie sich seinen kräftigenden Salz-Körperpeeling zunutze machen.

13 Esslöffel	Meersalz
300 ml	Massageöl Ihrer Wahl

Die Zutaten mischen und mit kreisförmigen Bewegungen den ganzen Körper damit einreiben – zuerst die Beine, dann Rücken, Arme und Bauch. Bikini-Gegend und raue Knie und Ellbogen besonders bedenken. Abduschen und Body Lotion auftragen, um Ihrer wunderbar glatten Haut Feuchtigkeit zu spenden.

Gegenüber: Kokosnussfleisch ist reich an Öl, das dem Körper einen seidigen Glanz verleiht. Haben Sie keine frische Kokosnuss, können Sie auch getrocknete Raspeln in Wasser einweichen. *Oben:* Die körnige Struktur macht Reis und Meersalz zu beliebten Zutaten in den Körperpeelings der Thai Spas.

Tamarinden-Körperpeeling

Die Tamarindenfrucht mit ihrem hohen Säuregehalt wird von den Thais seit Jahrhunderten als aufhellendes Mittel und zum Peelen und Glätten der Haut verwendet. Hier ist ein modernes Spa-Rezept auf der Basis eines uralten Schönheitsmittels, inspiriert von den Tamarindenbäumen in den üppigen Gärten des Spa Botanica im Sukhothai Bangkok.

2 Esslöffel	Tamarindenpulver
2 Esslöffel	Reismehl
3–5 Tropfen	Neroli-Aromaöl
1 Esslöffel	Honig

Alle Zutaten mit etwas Milch zu einer Paste anrühren, den ganzen Körper damit einreiben, dann warm abduschen.

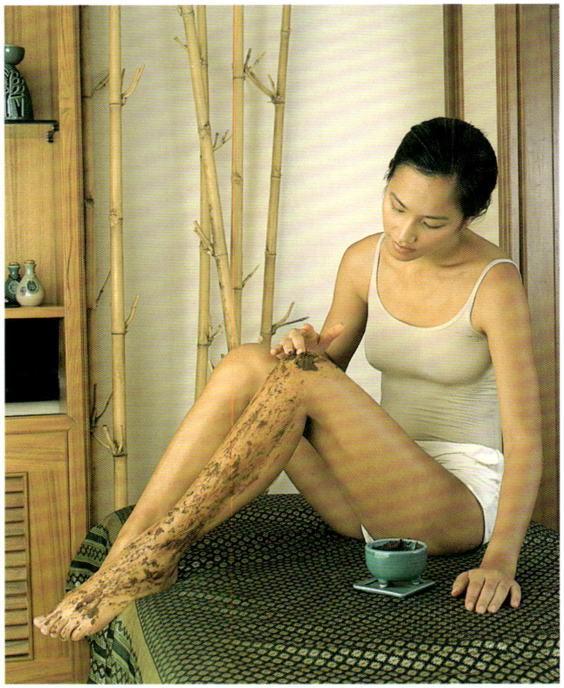

Oben: Die wärmende Wirkung dieses Ingwer-Körperpeelings tut Gelenken und Muskeln gut – genau das Richtige, wenn man den ganzen Tag auf den Beinen war! *Rechts:* Wenn Sie sich nicht Ihr eigenes Körperpeeling bereiten wollen, steigern Sie doch Ihre Badefreuden mit dieser fertigen Ingwer-Meersalz-Mischung von Origins! *Gegenüber:* Diese würzige Mixtur mag nach köstlichem Essen riechen und aussehen, doch ist sie als Wohltat für die Haut gedacht – massieren Sie damit Ihren Körper, um sich schöner und erfrischt zu fühlen!

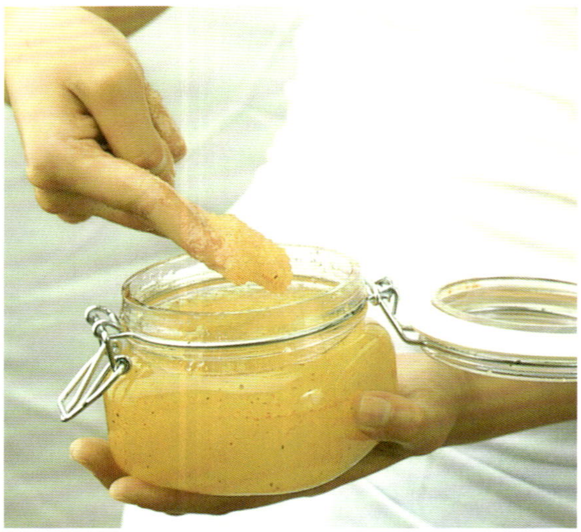

Ingwer-Körperpeeling

Die Ingwerwurzel wird von Thais seit Jahrhunderten in vielen Gerichten und für Heilzwecke verwendet. Ingwer hilft gegen Blähungen und wärmt den Körper. Fühlen sich Ihre Muskeln verspannt an oder schmerzen, probieren Sie dieses vom Banyan Tree Spa kreierte Rezept. Die Wärme des Ingwers durchdringt die Haut und lindert Muskelschmerzen, während der körnige Reis als eines der besten Peelingmittel aus dem Garten von Mutter Natur die Haut verschönt. Dieses Rezept ist eine besonders entspannende Wohltat nach anstrengenden sportlichen Aktivitäten.

4 Esslöffel	Ingwerpulver
4 Esslöffel	Reiskörner
Zum Anrühren	warmes Wasser

Ingwerpulver und Reiskörner mischen, mit etwas warmem Wasser zu einer Paste anrühren. Mit kreisenden Bewegungen den ganzen Körper damit einreiben, besonders Gelenke, Muskeln oder schmerzende Stellen. Mit warmem Wasser abduschen.

Power-Peeling mit Thai-Gewürzen

Wenn Sie das würzige Aroma von Thai-Gerichten lieben, werden Sie schon die Zubereitung dieses Körperpeelings genießen. Das Angsana Spa Laguna Phuket hat dieses Schönheitsmittel erdacht, das antiseptisch und klärend wirkt, die Haut beruhigt und die Durchblutung anregt.

1 Teelöffel	gemahlene Kaffirlimettenschale
1 Teelöffel	getrocknetes Zitronengras
1 Teelöffel	Zimt
1 Teelöffel	Olivenöl
2 Esslöffel	Guavensaft

Alle Zutaten mischen und damit gründlich in kreisenden Bewegungen den ganzen Körper einmassieren, besonders die raue Haut an Ellbogen und Knien. Mit warmem Wasser abduschen.

Dieses Peeling beseitigt die abgestorbenen Hautpartikel und verhilft Ihnen zu glatter und frischer Haut. Danach der Haut mit einer guten Body Lotion Feuchtigkeit zuführen.

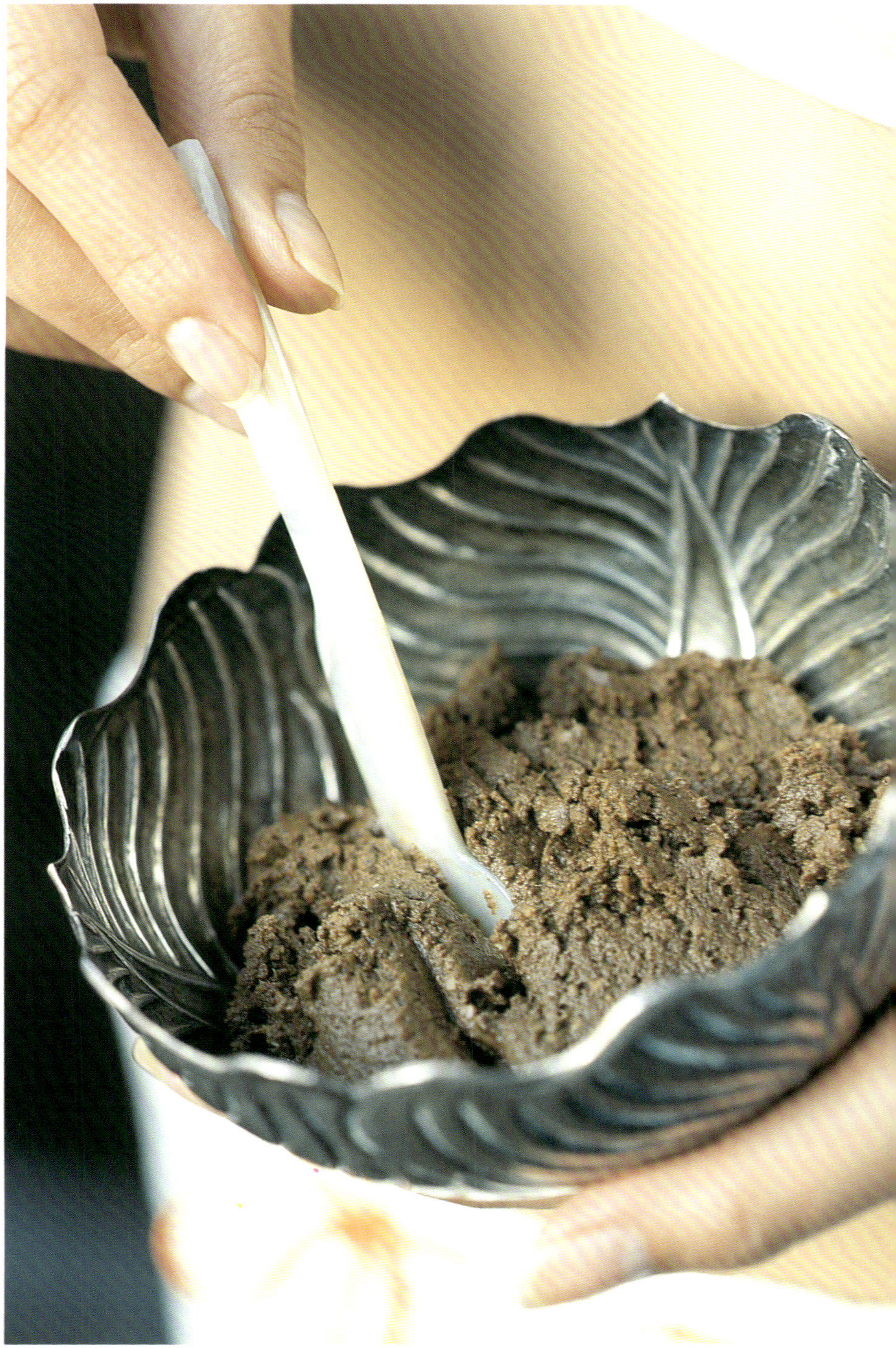

„Moderne Mediziner mögen über alte Kräutermittel spotten, aber wenn man ihre Heilwirkungen erst einmal selbst erfahren hat, ändert man seine Meinung."
— Khun Komon Chitprasert, traditioneller Therapeut und Eigentümer des Thai Herbal Spa

Früchte-Körpermaske

Thailands schöne, saftige Früchte sind ein Genuss für das Auge. Auf die richtige Art eingesetzt, können Sie auch Ihren Körper schön aussehen lassen! Hier ist ein Rezept des Regent Chiangmai's Lanna Spa, nach dessen Anwendung zu Hause Sie sich so frisch und knackig fühlen werden wie ein Thai-Obstsalat.

1 Tasse	Naturjoghurt
2 Esslöffel	Speisesalz
1 Tasse	frische pürierte Papaya
1 Tasse	frische pürierte Ananas
1 Esslöffel	Honig
1 Teelöffel	Sesamöl
½ Teelöffel	Zitronensaft

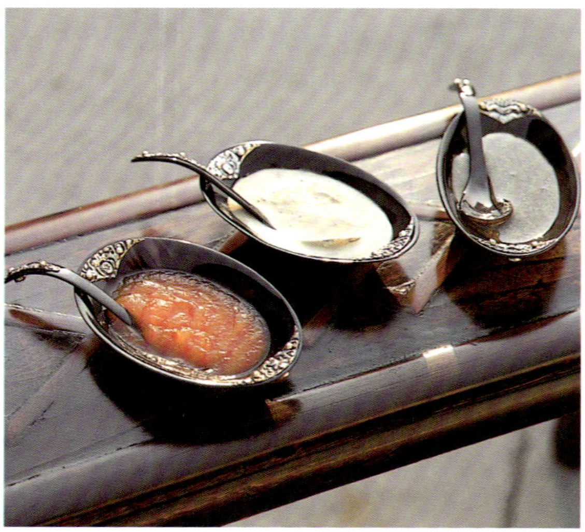

Rechts: Beauty-Masken gibt es in allen Farben und Konsistenzen; diese Mixturen des Oriental Spa sind (von links nach rechts) eine Papaya-Körpermaske, eine Kräuterpackung und die Körpercreme Oriental Body Glow. *Gegenüber:* Frische Papaya ist voller Vitamine und AHA-Säuren und glättet und erfrischt die Haut.

Für das Peeling mischen Sie Joghurt und Salz in einer Schüssel. Für die Körpermaske mischen Sie die übrigen Zutaten und stellen Sie sie in einer Schüssel beiseite.

Reiben Sie nun Ihren ganzen Körper mit dem Mix aus Joghurt und Salz ein.

Mit warmem Wasser abduschen. Das Salz-Yoghurt-Gemisch hat die Poren der Haut geöffnet, sodass die Vitamine und Nährstoffe der Maske gut aufgenommen werden können. Tragen Sie die Paste nun auf den ganzen Körper auf und lassen Sie sie 20 Minuten wirken. Unter einer warmen Dusche abspülen und eine Körperlotion auftragen. Freuen Sie sich an sanfter und seidig schimmernder Haut.

Papaya-Körpermaske

Schon die tieforange Farbe reifer Papayas lässt ahnen, wie süß und saftig das Fleisch ist, das von Vitamin A und C nur so strotzt. Doch die Papaya ist nicht nur ein Genuss fürs Auge und den Geschmackssinn, sondern auch noch reich an AHA-Säuren (Alpha Hydroxy Acids), die gerade Früchte zur Regeneration der Haut so geeignet machen. Die Papaya ist deswegen ein beliebter und wirkungsvoller Bestandteil vieler Körpermasken.

Einfach das Fleisch einer reifen Papaya zu Brei zerdrücken. In den ganzen Körper einmassieren und sich 15 Minuten lang in ein Plastiktuch einhüllen. Abspülen und die Haut ist glatt und sanft.

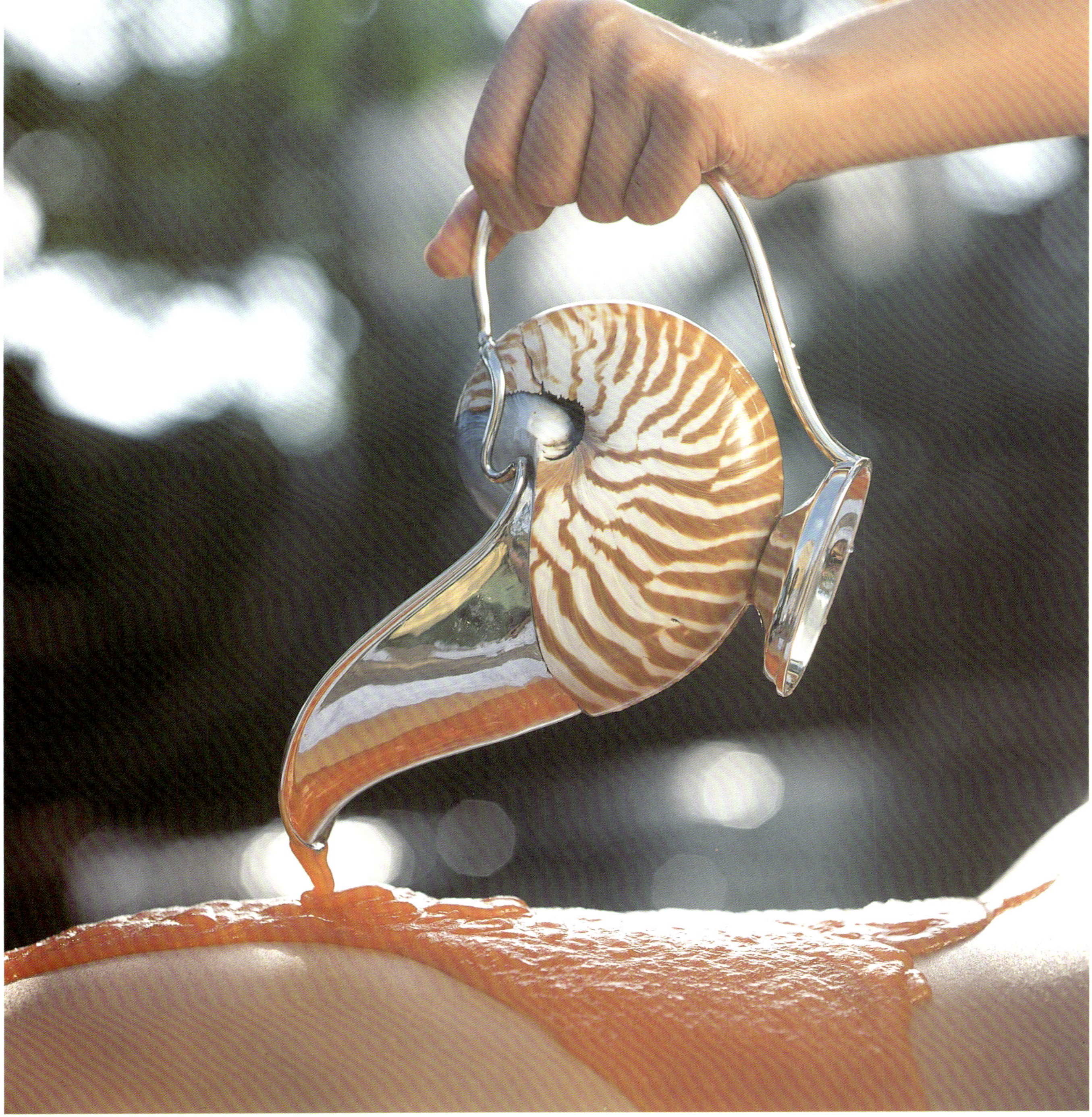

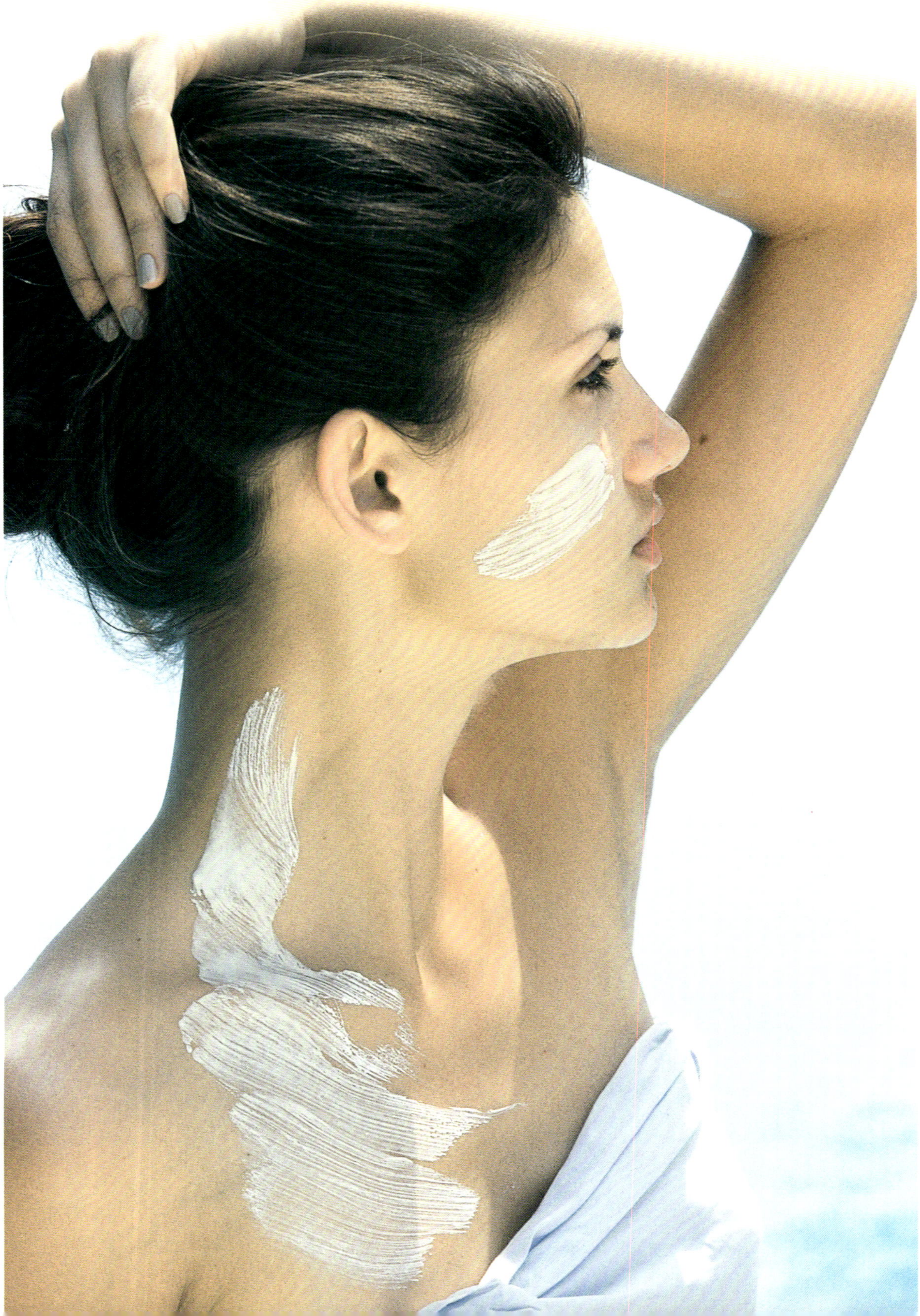

Gegenüber und rechts: Weiße Tonerde ist der natürliche Sunblocker Thailands. Einfach mit Wasser zu einer dicken Paste gemischt, spendet sie sofortige Erleichterung und Schutz vor brennenden Sonnenstrahlen. In Thai Spas ist *Dinsaw Pong* beliebter Bestandteil von Gesichts- und Körpermasken, weil sie kühlt und heilt und die Haut glättet.

Der Hitze die Stirn bieten

Tonerde dient in Ländern mit heißem Klima seit jeher als natürlicher Sunblocker. Eine feuchte Schicht des Erdschlamms bietet kühle Erleichterung und Schutz vor der erbarmungslosen tropischen Hitze. Eine bestimmte mineralreiche Tonerde beseitigt auch Hautunreinheiten und ist ein Heilmittel für Ausschläge und gereizte Haut. Sonnenanbeter sollten diese Rezepte probieren.

Dschungelregen-Körpermaske

In Thailand bieten die Regengüsse des Monsuns eine natürliche Abkühlung für den Körper, aber den Monsun gibt es nicht immer. Sollten Sie also einer Hitzewelle ausgeliefert sein, gönnen Sie sich diese luxuriöse, herrlich kühlende Körpermaske. Die Dschungelregen-Körpermaske des Spa Botanica enthält grüne Tonerde, die Unreinheiten bindet, die Poren reinigt und die Haut klärt, und die Kombination ätherischer Öle.

3 Esslöffel	grüne Heilerde
2 Esslöffel	Avocadoöl
3 Esslöffel	Aloe Vera
je 2 Tropfen	*Prai*-Aromaöl
	Zedernholz-Aromaöl
	Mandarinen-Aromaöl

Sie brauchen einen kleinen Teller für das Öl und einen größeren für die Heilerde. Zunächst Aromaöle und Avocadoöl mischen, dann das Ganze mit der grünen Heilerde verrühren und Aloe Vera hinzugeben. Eine glatte Paste herstellen, mit Wasser verdünnen, bis diese eine breiige Konsistenz hat. Auftragen, 20 Minuten wirken lassen, abspülen.

Thailands weiße Heilerde

Die Thais haben ihre eigene Version der Heilerde, einen Ton, der als weiße Heilerde oder *Dinsaw Pong* bezeichnet wird. Sie wird seit Jahrhunderten zur kühlenden und heilenden Körperbehandlung benutzt, sieht aus wie weiße Kreide, quillt beim Anrühren mit Wasser auf und riecht angenehm. Früher wurde das Pulver wie Talkum nach dem Duschen benutzt, um den Körper zu kühlen.

Dinsaw Pong kann man zu kleinen weißen Hütchen geformt überall in Thailand kaufen. Um sie auf traditionelle Thai-Art anzuwenden, löst man sie einfach in Wasser auf und trägt die Paste als Kühlung und Schutz auf Gesicht oder Körper auf.

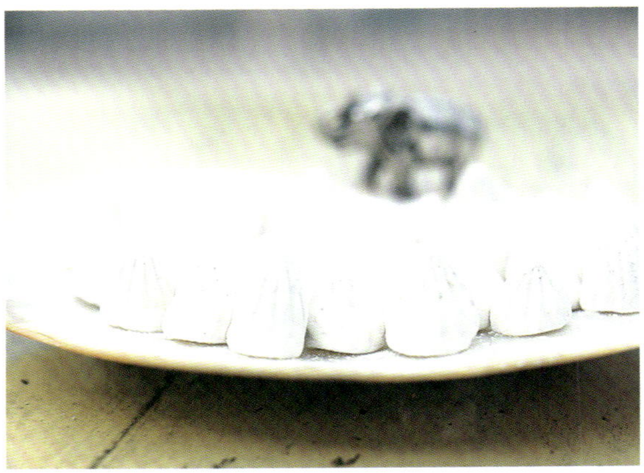

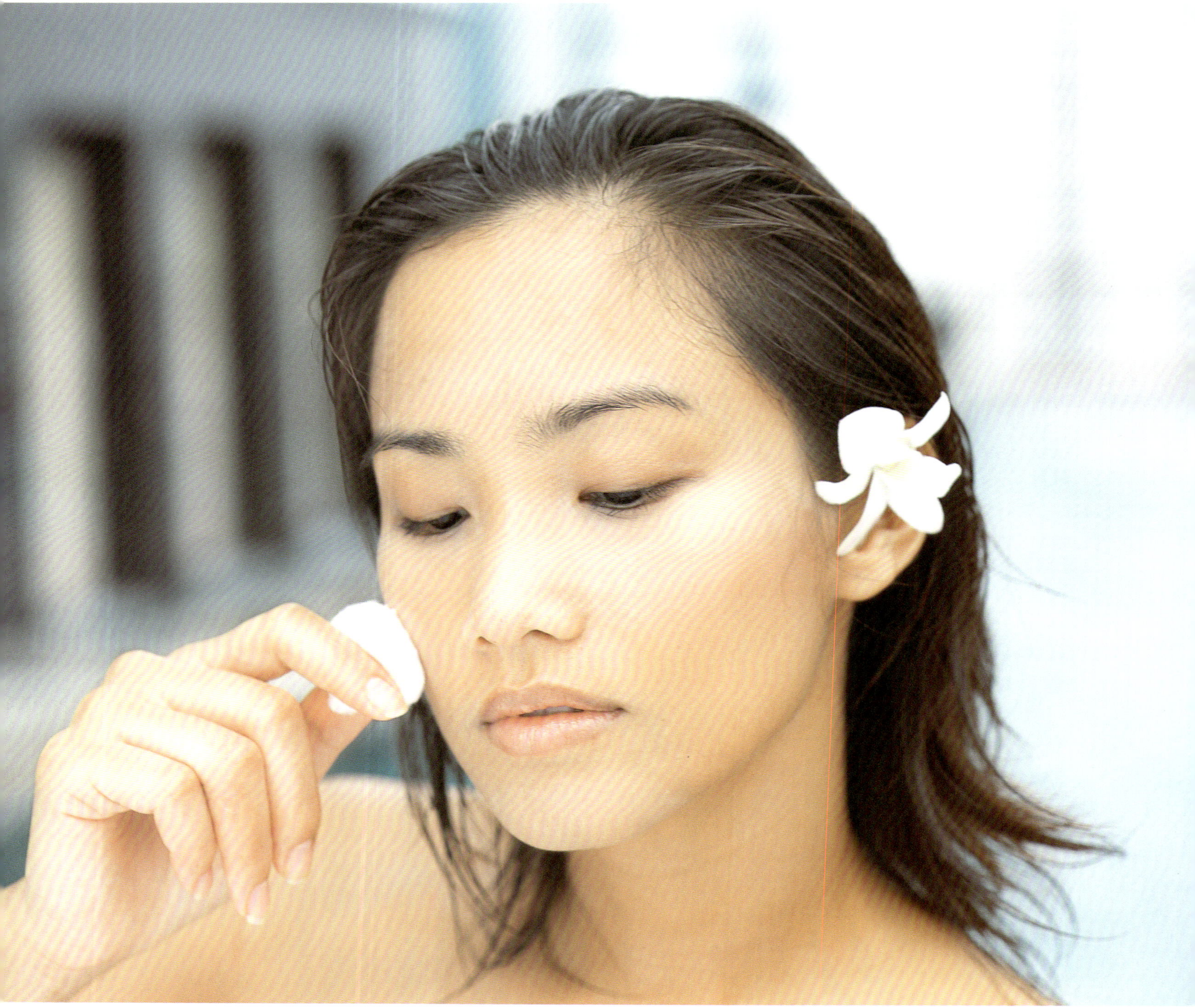

Das Gesicht retten

Thais sind von Natur aus gelassen und heiter und lächeln aus jedem Grund und auch, wenn es offensichtlich gar keinen Grund gibt. Sie sehen um Jahre jünger aus, als sie sind, und haben wenig Falten, vielleicht weil sie das Leben so entspannt genießen. Diese Einstellung findet man wieder in oft gebrauchten thailändischen Redewendungen wie z. B. *„mai pen wrai"* (mach dir nichts draus), *„sabai, sabai"* (entspann dich, entspann dich) und *„jai yen, yen"* (immer mit der Ruhe) – positive innere Haltungen, die man den lächelnden Thai-Gesichtern ansieht.

Die Idee von *sabai*, *sabai* spürt man auch in Thai Spas: Exotische Düfte, sanfte Klänge und ein Lächeln des Willkommens bewirken, dass man sich sofort wohl fühlt – Stirnfalten und Anspannung beginnen zu schwinden. Und nach einer stressverscheuchenden, verwöhnenden Spa-Behandlung ist man selbst in der Stimmung, äußerlich und innerlich zu lächeln.

Wie in den meisten asiatischen Kulturen bewundert man in Thailand eine helle Haut und eine Hauptsorge der Thailänderinnen ist es, die schädliche, bräunende Wirkung der Sonne zu vermeiden. Gesichtsrettende traditionelle Beauty-Behandlungen zielten darauf ab, den Teint aufzuhellen und ihn vor Sonnenbrand und Bräunung zu schützen. Da das feuchte tropische Klima die Haut meist feucht hielt, waren Cremes gegen Falten nicht das Wichtigste. Probieren Sie einige der folgenden Thai-Rezepte für Entspannung, Verjüngung und helle Haut.

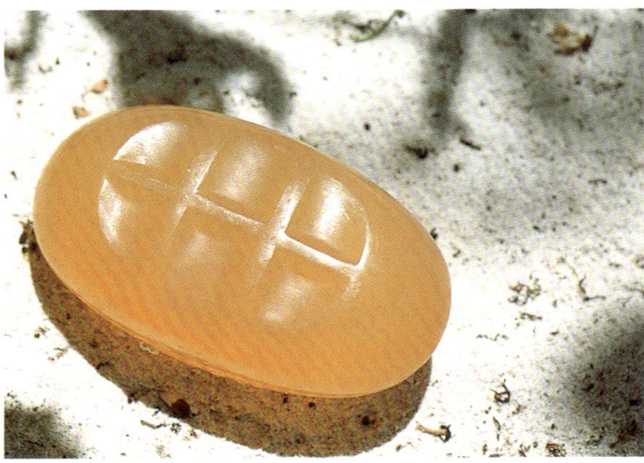

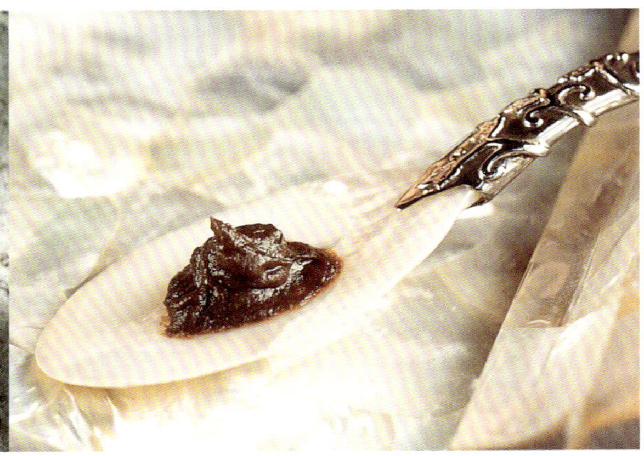

Ganz links: Glyzerinseifen sind sanft zu sensibler Gesichtshaut. Dieses nach Tangerine duftende Stück von Origins reinigt und hebt die Stimmung. *Links:* Die stark säurehaltige Tamarindenfrucht wird seit altersher von Thailänderinnen als Hautaufheller benutzt. Traditionelle Pflanzenzubereitungen wie diese gibt es überall in Thailand in Kräuterläden.

Ein makelloser Teint

Seit altersher verwendete man in Thailand zur Pflege und Heilung der Haut Mittel aus der Natur. Viele Thai Spas bieten auch heute Hautbehandlungen mit traditionellen Mitteln an, die in modernen Kosmetika nicht mehr enthalten sind.

Bestimmte einheimische Früchte wie Tamarinde und Limette wurden als Hautaufheller benutzt, da ihr hoher Säuregehalt sie zu wirkungsvollen Exfolianten macht, die die Haut von abgestorbenen Hautzellen befreien und die neue Haut darunter zum Vorschein bringen. Auch Wassermelone und Papaya sind gute Exfolianten. Andere Pflanzen stärken und verschönern die Haut: *Prai* macht sie weich, während das heilende Kurkuma die Haut reinigt und die Große Coccinie *(Tumleung)* Feuchtigkeit spendet. Versuchen Sie gegen Sonnenbrand Aloe Vera, Gurke und weiße Tonerde *(Dinsaw Pong)*. Oder probieren Sie die vom Mandara Spa empfohlenen Schönheitsrezepte.

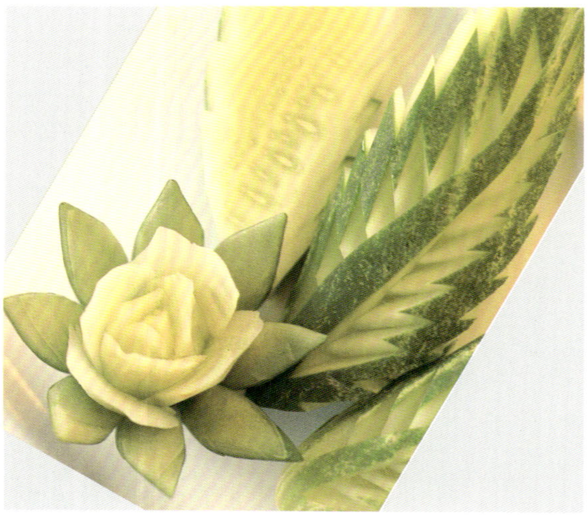

Rechts: Durch den hohen Wassergehalt ist rohe gekühlte Gurke an einem heißen Tag eine Wohltat und außerdem ist sie noch feuchtigkeitsspendend. *Gegenüber:* Das Fleisch der Aloe Vera ist erfrischend und ein wunderbares Schönheitsmittel der Natur gegen Sonnenbrand und für die Hautbefeuchtung.

Pflanzen-Power fürs Gesicht

Früchte und Gemüse sind nicht nur kulinarische Genüsse, sie verwöhnen auch das Gesicht mit Vitaminen und Enzymen, die die Haut beruhigen, energetisieren und reinigen. Diese Hautverschönerer stammen alle aus der Natur und sind sehr erfrischend. Wählen Sie nach Belieben aus den folgenden Zutaten aus.

Aloe Vera – hautnährend, für alle Hauttypen
Gurke – stärkend, für fettige Haut
Guave – Exfoliant, mit AHA-Säuren
Zitronengras – reinigend, für alle Hauttypen
Ananas – Exfoliant, mit natürlichen AHA-Säuren
Tamarinde – starker Exfoliant, für fettige Haut
Tomate – spendet Feuchtigkeit, für alle Hauttypen

Nehmen Sie pro Zutat 50 g. Waschen, trocknen, schälen Sie die Zutaten und geben Sie sie zusammen in den Mixer. Mit 25 ml destilliertem Wasser mischen, ruhen lassen. Durchsieben und feste Teile wegwerfen.

Die sämige Flüssigkeit ist Ihre frisch zubereitete Hautlotion. Nach der Gesichtsreinigung mit einem Wattebausch auftragen und sanft in die Haut einreiben. Je nach Zutaten ist Ihr Teint porentief gereinigt, gekräftigt, ernährt oder alles auf einmal.

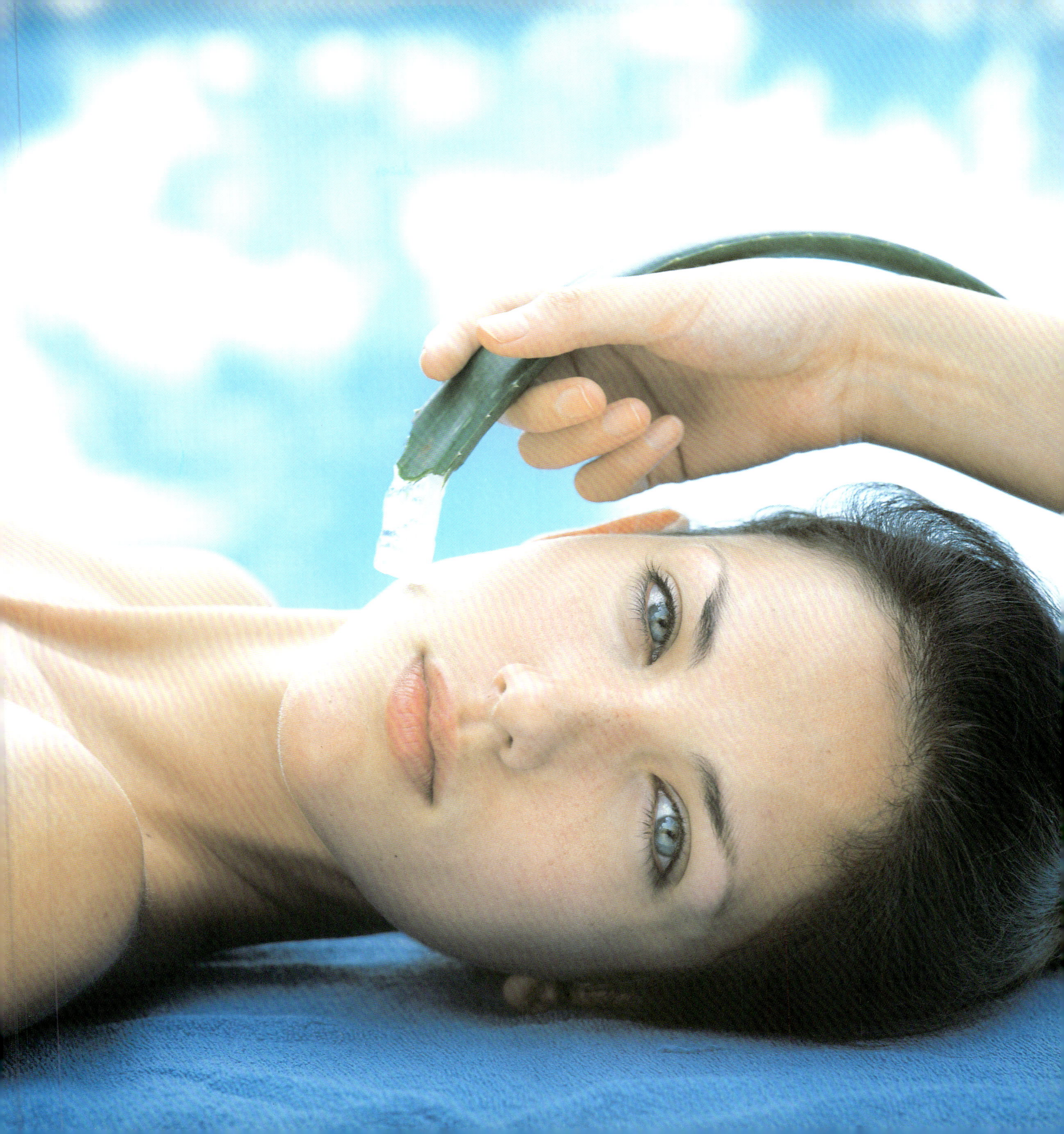

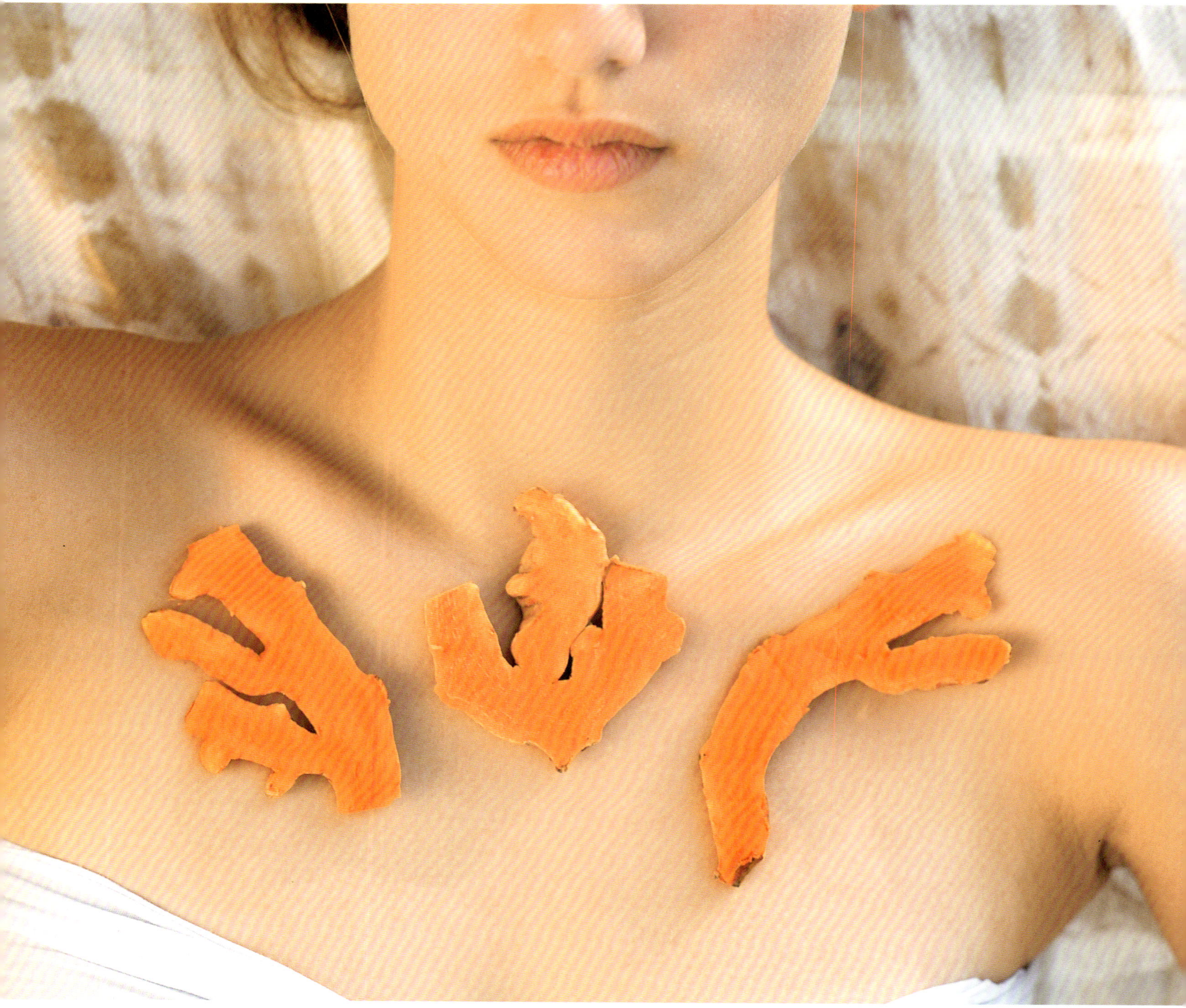

Kurkuma-Gesichtsmaske

Kurkuma wurde in Thailand schon seit altersher wegen seiner entzündungshemmenden und heilenden Eigenschaften geschätzt, die die Haut reinigen und den Teint klären. Sojabohnen enthalten Östrogen, Progesteron und Phytoöstrogen und werden in der Kosmetik verwendet, um die Haut weich und weiß zu machen. Früher hätte man für dieses Rezept Mörser und Stößel benutzt, heute kann man die Schönheitskur mit einem Mixer in Nullkommanichts zubereiten.

10 g	frisches Kurkuma
15 g	Sojabohnen

Kurkuma waschen, schälen und im Mixer pürieren. Paste zur Seite stellen. Sojabohnen 20 Minuten einweichen, dann pürieren und mit dem Kurkuma mischen. Die Mixtur gleichmäßig aufs Gesicht verteilen, 10 Minuten einwirken lassen, mit warmem Wasser abspülen.

Belebende Gesichtsmaske mit Banane und Jasmin

Diese mineralreiche Maske des Regent Chiangmai's Lanna Spa verwendet die überall in Thailand wachsenden Bananen und die süß duftenden Jasminblüten, um Ihr Gesicht nach einem langen und anstrengenden Tag neu zu beleben. Bananen enthalten viel Vitamin A und Kalium und das Jasminöl stärkt die Haut und verhindert Narbenbildung. Weizenkeimöl und Honig spenden Feuchtigkeit und nähren.

2	mittelgroße reife Bananen
½ Teelöffel	Weizenkeimöl
2 Teelöffel	Honig
2 Tropfen	Jasminöl

Bananen zerdrücken und mit den übrigen Zutaten in einer Schüssel gut mischen. Das Gesicht reinigen und tonisieren, dann die Mischung in kreisenden Bewegungen auftragen. 20 Minuten einwirken lassen, mit warmem Wasser abnehmen und mit Gesichtswasser alle Reste beseitigen

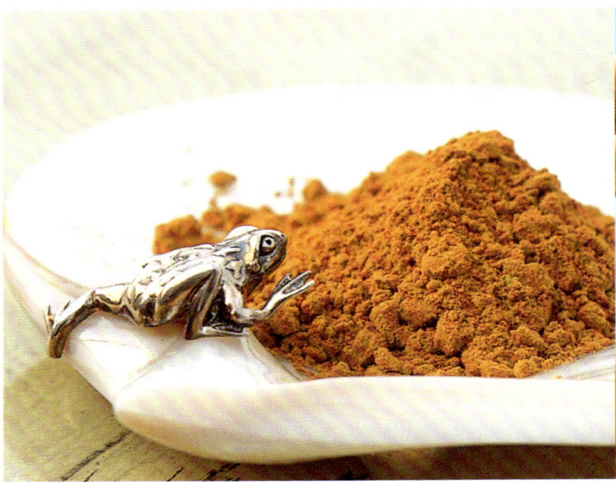

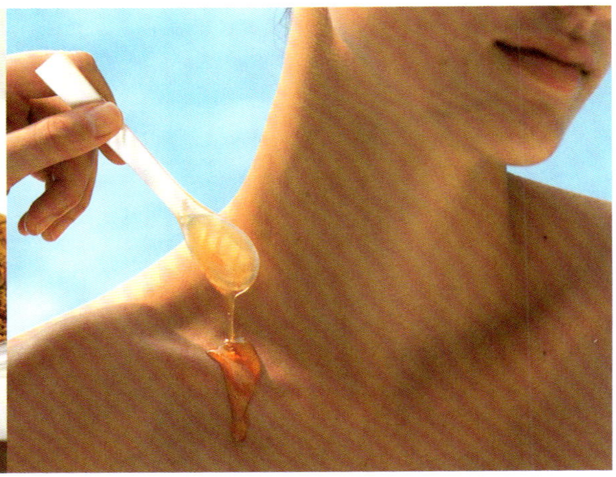

Gegenüber und links außen: Rohes Kurkuma ähnelt äußerlich seinem Verwandten Ingwer, doch aufgeschnitten ist es leuchtend orange und riecht scharf und erdig. Getrocknet und gemahlen wird es für Gesichts- und Körpermasken verwendet. *Links:* Honig bindet Feuchtigkeit und hinterlässt auf der Haut ein weiches Gefühl.

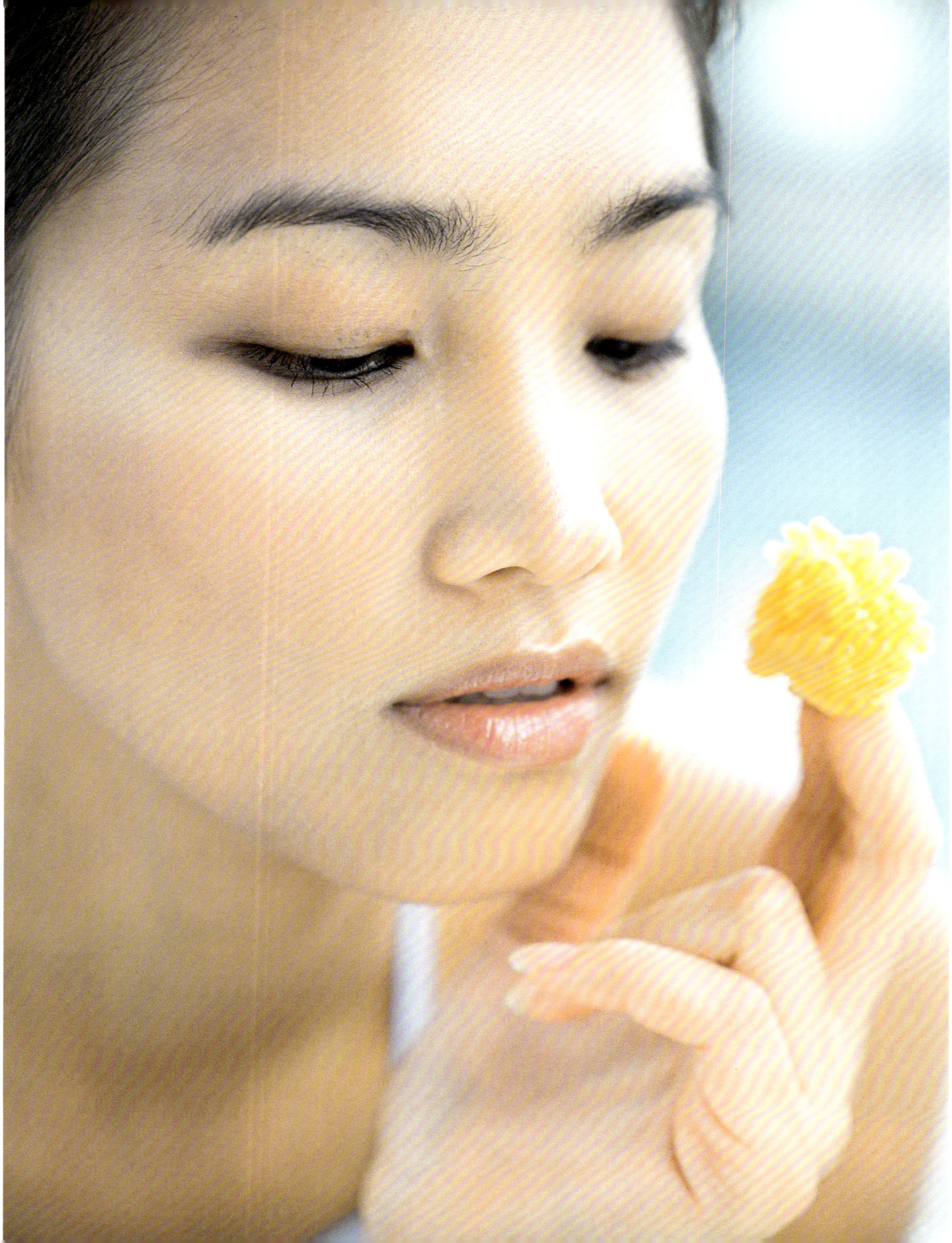

Honig-Orangen-Gesichtsmaske

Honig ist bekannt für seine heilenden und antibakteriellen Eigenschaften und wird in Thailand und vielen anderen Kulturen seit jeher in Pflanzenheilmitteln verwendet. Das Banyan Tree Spa nutzt ihn mit Orangen und Lavendelöl für eine schnell zu mischende Maske, die das Gesicht weich und strahlend macht. Diese milde Behandlung können Sie regelmäßig anwenden.

1 Stück	Orange oder Tangerine
1 Teelöffel	Honig
1 Tropfen	ätherisches Lavendelöl

Streichen Sie mit dem Orangenstück über Ihr Gesicht. Die Fruchtsäure reinigt und liefert Feuchtigkeit, um feine Fältchen zu straffen. Mit einem in warmes Wasser getauchten Naturschwamm oder weichem Lappen das Gesicht sanft abwischen. Den Honig mit dem Lavendelöl mischen und mit leicht massierenden Bewegungen auftragen. 5–10 Minuten einwirken lassen, mit warmem Wasser abspülen.

Gesichts-Peeling

Sie werden überrascht sein, wie viele Lebensmittel in Ihrer Küche gleichzeitig als Kosmetikum dienen können. Und es macht Spaß, einen Nachmittag damit zu verbringen, verschiedene Pasten und Flüssigkeiten zu selbst gemachten Schönheits-Masken zusammenzurühren. *Prai* aus der Ingwerfamilie hat ein ganz besonderes Aroma und wird von den Thais als Wundermittel für die Haut geschätzt. Es ist eine beliebte Zutat in Hautpflegeprodukten und Massageölen. Das folgende einfache Peeling eignet sich für alle Hauttypen und riecht wunderbar exotisch.

1 Esslöffel	frisches *Prai*-Fleisch
1 Teelöffel	gemahlene Muskatnuss

Den *Prai* waschen, trocknen, schälen, dann in einem Mixer pürieren. Die Flüssigkeit herausdrücken und das Muskatnusspulver unter die *Prai*-Paste mischen. Die Mischung sanft aufs Gesicht aufmassieren, dann abspülen.

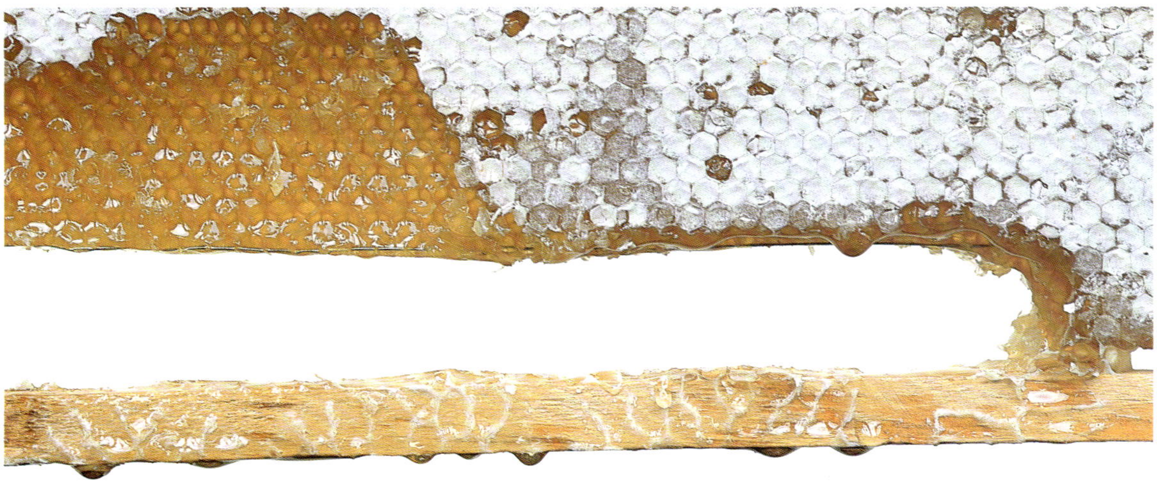

Links: Honig ist seit langem für seine antibakterielle Wirkung bekannt, die die Hautbeschaffenheit verbessert. Verwenden Sie für die beste Wirkung frischen, reinen Honig.

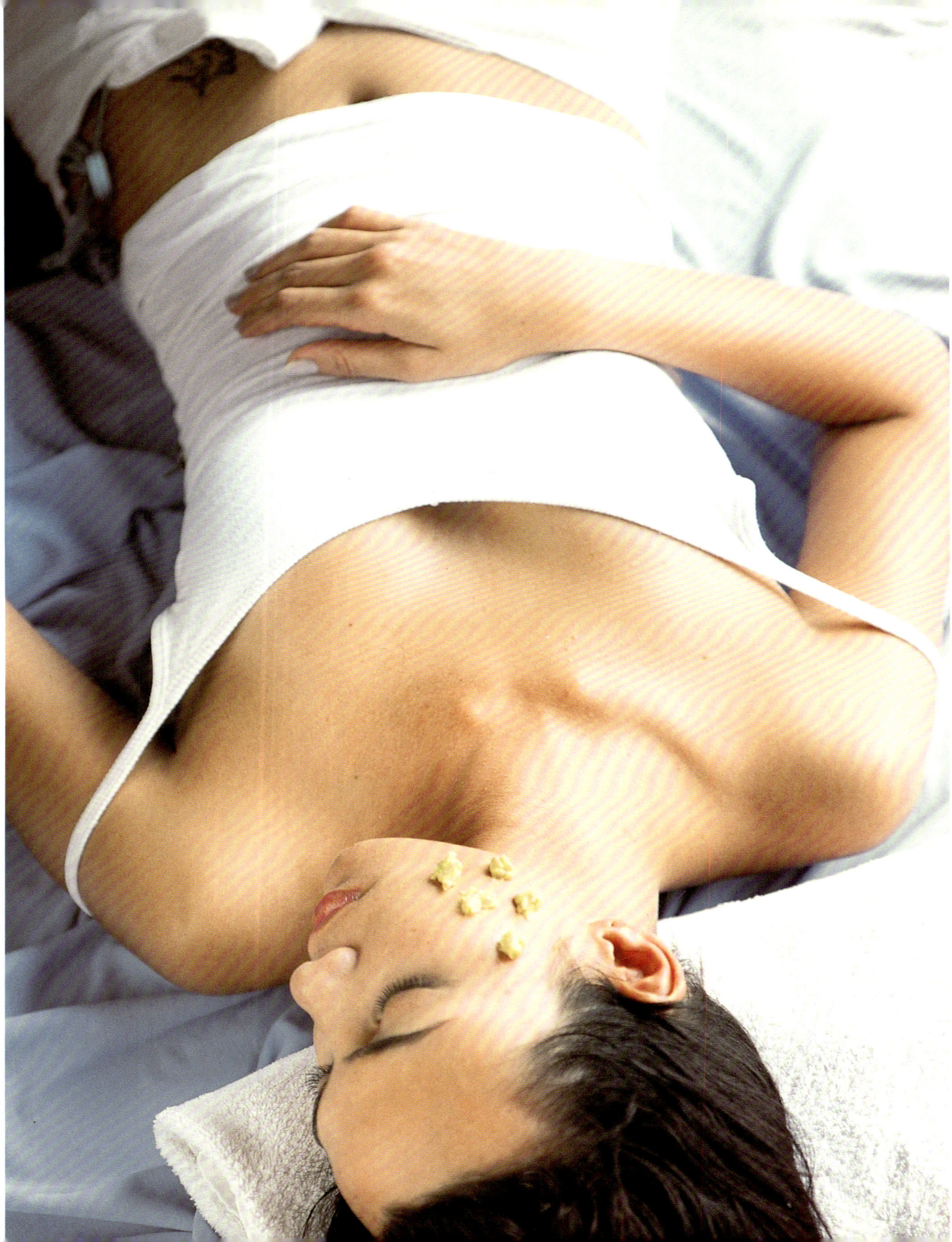

„Denken Sie immer daran, sich selbst zuzulächeln. Lächeln verschönt das Gesicht, aber wenn Sie ein Lächeln im Herzen und Geist haben, strahlt Ihr ganzes Wesen Schönheit aus."
— Mae-Chee Sansanee, Gründerin des Santhira-Dhammasthan Ashram, Bangkok

Bananen-Avocado-Maske für trockene Haut

Thailands großer Reichtum an verschiedenen süßen Bananen findet sich in den meisten thailändischen Desserts wieder, aber nur wenige wissen, dass diese in Thailand allgegenwärtige Frucht auch ein wirkungsvoller Feuchtigkeitsspender für die Haut ist. Bananen enthalten viel Kalium und neben natürlichen Ölen die Vitamine A, B, C und E, die der Haut Elastizität verleihen. Zusammen mit der vitamin- und mineralreichen Avocado ergibt die Banane eine cremige, weiche und köstlich duftende Maske für einen geschmeidigen Teint.

1	kleine reife Banane
1	kleine reife Avocado
2 Esslöffel	Naturjoghurt
2 Tropfen	Vitamin-E-Öl

Banane und Avocado zerdrücken und zu einer dicken grünlichen Paste verrühren. Joghurt und Vitamin-E-Öl hinzufügen und alles gut mischen.

Gesicht reinigen, Kopf über eine Schüssel mit heißem Wasser beugen und Kopf und Schüssel in ein Handtuch einhüllen. Nach dem Dampfbad die Maske auftragen und 15 Minuten einwirken lassen. Sie kann bis zu 25 Minuten auf der Haut bleiben, bei sehr empfindlicher Haut reichen aber 10 Minuten. Abnehmen und sich an dem frischen und glatten Teint erfreuen.

Duftende Gesichtswasser

Thailändische Blumen sind bekannt für ihre sinnlichen Aromen, aber weniger bekannt ist, dass sie auch medizinische Eigenschaften besitzen. Diese Blumen duften nicht nur schön, man kann mit ihnen auch Gesichtswasser für alle Hauttypen herstellen.

Blütenblätter von Jasmin, Weißer Orchidee, Rose oder Champak

Nehmen Sie von jeder Sorte 50 g. Waschen, trocknen und in einem Mixer zerkleinern. Mit 50 ml destilliertem Wasser mischen und sich setzen lassen. Durchsieben und feste Blütenteile wegwerfen. Das erfrischende Gesichtswasser macht Sie schön und lässt Sie gut duften.

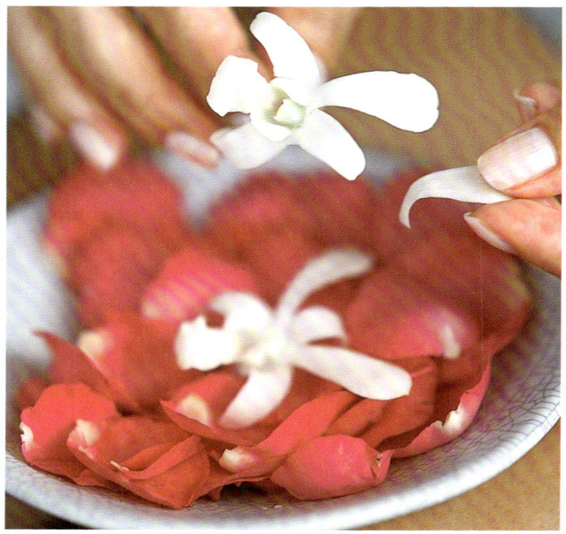

Links: Weiße Orchideen sind nicht nur dekorativ, sie haben auch medizinische Eigenschaften, die Ihren Teint verschönern können.

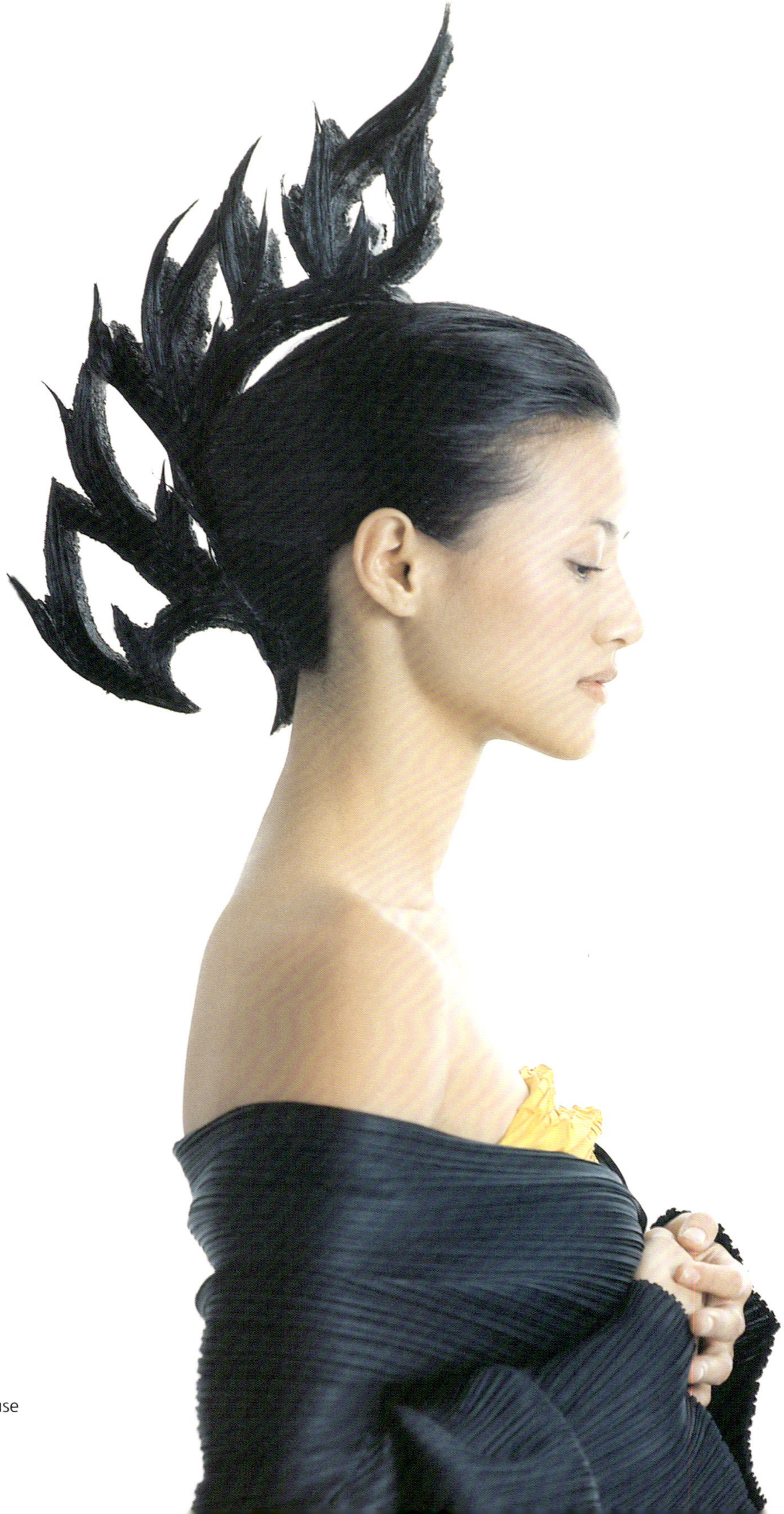

Dieses kunstvolle Haarteil ist eine moderne Fantasie, die aus echtem Haar hergestellt ist. Das flammenförmige Design nimmt ein klassisches Thai-Muster aus Malereien und Tempelschnitzereien auf.

Gesundes Haar

Je dunkler und glänzender das Haar war, desto mehr wurde seine Schönheit im traditionellen Thailand gerühmt. So gab es eine große Palette an Mitteln zum Verschönern der Haare, die aus Blumen, Kräutern, Samen und Pflanzen zusammengemischt wurden. Letztlich ist es wohl dem Vertrauen der Thailänderinnen in die Kräfte der Natur zu verdanken, dass sie so schönes, glänzendes Haar haben.

In Thailands Kultur hat das Haar eine große symbolische Bedeutung und spielte immer eine wichtige Rolle bei Ritualen und in der Geschichte des Landes. Vor dem 18. Jh. hatten Männer wie Frauen langes Haar, das sie normalerweise in einem Knoten auf dem Hinterkopf trugen. Für besondere Anlässe gab es jedoch eine Reihe höchst kunstvoller Frisuren, die man aber heute nur noch selten sieht (siehe links).

Gegen Ende der prächtigen Ayutthaya-Periode, um das 18. Jh. begannen die Menschen in Thailand ihr Haar kurz geschoren zu tragen – eine Reaktion auf kriegerische Invasionen aus dem benachbarten Burma. Man glaubte, dass eine Bevölkerung mit kurzem Haar, das keine Pflege benötigte, schneller zu den Waffen greifen könnte, um ihr Land gegen Eindringlinge zu verteidigen.

Der Bürstenschnitt blieb Thailands Nationalfrisur, bis im 20. Jh. König Chulalongkorn westliche Mode einführte. Der König bemerkte auf seinen Reisen in Europa, dass man im Westen kurze Haare bei Frauen unattraktiv fand. So waren seine Königinnen die ersten, die ihr Haar wieder lang wachsen ließen und den neuen Trend zu einer modischen Gesellschaft vorgaben.

Das lange Haar der Frauen führte auch zur Wiederentdeckung der Pflanzenmittel, mit denen die Thailänderinnen jahrhundertelang ihr Haar gepflegt hatten. Besonders beliebt war die tiefblaue Blüte der Schmetterlingserbse (siehe Seite 16 und 115), die in Wasser eingeweicht eine wunderbare blaufarbene Haarspülung ergibt. Das Haar wird davon dunkel und gesund und die Spülung wirkte auch sehr gut gegen graue Haare.

Die angenehm duftende Seifennuss ist ein weiteres uraltes thailändisches Haarpflegemittel. Zerdrückt und mit Wasser vermischt, produziert die Nuss einen Schaum, mit dem man sich früher Gesicht und Haare wusch. Die Frucht soll gut gegen Schuppen sein und dem Haar einen seidigen Schimmer verleihen. Zusätzlich angenehm ist der intensive, würzige Duft. Auch die Kaffirlimette war ein häufig verwendetes traditionelles Haarpflegemittel, denn sie wirkte gegen Schuppen, reinigte die Kopfhaut porentief und machte das Haar weich und glänzend.

Einige Thai Spas haben kreative Produkte für schönes Haar entwickelt, in denen traditionelle Pflanzenmittel und ihre eigenen neuen Zutaten kombiniert sind. Probieren Sie die folgenden leicht auszuführenden Rezepte für natürlich schönes Haar.

Haar in Top-Form

Ein Haar-Conditioner ist der letzte, aber wesentliche Schritt einer guten Haarpflege. Was könnte sanfter und nährender sein, als die reichen Zutaten der Natur, um Ihrem Haar neues Leben zu geben? Probieren Sie diese ganz natürlichen Mittel für Glanz und Sprungkraft – die zwei Zeichen gesunden, geschmeidigen Haares.

Sinnlich duftende Haarpackung

Die Luft ist erfüllt von dem betörenden Duft tropischer Blumen, wenn man durch die Gärten des Spa Botanica schlendert, an dessen Konzept die prächtige Gartenanlage einen wesentlichen Anteil hat. Zwei Pflanzen aus diesem Garten werden in diesem Rezept einer Ölhaarpackung verwendet, die die Kopfhaut beruhigen. Die Ylang-Ylang-Blüten verströmen ein intensives Aroma, und da sie nachts am stärksten riechen, müssen sie in der Morgendämmerung gepflückt werden, und Jasmin ist häufig in die Frisuren der Thailänderinnen eingeflochten. Versuchen Sie dies Rezept und Ihr Haar wird wie ein tropischer Garten duften!

5–10 Esslöffel	Kokosnussöl (je nach Haarlänge)
8 Tropfen	Ylang-Ylang-Aromaöl (für fettiges Haar) oder
6 Tropfen	Jasmin-Aromaöl (für trockenes Haar)

Die Zutaten mischen. Das Haar waschen und aufs handtuchtrockene Haar die Mischung auftragen und einmassieren. Damit sie besser einzieht, ein warmes Handtuch um den Kopf wickeln. Mindestens 20 Minuten einwirken lassen, dann ausspülen und auswaschen.

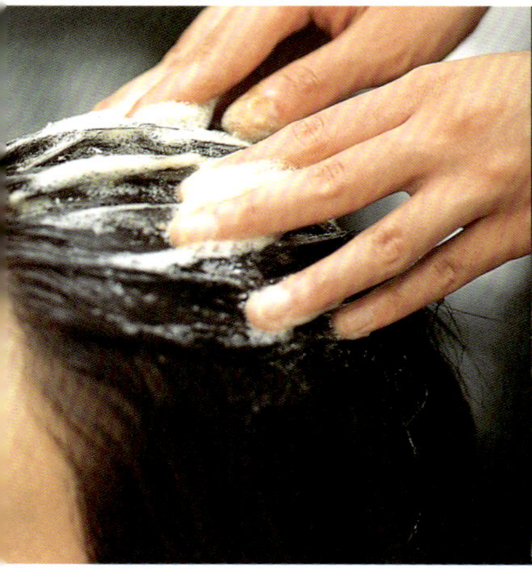
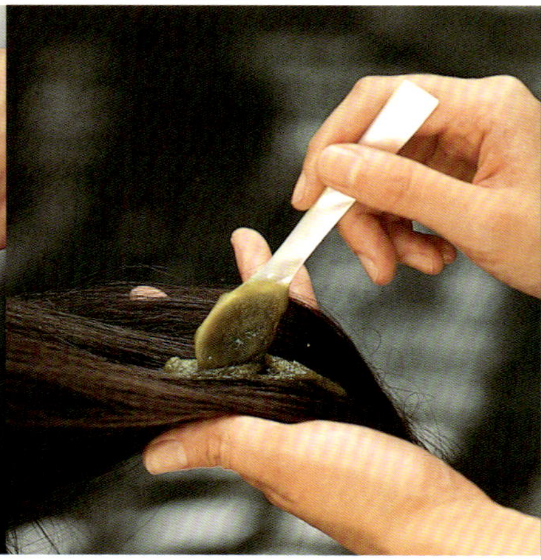
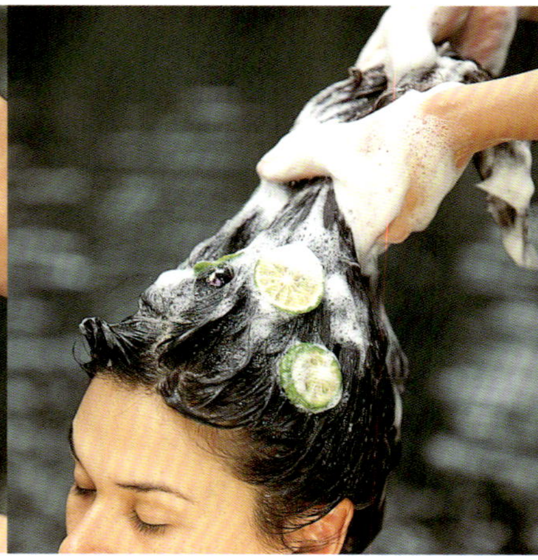
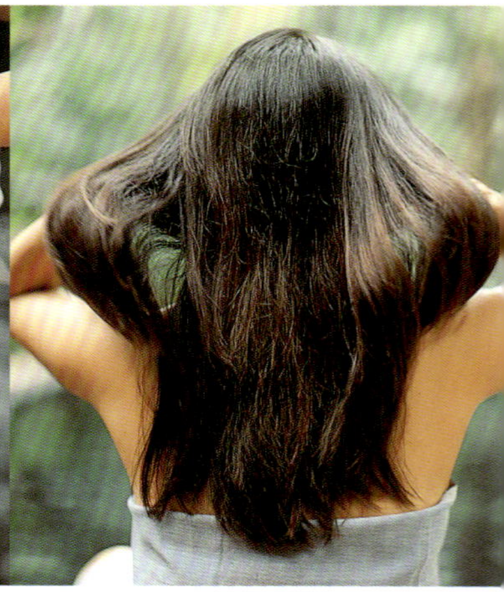

„Die Thais haben schon immer an die Kraft der frischen Kaffirlimette als natürliches Schönheitsmittel geglaubt, das gegen Schuppen wirkt und glänzendes Haar verleiht. Es ist ganz einfach aufzutragen und riecht auch sehr erfrischend."
— Shelley Poplak, Leiterin des Tamirind Retreat

Kaffirlimetten-Haarpackung

Die Kaffirlimette wird seit uralten Zeiten als Mittel für schönes, gesundes Haar geschätzt. Früher haben die Thais die Frucht einfach aufgeschnitten und direkt ins Haar eingerieben. Der erfrischende Saft und das Öl der Schale halfen gegen Schuppen und Haarausfall und das Haar wurde seidenweich.

Dies Rezept von den Banyan Tree Spas in Phuket und Bangkok ist leicht zu Hause herzustellen. In den Banyan Tree Spas werden für die Schönheitsmittel hauptsächlich natürliche Ingredienzien verwendet, da man dort glaubt, dass die Natur oft – wenn nicht immer – die besten Zutaten liefert.

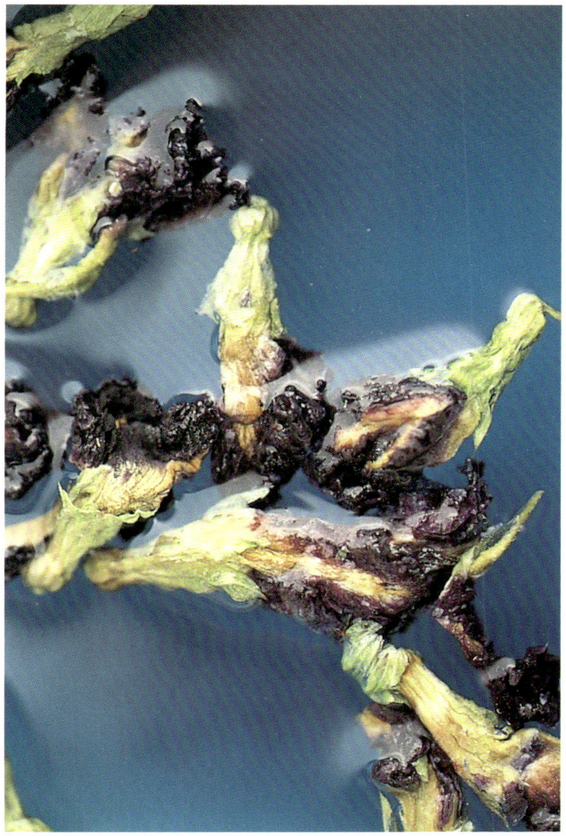

1	Kaffirlimette
2 Esslöffel	frische Aloe Vera

Die Spitze des Aloe-Vera-Blattes abbrechen und gründlich waschen. Die Haut abschälen und das Fleisch im Mixer pürieren. 2 Esslöffel des Aloe-Vera-Pürees zur Seite stellen. Die Kaffirlimette in Viertel schneiden. Mit etwas Wasser im Mixer zerkleinern, durchsieben. Den Kaffirlimettensaft mit der Aloe Vera mischen und zu einer dicken Paste verrühren.

Nach dem Shampoonieren (versuchen Sie doch einmal ein Schmetterlingserbsen-Shampoo aus Bangkoks Läden) die Mischung aufs Haar auftragen. 10–15 Minuten einwirken lassen und dann mit kaltem Wasser ausspülen.

Verwöhnprogramm fürs Haar

Ein Shampoo soll Haar und Kopfhaut reinigen, ein Conditioner Feuchtigkeit und Nährstoffe spenden. Mattes, trockenes Haar kann ein Zeichen für schlechte Ernährung oder Gesundheit sein, doch auch gesundes Haar kann durch chemische Haarprodukte oder falsche Behandlung seine natürliche Feuchtigkeit einbüßen. Versuchen Sie diese rein pflanzlichen Pflegemittel – das Ergebnis wird Sie überraschen!

Ei-und-Olivenöl-Kur

In Thailand wissen die Frauen seit langem, dass Eigelb ein wirkungsvolles Mittel gegen trockenes und ungesundes Haar ist. Diese Packung des Angsana Spa Laguna Phuket kombiniert nährreiches Eigelb mit Olivenöl und Honig zu einem ausgezeichneten Mittel gegen trockenes und mattes Haar.

2	rohe Eigelb (bei langem Haar mehr)
3 Teelöffel	warmes Olivenöl
3 Teelöffel	Honig

Alle Zutaten mischen und gut ins Haar und die Kopfhaut einmassieren. Kopf mit einem Handtuch umwickeln und die Maske 15–20 Minuten einwirken lassen. Mit warmem Wasser ausspülen.

Exotische Haarspülung

Diese aromatische Haarspülung des Spa Botanica kann bei fettigem und normalem Haar verwendet werden. Ylang-Ylang soll den Haarwuchs anregen und wirkt beruhigend auf gereizte und fettige Haut. Wenden Sie bei fettigem Haar diese Spülung jeden zweiten Tag an. Minze wirkt antiseptisch und kühlt die Kopfhaut, außerdem bekämpft sie Schuppen und ist gleichfalls haarwuchsfördernd.

1 Tasse	warmes Wasser
6 Tropfen	Ylang-Ylang-Aromaöl (bei fettigem Haar)
	oder
6 Tropfen	Minze-Aromaöl (bei normalem Haar)

Bevor Sie unter die Dusche gehen, das Ylang-Ylang- oder Minze-Aromaöl dem warmen Wasser beigeben. Nun erst die Haare waschen und den Conditioner anwenden, danach die Haarspülung auftragen.

Gegenüber: Der Knoten war früher die klassische Frisur für Thai-Männer und Frauen. Heute ist er eine elegante Lösung, wenn es schnell gehen soll. Hier imitiert der Knoten Kunst, indem das Bild des Thai-Künstlers Natee Utarit mit dem Titel 'Karanee' nachgestellt wird. Der Künstler beschäftigt sich auf dem Bild mit der Beziehung zwischen Abstraktem und Realem.

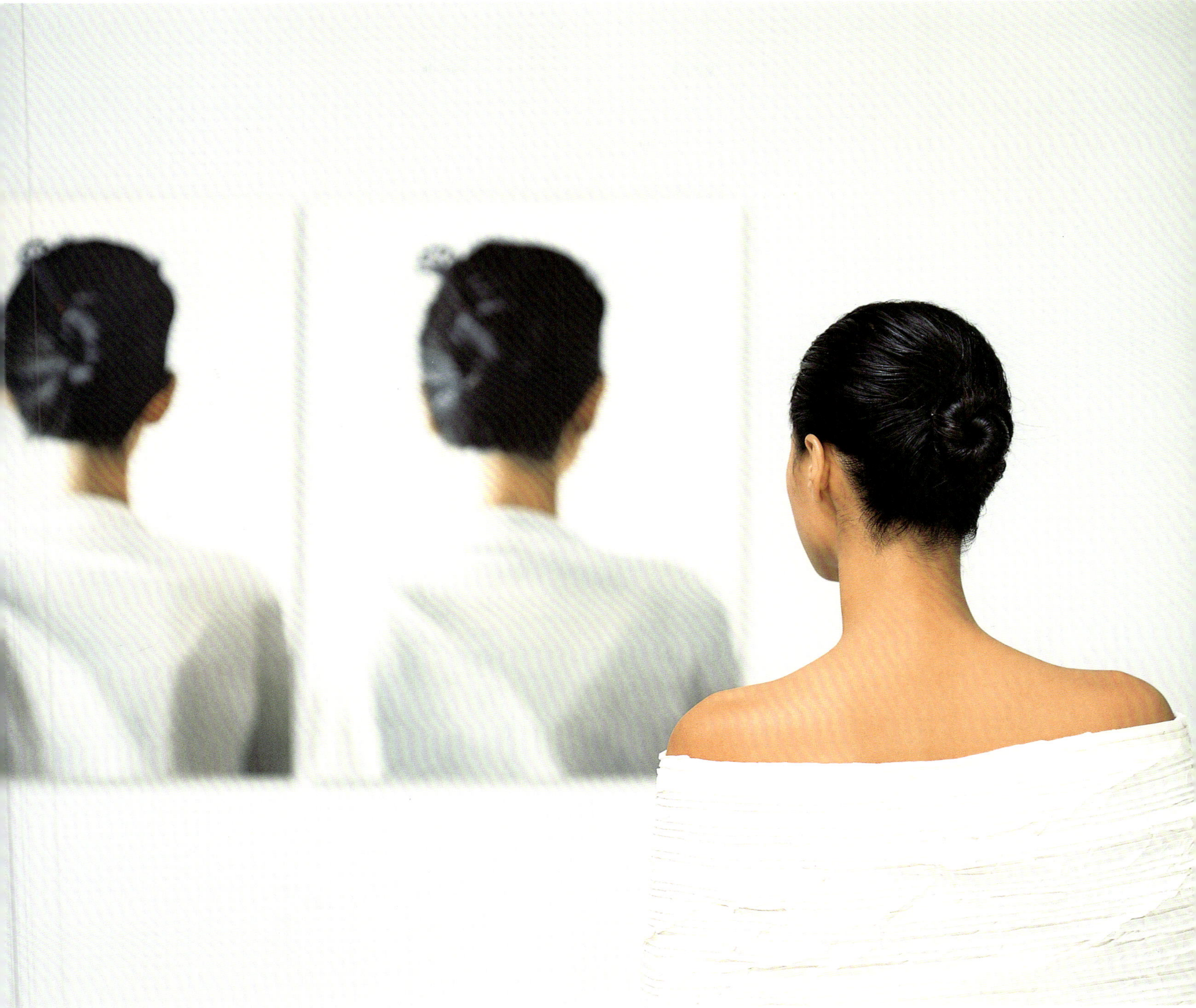

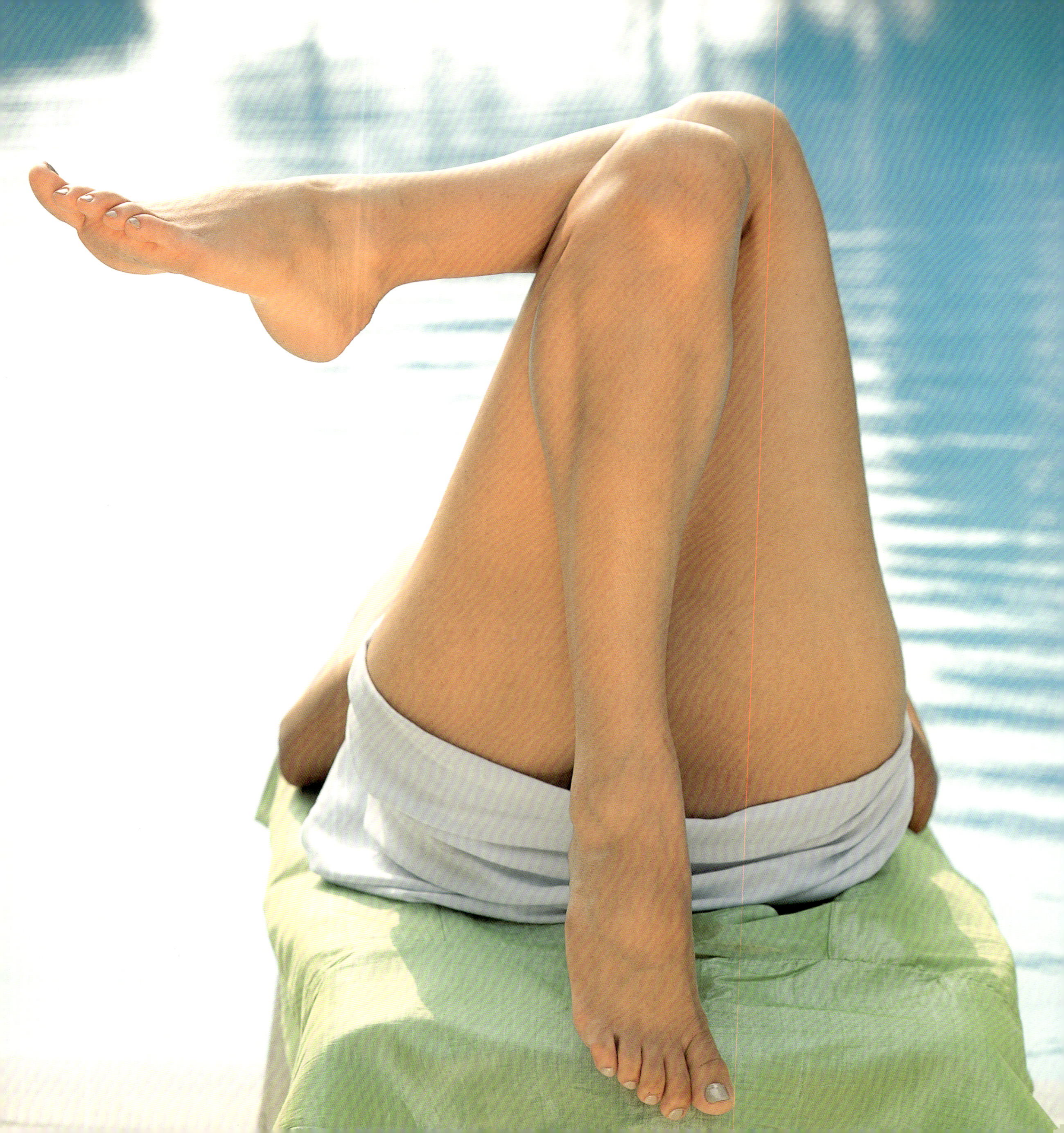

Barfuß durchs Leben

Barfuß zu gehen ist für die Thailänder ganz natürlich. In Thailand trug man bis ins 20. Jh. keine Schuhe. Erst dann begann der Einfluss westlicher Moden und Gebräuche auf das Land. Bis dahin lief die Mehrheit der Bevölkerung auf der weichen Erde ohne Schuhe und ihre Füße profitierten von dem natürlichen Zustand.

Viele Thai-Häuser waren (und sind oft noch immer) auf Pfählen gebaut. Bei diesen Häusern gab es am Fuße der Eingangstreppe ein Gefäß mit Wasser und einen Schöpflöffel, um sich vor Betreten des Hauses die Füße zu reinigen. Traditionell saß man bei allen häuslichen Aktivitäten auf dem glatten und makellos sauberen Holzfußboden, auf dem auch geschlafen wurde.

Heutzutage ersetzen moderne westliche Möbel die weichen Grasmatten für den Fußboden, aber einer der wichtigsten Aspekte thailändischer Etikette bleibt der schöne alte Brauch, die Heiligkeit des Heims zu ehren, indem man seine Schuhe an der Tür stehen lässt.

Einige Thai Spas haben diesen Brauch übernommen. Im Oriental Spa in Bangkok, in dessen Innenräumen die Atmosphäre eines traditionellen Thai-Hauses nachempfunden ist, werden die Gäste am Eingang gebeten, ihre Schuhe auszuziehen.

Das Regent Chiangmai Resort's Lanna Spa hat sich sogar von einem thailändischen Tempel inspirieren lassen – wenn die Gäste den Vorraum betreten, der zum Spa-Eingang führt, bleiben die Schuhe wie bei einem heiligen Ort draußen.

Thais fühlen sich barfuß sehr wohl, doch bei dem Gedanken, auf westliche Art die Füße hochzulegen oder sogar mit ihnen zu treten, würden sie erschauern. Mit den Füßen auf irgendetwas zu zeigen, besonders auf eine Person, wird als Grobheit angesehen, denn die Füße sind für Thais der niedrigste und daher beleidigendste Körperteil, während der Kopf der höchste und heiligste ist.

Bei der traditionellen Sitzhaltung auf dem Boden stützen sich die Frauen daher auf eine Hüfte und die Füße sind sittsam unter der anderen Körperseite versteckt und zeigen weg von der Person, die der Frau gegenübersitzt.

Menschen, die in den Tropen leben, erfreuen sich im Allgemeinen gesunder Füße, weil sie auf Holzfußböden, frischem Gras oder Sandstränden barfuß gehen. Ihre Füße sind nicht die ganze Zeit in Schuhe eingezwängt und leiden daher auch nicht unter Hühneraugen oder entzündeten Fußballen. Aber auch die Thais haben Verständnis für das Bedürfnis, die Füße zu verwöhnen; denn in einer landwirtschaftlichen Gesellschaft kennt man den entspannenden Genuss einer Fußmassage am Ende eines mühevollen Tages auf den Feldern. Daher beginnt die Thai-Massage auch immer bei den Füßen.

In den Thai Spas werden die Füße verwöhnt, indem man ihnen ein ganzes Spektrum an Behandlungen zum Erfrischen, Beleben und Stärken zukommen lässt. Einige der neuesten Rezepte, inspiriert von traditionellen Zutaten, möchten wir Ihnen hier empfehlen.

Gegenüber: Bei so schönen Beinen zeigt man gern seine Füße vor! Die Haut an Beinen und Füßen neigt zum Austrocknen, spendieren Sie ihr also viel Extra-Feuchtigkeit mit pflanzlichen Lotionen auf Ölbasis, die besser einziehen als Mineralöle.

Verwöhnkur für die Füße

Viele achten nicht besonders auf ihre Füße, außer beim Schuhkauf – oder wenn sie ihnen Probleme bereiten! Dabei sind die Füße meist den ganzen Tag über stark belastet, müssen unseren Körper tragen, werden in enge Schuhe eingezwängt oder müssen sich in hochhackigen Schuhen verrenken. Das rächt sich am Ende des Tages mit schmerzenden, brennenden Füßen. Ihre Füße verdienen genauso wie der restliche Körper verwöhnt zu werden, und am besten fangen Sie gleich damit an, ihnen Feuchtigkeit zu spenden, damit sie sich wohl fühlen und schön aussehen. Hier sind ein paar Rezepte, um Ihre müden Füße wieder zu beleben und zu verjüngen.

Bananen-und-Honig-Nachtcreme

Gesunde Füße sind stark und flexibel, mit natürlichen, in die Ballen von Füßen und Hacken eingebauten Stoßdämpfern und Zehen, die den ganzen Körper ausbalancieren. Man sollte sie mit Respekt behandeln und ihnen gut sitzende Schuhe, regelmäßige Pediküre und viele kleine Extras gönnen. Sind Ihre Füße müde, versuchen Sie einmal dieses natürliche Hausmittel des Banyan Tree Spa in Phuket. Alle Zutaten finden Sie bestimmt in Ihrer Küche! Der Honig spendet Feuchtigkeit und nährt, die Banane wirkt beruhigend und die Limette antiseptisch.

1/2	reife Banane
1 Teelöffel	Honig
1/2 Teelöffel	Limettensaft

Die Banane zerdrücken und alle Zutaten gut mischen, dann die Mixtur vor dem Schlafengehen auf die Füße auftragen. Ein Paar Baumwollsocken darüber ziehen und über Nacht anlassen. Beim Aufwachen sind Ihre Füße wundervoll glatt und weich.

Frische Fußpackung

Limetten sind eine Hauptzutat in jeder Thai-Küche, und diese schnelle Zitrusmaske verjüngt die Haut, während sie gleichzeitig den Füßen einen duftenden Energie-Kick verpasst. Das Angsana Spa Laguna Phuket bietet eine umfassende, 90-minütige Fußbehandlung in seinen Outdoor-Pavillons an, aber hier verrät es eine schnelle und leichte Art, das Erlebnis des Spas zu Hause nachzuempfinden.

4 Scheiben	Limette
1 Teelöffel	Limettensaft
1 Teelöffel	braunen Zucker

Limettensaft und braunen Zucker gut mischen und beiseite stellen. Die Limettenscheiben in eine große Schüssel mit warmem Wasser geben, die Füße 10–15 Minuten darin baden. Mit warmem Wasser abspülen und trocken rubbeln. Die Mixtur aus Limettensaft und braunem Zucker in kreisenden Bewegungen in die Füße einmassieren, vor allem an den rauen Stellen am Hacken. Mit warmem Wasser abspülen.

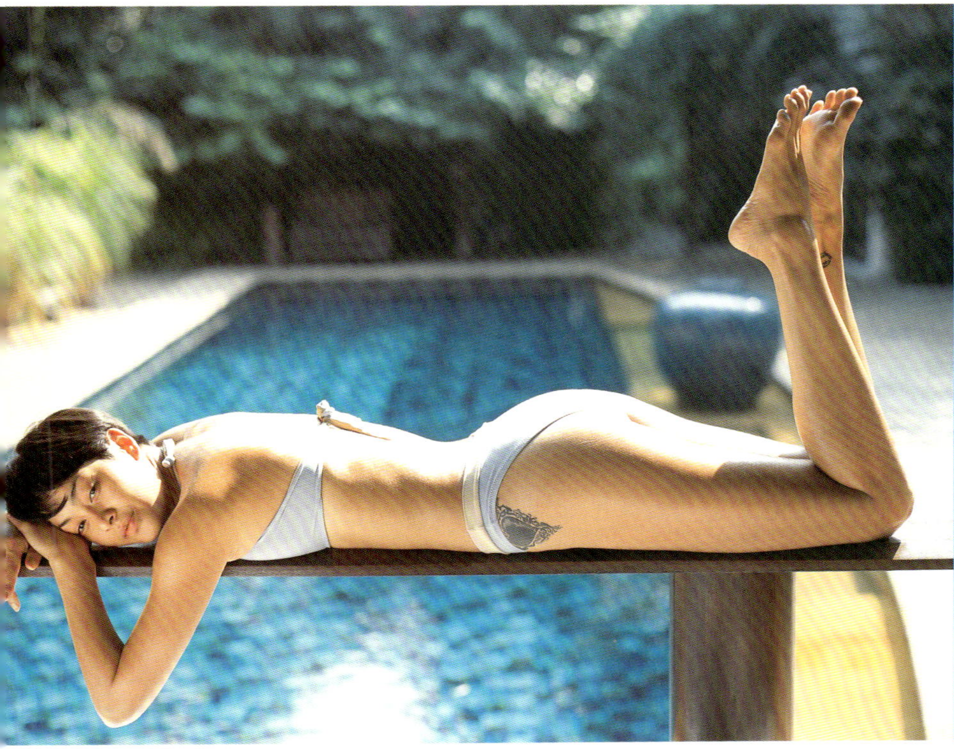 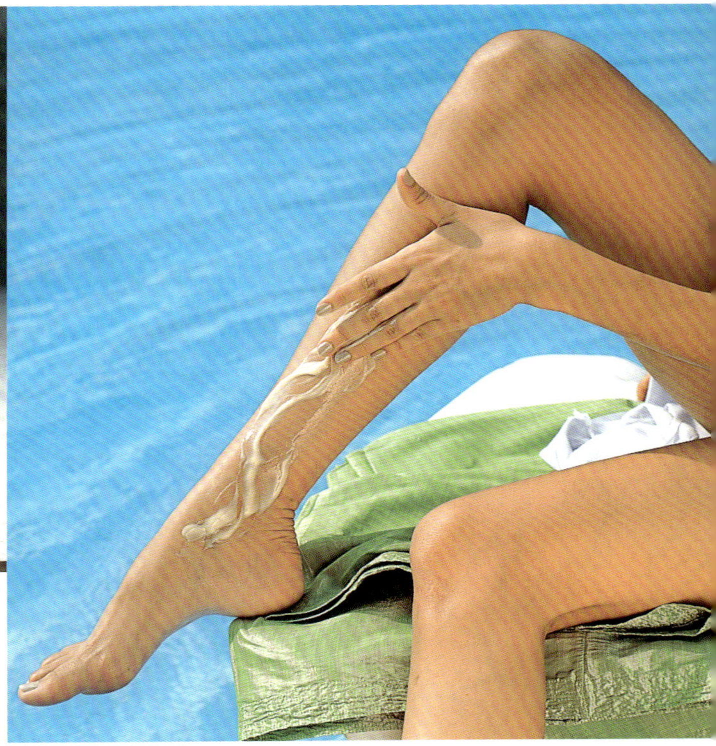

Intensivpflege für Ihre Füße

Prai wird in Thailand seit jeher als natürlicher Feuchtigkeitsspender für die Haut benutzt. Hier spielt es mit Kokosnussöl und Sesamöl die Hauptrolle in einem reichlich Feuchtigkeit spendenden Rezept für trockene Füße des Regent Chiangmai's Lanna Spa.

1 Esslöffel	*Prai*-Öl
1 Esslöffel	Kokosnussöl
1 Esslöffel	Sesamöl
1 Teelöffel	Vitamin-E-Öl
1 Teelöffel	Honig
½ Esslöffel	Glyzerinzubereitung

Den Honig in einer Pfanne erwärmen, bis er flüssig wird. Ständig umrühren und darauf achten, dass er nicht anbrennt, dann die Hitzezufuhr klein stellen. Öle und Glyzerin zugeben und rühren, bis alles gründlich vermischt ist. Die Mischung auf Raumtemperatur abkühlen lassen.

Vor dem Schlafengehen das feuchtigkeitsspendende Öl auf Füße und Zehennägel auftragen. Einige Minuten gut einmassieren. Baumwollsocken überziehen und über Nacht anlassen. Reste können Sie in ein Glas geben und am nächsten Tag verwenden. Am nächsten Morgen werden Sie mit weichen, festen und frisch gestärkten Füßen erwachen!

Badewonnen und Wohltaten

Wenn Sie den ganzen Tag auf den Beinen waren und völlig erschöpft sind, ist ein beruhigendes Fußbad die beste Belohnung für Ihre müden Füße. Es wärmt und entspannt all die winzigen Fußmuskeln, lässt eingezwängte Nerven aufatmen, fördert die Durchblutung und beruhigt schmerzende Stellen.

Duftende Fußentspannung

Mit ein paar Tropfen ätherischem Öl wird ein Fußbad zum Hochgenuss. Die Heilwirkungen der Aromaöle bewirken eine schnelle Steigerung des Wohlbefindens. Sie brauchen nur eine große Schüssel, heißes Wasser, ein Handtuch, eine bequeme Sitzgelegenheit und die Aromaöle. Geben Sie die Tropfen ins Wasser, während Sie Ihre Füße hineingleiten lassen – etwa einen Tropfen auf einen Liter Wasser.

Um dem Genuss noch eine luxuriöse Note zu geben, streuen Sie einige Blütenblätter ins Wasser. Allein der Anblick von Frangipani- oder Rosenblütenblättern, die ihre Zehenspitzen umspielen, wird Sie in gute Laune versetzen.

Probieren Sie diese Öle für duftende Wonnen:

Ingwer, Zitronellgras – stimuliert müde Füße

Basilikum, Sandelholz – entspannt wunde, schmerzende Füße

Zitronellgras, Bergamotte – mindert Schweißbildung

Pfefferminze, Limette – beruhigt entzündete Fußballen

Ylang-Ylang, Limette – regt nach langem Stehen die Durchblutung an

Zitronengras, Teebaum – gegen Fußpilz

Ingwer, Eukalyptus, Zitronengras, Limette – wärmend

Eukalyptus, Ingwer – belebt und wärmt kalte Füße.

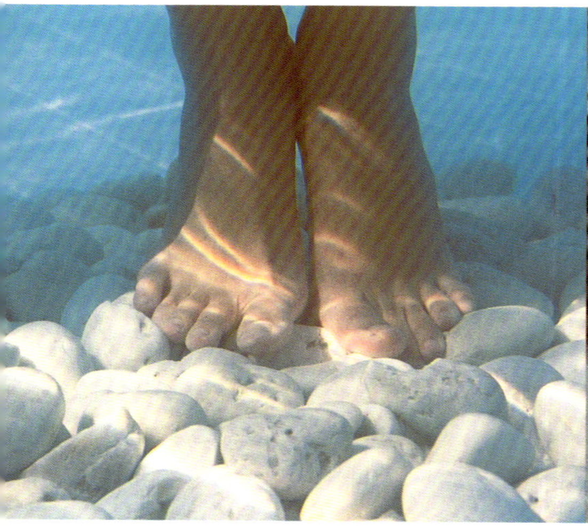
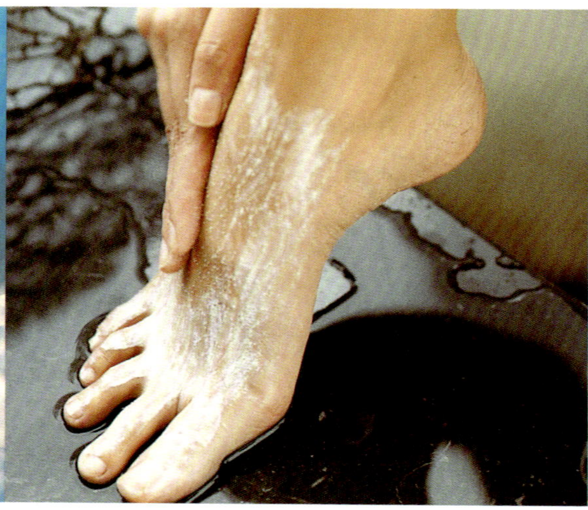
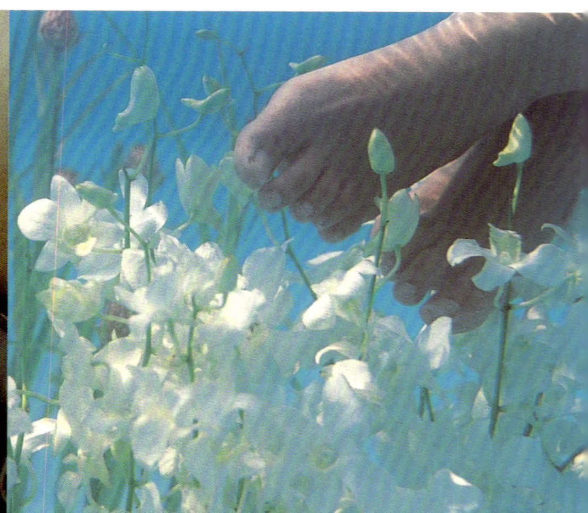

Sinnliches für müde Füße

Das Spa Botanica im Sukhothai Bangkok empfiehlt ein entspannendes und erfrischendes Fußbad für müde Füße, dessen sinnlich duftende Beigaben Jasmin und Sandelholz beide in den üppigen tropischen Gärten des Spas zu finden sind.

2 Tassen	kochendes Wasser
1 Tasse	getrocknete Jasminblüten
3–5 Tropfen	Sandelholz-Aromaöl
1 Tasse	Meersalz

Das heiße Wasser in die Badeschüssel geben und die Jasminblüten und das Salz hinzufügen und 5–10 Minuten ziehen lassen. Das Sandelholzöl hineingeben, genug Wasser auffüllen, um die Füße zu bedecken, und 10–15 Minuten die Füße darin baden.

Strand-Peeling auch zu Hause

Die beste natürliche Behandlung, die Sie Ihren Füßen zukommen lassen können, ist ein Spaziergang an Thailands weichen weißen Sandstränden! Die Fußmuskeln, die sonst in Schuhen eingezwängt sind, können sich jetzt frei bewegen, der körnige Sand rubbelt sanft die raue Fußhaut ab und das entspannende Gefühl des warmen Meerwassers, das Ihre Zehen umspielt, ist ein zusätzlicher Genuss.

Das Spa Botanica im Sukhothai Bangkok sagt Ihnen, wie Sie diese Strandstimmung kopieren und dabei gleichzeitig von der gesundheitlichen Wirkung eines Strandspaziergangs profitieren können! Das Rezept benutzt Strandsand als natürlichen Exfolianten und kombiniert ihn mit Kokosnussöl, das die an den Füßen zu Trockenheit neigende

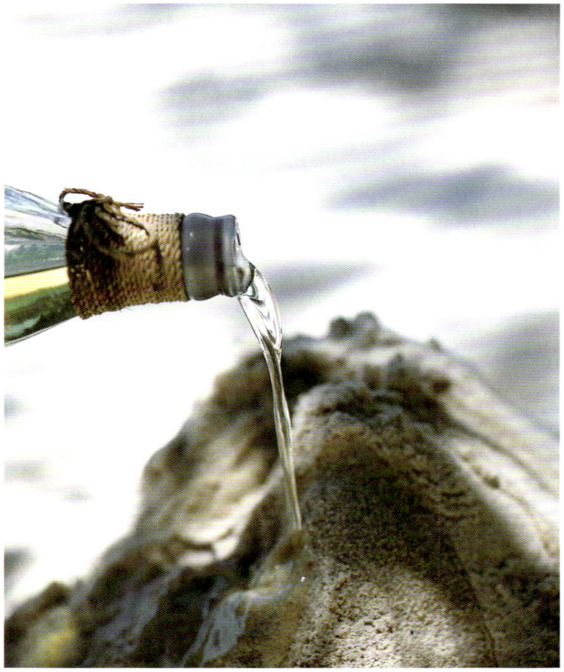

Haut weich macht. Fügen Sie für müde Füße ein paar Tropfen Pfefferminz-Aromaöl hinzu, für raue oder rissige Füße ein paar Tropfen Sandelholz-Aromaöl.

3 Esslöffel	feinen Strandsand
3 Esslöffel	Kokosnussöl
3–5 Tropfen	Sandelholz-Aromaöl
	und/oder
3–5 Tropfen	Pfefferminz-Aromaöl

Vermischen Sie alle Zutaten zu einer dicken Paste, dann das Fuß-Peeling in die Füße einmassieren und so sanft abgestorbene Hautpartikel entfernen. Mit warmem Wasser abspülen und trocken tupfen. Ein warmes Fußbad nach dieser Behandlung tut den Füßen besonders gut.

Gegenüber, von links nach rechts: Steintreten unter Wasser massiert die Füße. Exfoliieren ist für die Fußpflege besonders wichtig, z. B. mit diesem nach Pfefferminze duftenden Peeling von Origins. Ein Aroma- oder Blumenfußbad entspannt. *Oben:* Kokosnussöl mit Sand ergibt ein Fuß-Peeling, das zugleich Feuchtigkeit spendet.

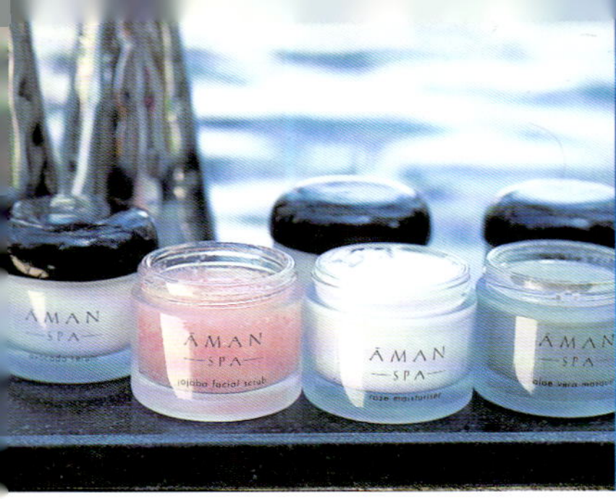

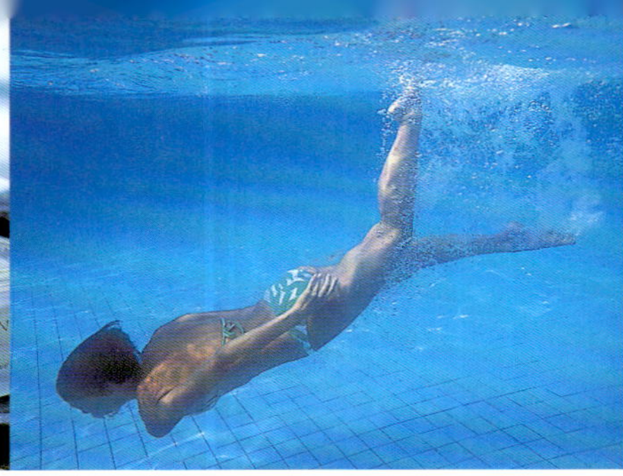
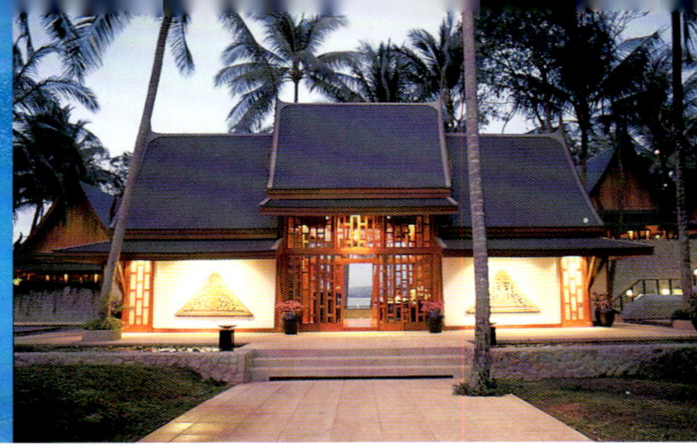
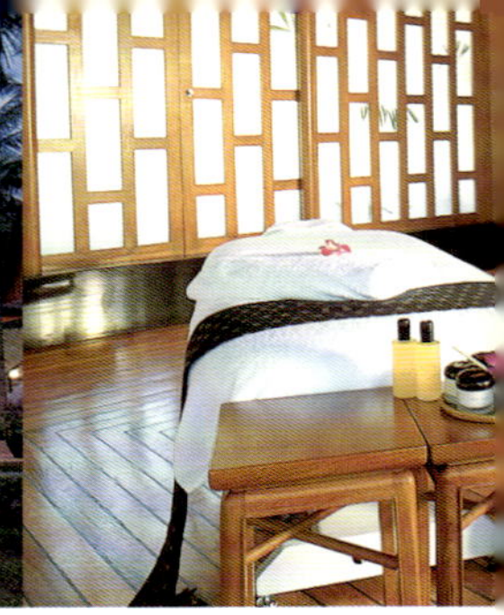

Gesundheit und Schönheit in Thailand

Sich eine Auszeit zu gönnen und sich in einem exotischen Spa mit allen Kurmöglichkeiten rundum verwöhnen zu lassen, ist eines der schönsten Geschenke, die Sie sich selbst und Ihrer Gesundheit machen können. Thailand ist mit seiner üppigen tropischen Landschaft, den von Palmen gesäumten Stränden und Inseln, der Überfülle an duftenden Blumen und saftigen Früchten und der köstlich frischen und gesunden Küche zu einer Top-Adresse für Spas in Asien geworden. Seine jahrtausendealte Pflanzenheilkunde und die traditionelle Thai-Massage sind Inspirationsquellen für die vielen verschiedenen Konzepte und Behandlungsformen, die die modernen Thai-Spas anbieten. Doch der Zauber, der gerade einen Aufenthalt in Thailand zu einem besonderen Erlebnis macht, liegt in dem einzigartigen „Human Touch" – der Ausgeglichenheit und Freundlichkeit seiner Menschen, ihrer sanften, fürsorglichen Art. In einem Spa in Thailand zu entspannen ist wie ein Urlaub im Paradies! Wählen Sie aus einer Liste der besten Wellness-Hotels in Thailand.

Luxus-Anlagen in Thailand

Aman Spa,
Amanpuri Resort, Phuket
P.O. Box 196, Pansea Beach
Phuket 83000
Tel: (66) 76 324 333
Fax: (66) 76 324 100 / 200
Email: amanpuri@amanresorts.com
Website: www.amanresorts.com

Angsana Spa Dusit Laguna Phuket
390 Srisoonthorn Road
Cherngtalay, Talang
Phuket 83110
Tel: (66) 76 324 320
Fax: (66) 76 324 174
Email: spa-dusitphuket@angsana.com
Website: www.angsana.com

Angsana Spa Green View Chiangmai
183/1 Chatana Road
Mae Sa-Mae Rim
Chiangmai 50180
Tel: (66) 53 298 249
Fax: (66) 53 297 386
Email: Spa-greenviewchiangmai
@angsana.com
Website: www.angsana.com

Angsana Spa Laguna Beach Resort
Phuket
323/2 Moo 2, Srisoonthorn Road
Cherngtalay, Talang, Phuket 83110
Tel: (66) 76 325 405
Fax: (66) 76 325 407
Email: spa-lagunabeachphuket
@angsana.com
Website: www.angsana.com

Angsana Spa Sheraton Grande
Laguna Beach Resort Phuket
10 Moo 4, Srisooonthorn Road
Cherngtalay, Talang
Phuket 83110
Tel: (66) 76 324 101
Fax: (66) 76 324 368
Email: spa-sheratonphuket
@angsana.com
Website: www.angsana.com

Banyan Tree Spa, Bangkok
21/100 South Sathon Road
Bangkok 10120
Tel: (66) 02 679 1200
Fax: (66) 02 673 1053
Email: spa-bangkok@banyantree.com
Website: www.banyantree.com

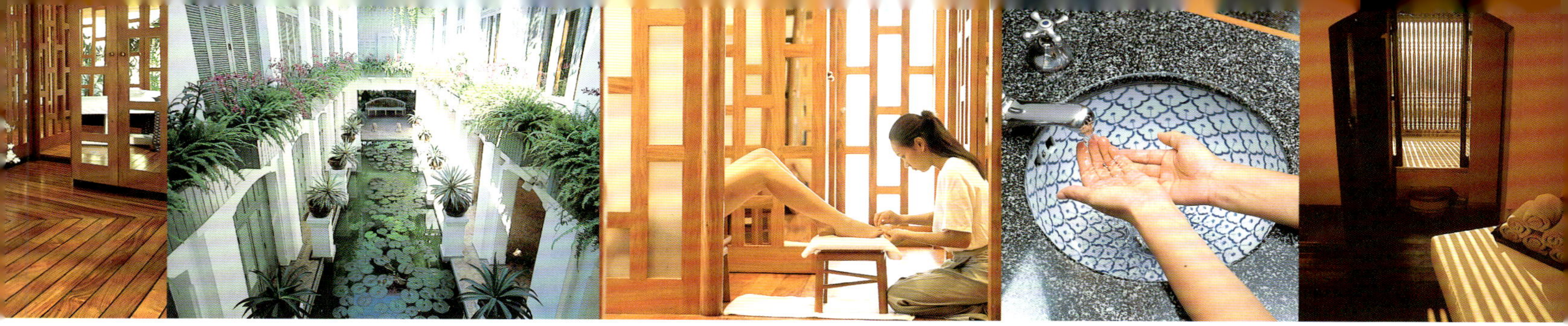

Banyan Tree Spa, Phuket
33 Moo 4 Srisoonthorn Road
Cherngtalay, Amphur Talang
Phuket 83110
Tel: (66) 76 324 374
Fax: (66) 76 271 463
Email: spa-phuket@banyantree.com
Website: www.banyantree.com

Centara Spa, Central Samui Beach Resort, Koh Samui
38/2 Moo 3, Bophut, Chaweng Beach
Koh Samui 84310
Tel: (66) 77 230 500
Fax: (66) 77 422 385
Email: censamui@samart.com
Website: www.centralhotelsresorts.com

Chiva-Som, Hua Hin
73/4 Petchkasem Road, Hua Hin
Prachuab Khirikham 77110
Tel : (66) 32 536 536
Fax : (66) 32 51 1154
Email: reservation@chivasom.com
Website: www.chivasom.com

Devarana Spa,
Dusit Thani Hotel Bangkok
946 Rama 4 Road, Bangkok 10500
Tel: (66) 02 636 3596
Fax: (66) 02 636 3597
Email: bangkok@devarana.com
Website: www.devarana.com

The Imperial Mandara Spa
The Imperial Queen's Park Hotel
199 Sukhumvit Soi 22
Bangkok 10110
Tel: (66) 02 261 9000
Fax: (66) 02 261 9481
Email: imperial@mandaraspa-asia.com
Website: www.imperialhotels.com

Lanna Spa,
The Regent Chiangmai
Mae Rim-Samoeng Old Road
Mae Rim,
Chiangmai 50180
Tel: (66) 53 298 181
Fax: (66) 53 298 189
Email: rcm.lannaspa@fourseasons.com
Website: www.regenthotels.com

Le Royal Spa,
Le Royal Meridien Phuket Yacht Club
Nai Harn Beach
Phuket 83130
Tel: (66) 76 380 200–19
Fax: (66) 76 380 280
Email: PYCrsvn@meridien.co.th
Website: www.phuket-yachtclub.com

Mandara Spa,
Anantara Resort & Spa, Hua Hin
43/1 Phetkasem Road
Hua Hin 77110
Tel: (66) 32 520 250
Fax: (66) 32 520 259
Email: anantara@mandaraspa-asia.com
Website: www.anantara.com

Mandara Spa,
Bangkok Marriott Resort & Spa, Bkk
257/1-3 Charoen Nakhon Road
At the Krungthep Bridge
Bangkok 10600
Tel: (66) 02 476 0021
Fax: (66) 02 476 1120
Email: bmrs@mandaraspa-asia.com
Website: www.marriotthotels.com/bkkth

Mandara Spa,
Hua Hin Marriott Resort & Spa
107/1 Phetkasem Beach Road,
Hua Hin 77110
Tel: (66) 32 511 882/4
Fax: (66) 32 512 422
Email: hmrs@mandaraspa-asia.com
Website: www.marriotthotels.com

Mandara Spa,
JW Marriott Phuket Resort & Spa
Moo 3, Mai Khao, Talang
Phuket 83140
Tel: (66) 76 33 8000
Fax: (66) 76 34 8348
Email: jwmp@mandaraspa-asia.com
Website: www.marriott.com
und
www.phuket.com/marriott/

The Oriental Spa,
The Oriental Bangkok
48 Oriental Avenue, Bangkok
Tel: (66) 02 439 7613-4
Fax: (66) 02 439 7885
Email: orawanc@mohg.com
Website: www.mandarinoriental.com

Santiburi Spa,
Santiburi Dusit Resort, Samui
Santiburi Dusit Resort
12/12 Moo 1, Tambol Mae Nam
Koh Samui 84330
Tel: (66) 77 42 5031-8
Fax: (66) 77 42 5040
Email: santiburi@dusit.com
Website: www.dusit.com

Spa Botanica,
The Sukhothai Bangkok
13/3 Sathorn Road
Bangkok 10120
Tel: (66) 02 287 0222
Fax: (66) 02 287 4980 / 285 0133
Email: info@sukhothai.com
Website: www.sukhothai.com

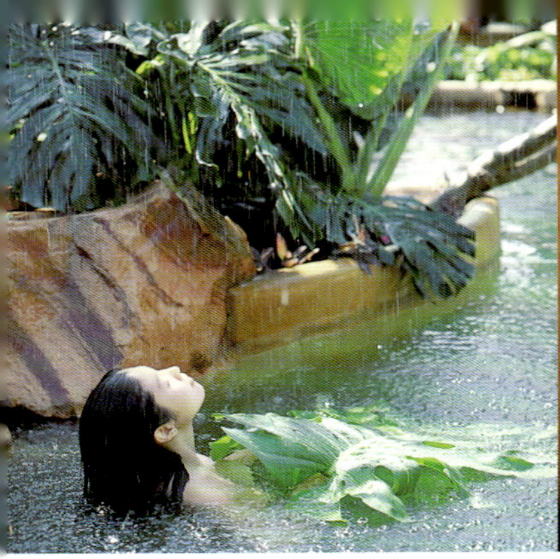
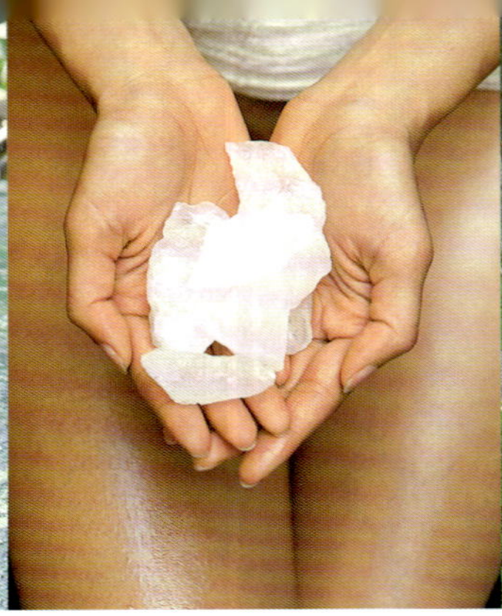
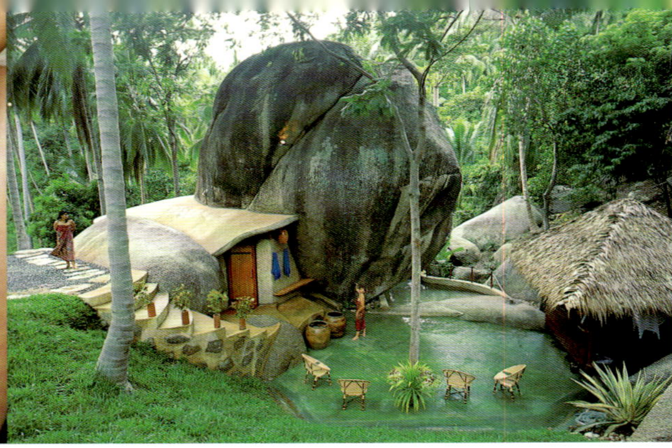
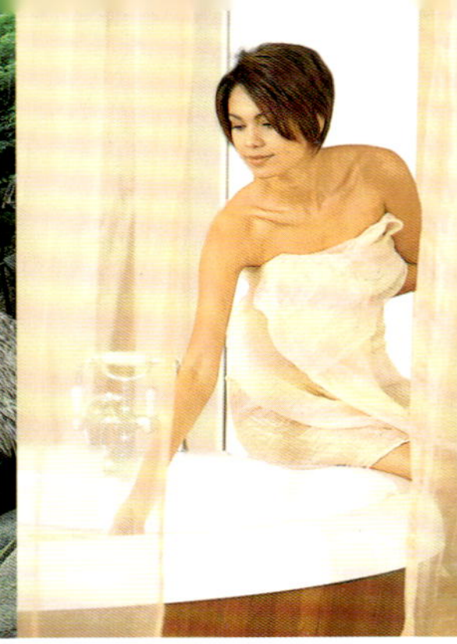

Spas für Tagesbehandlungen

Thailand hat im ganzen Land bezaubernde Day-Spas. Die hier aufgeführten sind auf traditionelle Thai-Heiltherapien spezialisiert; sie bieten eine Reihe klassischer Pflanzenheilkunde-Behandlungsmethoden und traditionelle Thai-Massage, daneben aber auch heutige Spa-Behandlungen an. Auch wenn sie nicht zur Luxuskategorie gehören, bieten diese Spas eine entspannende Atmosphäre in attraktiver Umgebung, sind bequem erreichbar und erschwinglich. Gönnen Sie sich ein Verwöhnerlebnis der besonderen Art – und sei es nur einen Tag lang!

Ban Sabai Spa, Chiangmai
17/7 Chalerm Prathet Road
Near Night Bazaar
Chiangmai 50100
Tel: (66) 53 285 204-6
Fax: (66) 53 270 468
Email: info@ban-sabai.com
Website: www.ban-sabai.com

Ban Sabai Spa, Koh Samui
59 Moo 4, Bophut, Bangrak
Big Buddha Beach
Samui 84320
Tel: (66) 77 245 175, 77 427 444
Fax: (66) 77 245 176
Email: info@ban-sabai.com
Website: www.ban-sabai.com

Nakriya House of Health & Beauty, Bangkok
31/6 Soi Promjai, Sukhumvit Soi 39
Bangkok 10110
Tel: (66) 02 260 6295-6
Fax: (66) 02 662 2718
Email: keine
Website: keine

Palm Herbal Spa, Bangkok
103 Soi Thonglor
17 Sukhumvit 55 Road
Bangkok 10110
Tel / Fax: (66) 02 391 3153
Email: palmherbal2002@hotmail.com
Website: www.palmherbalspa.com

Thai Herbal Spa, Bangkok
10th Floor,
Waterford Diamond Tower
758/14 Sukhumvit Soi 30/1
Bangkok 10110
Tel: (66) 02 665 6550-1 ext. 1001, 1002
Fax: (66) 02 261 6263
Email: keine
Website: keine

Tamarind Retreat, Koh Samui
205/7 Moo 4, Thong Takian
Tambol Maret
Koh Samui 84310
Tel: (66) 77 230 571
Fax: (66) 77 424 311
Email: info@tamarindretreat.com
Website: www.tamarindretreat.com

Autorin und Verlag möchten die Leser darauf aufmerksam machen, dass die in diesem Buch beschriebenen Techniken und Rezepte nur für kosmetische und Entspannungszwecke gedacht sind und keine medizinischen Diagnosen und Behandlungen ersetzen sollen. Wir empfehlen Ihnen, vor der Anwendung der Rezepte einen Arzt zu konsultieren. Alle Rezepte sind getestet worden und werden als sicher angesehen, aber da Menschen unterschiedlich empfindliche Haut haben und die Zubereitung der Rezepte durch die Leser von Autorin und Verlag nicht kontrolliert werden können, übernehmen diese keine Haftung für die Anwendung.

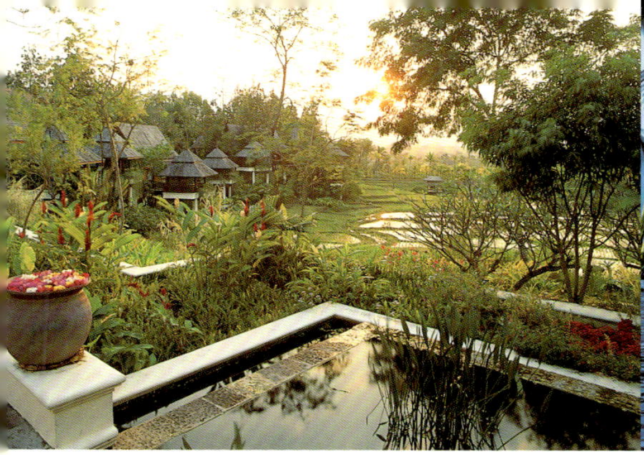
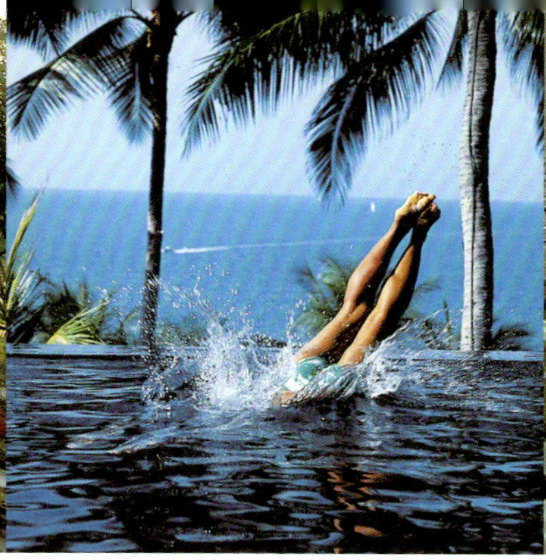
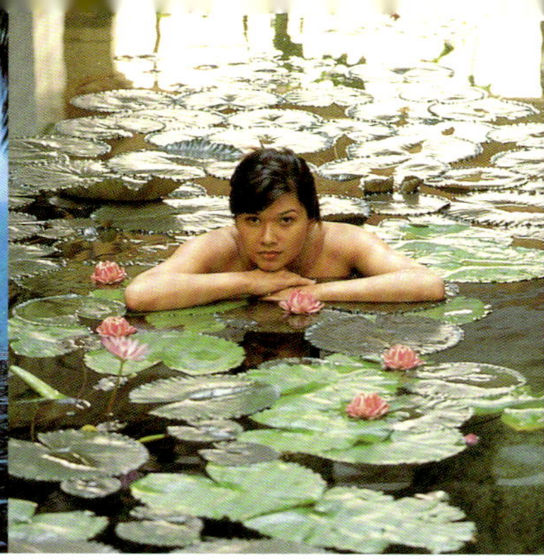
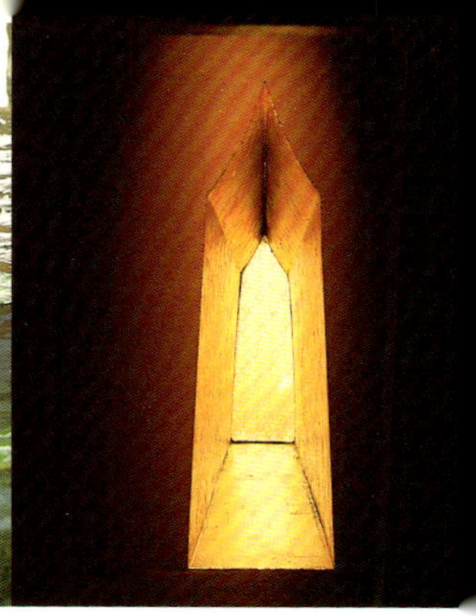

Danksagungen

Wir möchten vielen Menschen danken, die während der Fertigstellung dieses Buches ihre freundliche Hilfe zur Verfügung gestellt haben. Insbesondere möchte die Autorin Ian Bell vom Aman Spa im Amanpuri Resort Dank sagen für seine klugen Beiträge und die großzügige Unterstützung beim Schreiben dieses Buches. Besonderer Dank geht auch an Khun Komon Chitprasert vom Thai Herbal Spa, Bangkok, der sein wertvolles Wissen über traditionelle Heilkunst und alte Kräuterkunde der Autorin verraten hat.

Folgenden Personen möchten wir herzlich danken: Trina Dingler Ebert vom Aman Resorts, Liv Gussing vom Amanpuri Resort, Reene Ho-Phang von Banyan Tree Hotels & Resorts, Khun Sirima Eamtako von Banyan Tree und Angsana Spas Phuket, Jennifer Ng-Lim und Miriam van Doorn vom Spa Botanica, Khun Susie Hansirisawasdi und Khun Anuttra Chinalai vom Oriental Bangkok, Khun Orawan Choeysawat vom Oriental Spa, Jens Reichert und Monica Orias vom Mandara Spa, Kymberley Sproule vom Regent Chiangmai Resort, Khun Rungratree Kongkwanyuen vom Lanna Spa in Regent Chiangmai, Belinda Shepherd vom Four Seasons Resorts, Olivier Gibaud vom Le Royal Meridien Phuket Yacht Club, Khun Narumol Sukapojana vom Le Royal Spa, Le Royal Meridien Phuket Yacht Club, Shelley Poplak vom Tamarind Retreat, Khun Wipawadee Sirimongkolkasem von Dusit Group, Khun Shelida Buranasiri vom Nakriya House of Health & Beauty, Mae-Chee Sansanee vom Sathira-Dhammasthan Ashram, Albert Paravi Wongchirachai, Bill Bensley, Eugene Davis, Khun Teddy Spha Palasthira, den von Buerens von Lotus Arts de Vivre, Khun Dee Dee von Goods Goods Koh Samui, Khun Worapan Opapan von Origins, Khun Vipawadee Thangkitpithakpol, Khun Nagara Sambandaraksa, Jean-Michel und Khun Patsri Beurdeley.

Vielen Dank auch an unsere Schar schöner Models:
Sirinya Burbridge (Cindy)
Kunlanut Pieyawat (Nam Fon)
Methinee Kingpayom (Kathy)
Sonia Couling
Helen Berger
Haley Berger (Baby)
Rai von Bueren
Janice Nopvichai
Chalitda Panitchakarn (Maew)
Varalux Vanichkul (Joy)
Niki Frei

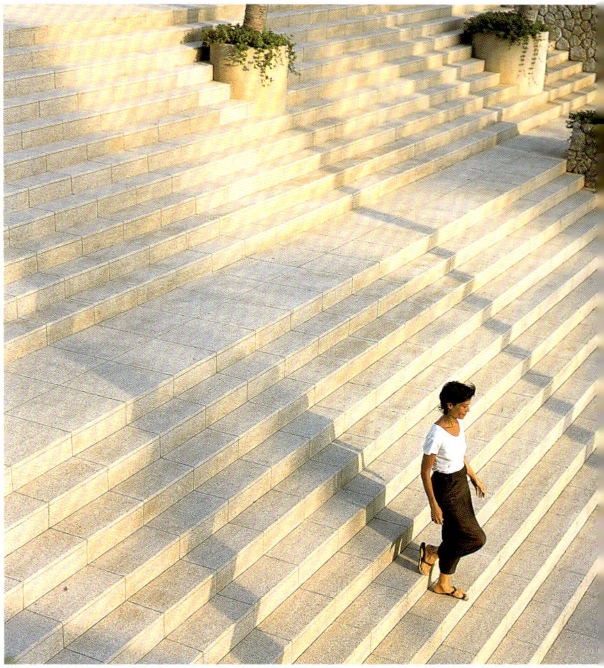

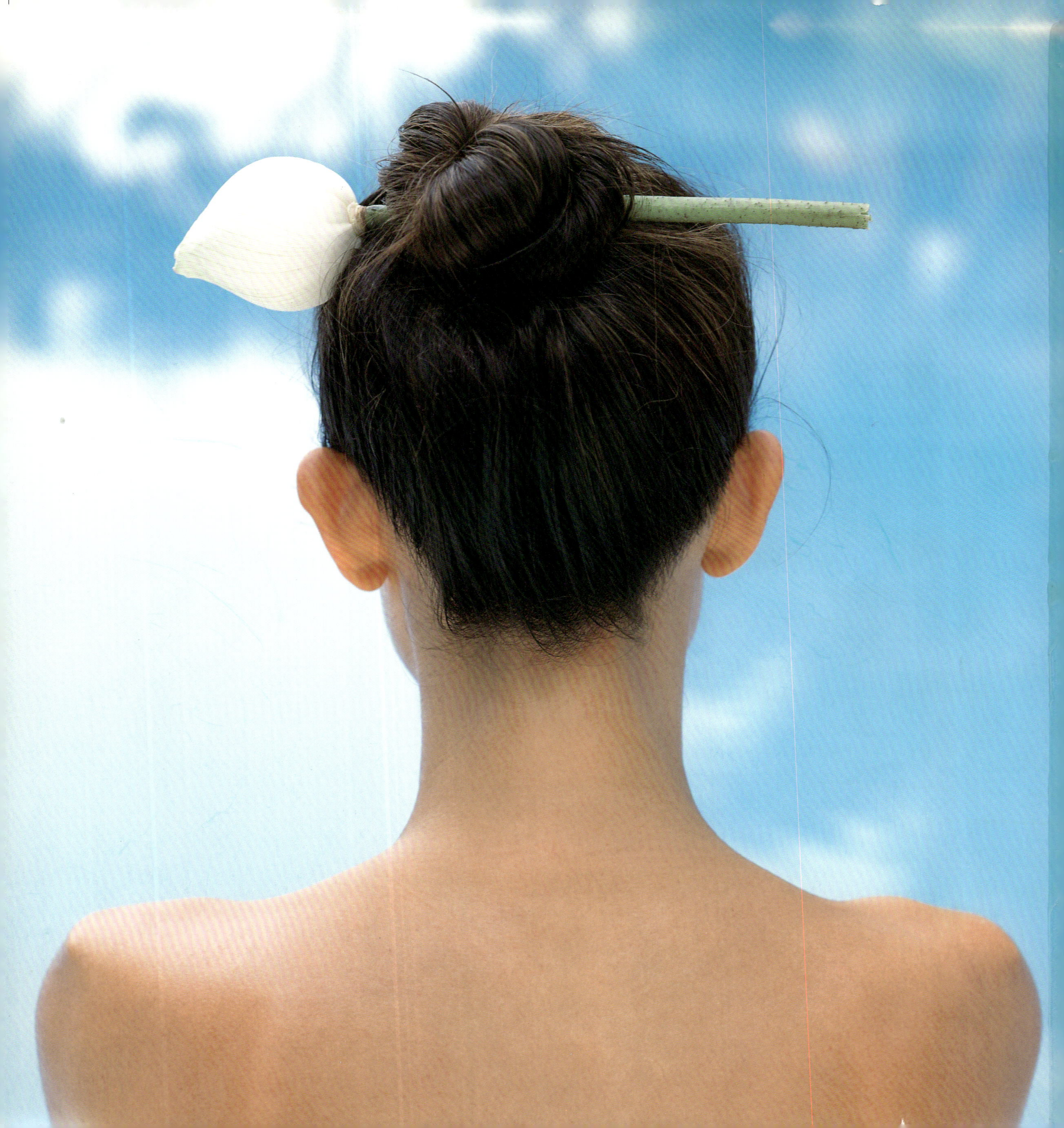